実践対談編

臨床研究 立ち上げから 英語論文 発表まで 最速最短 で行うための 極意

すべての臨床医
そして指導医にも捧ぐ
超現場型の臨床研究体験書

編 原 正彦
日本臨床研究学会 代表理事

Kinpodo

緒言

先生、こんにちは。編者の原 正彦と申します。

このたびは本書を手に取っていただき誠にありがとうございます。

タイトルからもわかる通り、本書は先日出版した

『すべての臨床医に捧ぐ超現場重視型の臨床研究指南書
臨床研究立ち上げから英語論文発表まで最速最短で行うための極意』

いわゆる「**極意本**」の**続編**です。

したがって、本書の対象者は極意本の読者で、かつ座学だけでは満足できない**“次のステージに進みたい”**と考えている先生方です。

まだ「極意本」を読まれていない先生は、まずそちらに目を通してから本書をお読みになられることを推奨します。

極意本を読んでいただいた先生にはすでに理解していただいていると思いますが、知識は経験を伴うことによってはじめて能力として身に付きます。臨床研究における立ち位置で言うと、極意本は知識の部分を補填するための教科書でした。

しかし**臨床研究系の知識を経験に落とし込むための書籍**というのは実はほとんどないのではないかと考えています。

そこで本書は極意本の「実践対談編」として、実際に極意を実践して、私の指導のもと論文を発表した８名の先生と、ほぼ同じコンセプトで論文を大量生産している先生１名の、合計９名の先生との対談を通して、臨床研究を行って英語論文を発表するまでの過程を疑似体験していただくためにまとめました。

臨床研究は良いメンターのもと、On the Job Training を受けることができれば学習環境としては理想的ではありますが、年間３編以上の臨床研究関連の原著論文を執筆しているような優れたメンターは現実問題として日本にほとんど存在しないというのも事実です。

本書はまさに知識を経験に落とし込むための、実際に指導を受けたような気持ちになることができる**体験本**になると考えています。また、臨床研究を指導する立場の先生にとっては、指導者としての経験を疑似体験できるコンテンツになるのではないでしょうか。

対談をしていただいた先生方の専門領域は、私の専門とする循環器内科をはじめ、呼吸器内科、腎臓内科、血液内科、救急科、整形外科と多岐にわたります。つまり、臨床研究や論文作成に必要な学術的ロジックというのは診療科に関わらず普遍的なスキルになるということです。

対談者の学年も卒後7年目～30年目までと、非常に幅広い世代の先生方との対談内容を掲載しています。

対談は、実際に私の指導を受けた先生方に事前アンケートに記入いただき、それを元に約1時間程度お話を聞くというスタイルを取っています。

事前アンケートでは、臨床研究の指導を受けて原著論文を発表して、思っていた通りだった点、思っていたことと違った点、そして最後に、まさに今、本書を手に取っていただいている先生のためにメッセージをいただいております。また、本書内では対談の内容が、極意本のどの極意に該当するのか適宜参照できるようにしています。

自分と同世代の先生や後輩、先輩に当たる先生方がどのような視点で悩み、苦しみ、それを乗り越えてきたのか、その生きた経験を、先生の血肉と、成功の糧として下さい。

それではいよいよ新しい挑戦への始まりです。
新たなステージへの扉を開いて一歩を踏み出しましょう。

きっと先生の臨床医としての世界が広がっていくと思います。

2018年3月21日
日本臨床研究学会 代表理事
原 正彦

Case 1 荒谷 紗絵（腎臓内科）研究開始時医師７年目 page 10

臨床研究って綺麗事？
不信感を抱いていた臨床研究 その真の意義に気付くまで

Case 2 藤井 達也（整形外科）研究開始時医師７年目 page 46

エビデンスの脆弱性を理解して本物の臨床医へ成長する
地獄のRevise作業を経験して得られた論文を受理に導く究極の実践極意とは？

Case 4 藤野 明子（循環器内科）研究開始時医師 10 年目 page 110

支援決定から2か月弱で論文投稿

相手を引き付ける交渉力と破壊的突破力で勝ち取ったImpact Factor 10点超えの雑誌掲載の秘訣

Case 5 石川 秀雄（呼吸器内科）研究開始時医師 30 年目
龍華 美咲（呼吸器内科）研究開始時医師 12 年目 page 134

論文を書くのに年齢は問題にならない

卒後30年目にして初めて英語論文が受理された無冠の帝王

Case 6 水谷 一輝 (循環器内科) 研究開始時医師 11 年目 page 166

論文に症例数はどれだけ必要か？
nが20でも通るんです

Case 7 水谷 一輝 (循環器内科) 研究開始時医師 11 年目 page 196

多施設共同研究はこう進める！
目視で確認できない規模のデータを適切に扱うために

特別対談

Case 9　北村 哲久（公衆衛生、救急科）　page 276

トップジャーナルにアクセプトされるには？

NEJMに3編通した男が語る論文作成の極意

［イラスト］otanuki

Case 1

臨床研究って綺麗事？

不信感を抱いていた臨床研究 その真の意義に気付くまで

荒谷 紗絵（あらたに・さえ）

現在の所属　日本医科大学腎臓内科

経歴　2009 年名古屋市立大学卒業　研究開始時医師 7 年目

研究開始時点での英字論文経験　原著論文 0 編、症例報告 1 編、Correspondence 1 編

今回の掲載雑誌　BMC Nephrology［Impact Factor（2016）：2.289］

論文詳細　Aratani S, Hara M, Nagahama M, Taki F, Futatsuyama M, Tsuruoka S, Komatsu Y. A low initial serum sodium level is associated with an increased risk of overcorrection in patients with chronic profound hyponatremia: a retrospective cohort analysis. BMC Nephrology. 2017;18:316.

論文受理までの経過

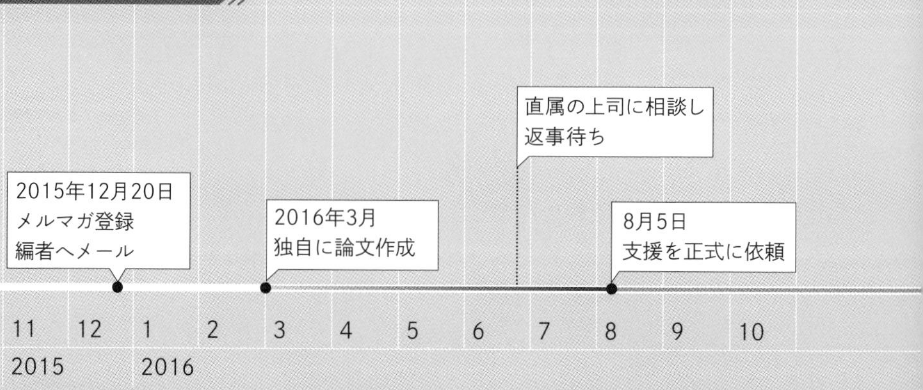

内容　低ナトリウム血症は日常的によく遭遇する電解質異常の1つだが、ナトリウム値の補正が不十分でも過剰でも予後不良となりコントロールが難しい。特にナトリウム値を過剰に補正すると不可逆的な浸透圧性脱髄症候群を引き起こすことがある。このため昨今はより慎重な治療が望まれ、急性期の24時間と48時間の各時点で、補正値の上限が提唱されるようになっている。

著者らは低ナトリウム血症に対して独自の治療プロトコールを作成して管理を行っていた。今回の研究では、その治療プロトコールを適応した患者56名を対象に、ナトリウム値の過剰補正の予測因子を探索した。

研究の結果、来院時のナトリウム値が低値であればあるほど過剰補正に陥りやすいことが明らかになった。また、過剰補正が生じた患者では、入院初期にナトリウム値が急激に上昇していたことが明らかになった。入院によって外的ストレス因子から解放されることで、ナトリウム値が自然に改善されるという病態がその背景にあると推定できる研究結果であり、臨床現場に注意喚起ができる研究結果となった。

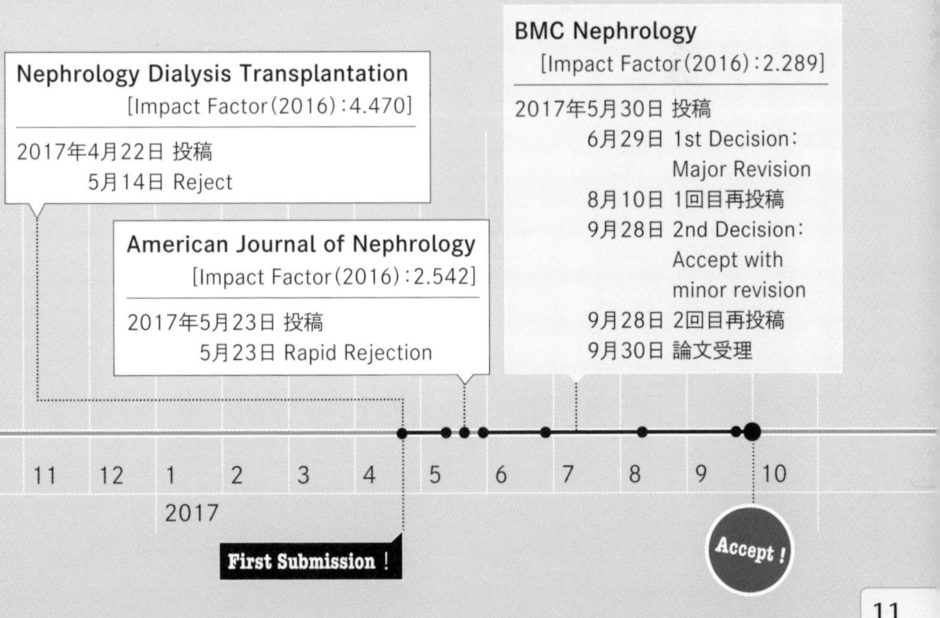

原　荒谷先生は、現在、日本医科大学の腎臓内科の大学院生ということですが、簡単に自己紹介をお願いします。

荒谷　2009年に名古屋市立大学医学部を卒業しました。もともと東京で生まれ育ち、就職時にまた東京に戻り、初期研修を2年間、後期研修を4年間都内の病院で行いました。

2年間の初期研修が終わった段階で腎臓内科を専門にしたいという気持ちが強く固まっていたのですが、幅広く内科を見たいと思い4年間の後期研修に進みました。後期研修では電解質異常に興味の軸足を置きつつ臨床を行っていたのですが、そのなかで重要な腎臓の病理に若干苦手意識があったため、あえて腎病理に強い日本医科大学腎臓内科の大学院に進学して現在に至ります。

原　なるほど、前病院では電解質異常にしっかり取り組んでいたのですね。この対談のちょうど1週間前に、BMC Nephrology という Impact Factor（2016）が 2.3 点ほどの雑誌に 56 例のデータの単施設後ろ向き観察研究の論文が受理されました。荒谷先生、おめでとうございます！

荒谷　ありがとうございます。

Impact Factor
雑誌を評価する際に最も一般的に用いられる指標。雑誌に掲載された論文の被引用回数を用いて雑誌の影響度を数値化している。

単施設後ろ向き観察研究
研究対象の施設が単一で、研究対象に対して介入せず観察のみを行い、データを過去に遡って取得していく後ろ向き（Retrospective）な研究のこと。

論文について

低ナトリウム血症の過剰補正の予測因子は？

原　どのような論文なのか、簡単に説明して下さい。

荒谷　腎臓内科のなかで電解質異常は非常に重要なのですが、マニアックな分野でもあります。電解質異常のなかで最も多く遭遇する低ナトリウム血症の安全な治療法については、ガイドラインが発表されているもののまだ議論があり、きちんと確立されていないという状況です。

低ナトリウム血症は治療しすぎてもダメだし、治療しなさすぎてもダメです。特に、治療しすぎた場合には、皆さんもよくご存じのように、浸透圧性脱髄症候群（Osmotic Demyelination Syndrome: ODS）と呼ばれる不可逆的な合併症を起こしやすいんです。

前病院では治療プロトコールを独自に作り低ナトリウム血症の治療を行っていました。その治療プロトコールを使った患者さんを対象にして「どういう状況で治療のしすぎが起こりやすいのか」というリスクを後ろ向きに観察、評価する研究を行いました。

原　どのような結果が得られたのですか？

荒谷　来院したときの患者さんのナトリウム値が低ければ低いほど、臨床では過剰にナトリウム値を補正しすぎてしまうということがわかりました。

原　なるほど。数日前に、ある有名総合病院の腎臓内科の副部長の先生と荒谷先生の論文が通ったお祝いも兼ねて飲み会をしました。

そのとき、現場で患者さんが低ナトリウム値で来ると「早く補正しなければいけない」という気持ちと「補正しすぎたらダメだけども」という気持ちのバランスが非常に難しいという話になりました。

その先生には「来院時のナトリウム値が低いほど、入院により外的ストレス要因から解放されてそれだけで一気にナトリウム値が上昇してしまうので、実は特に何もせずそのままにしておくだけでナトリウム値が良くなるのではないかという Clinical Implication があって、すごく臨床に即していますね」と興味を持ってもらいましたよね。

Clinical Implication
臨床的な意義。これが高い研究とは、現場のプラクティスが変わる可能性のある研究のことである。
☞極意本 39 頁

荒谷　そうですね。

原　今回は、単施設の56例のデータの研究なのですが、Impact Factor（2016）が2点ほどの雑誌に載りました。研究結果のClinical Implicationが高く、私も支援していてとても面白い結果だなと思いました。

臨床研究に取り組んだ理由

臨床研究は綺麗事に過ぎない？

原　この対談では臨床研究について色々とお聞きしていきますが、まず初めに、荒谷先生はなぜ臨床研究に興味を持って取り組もうと思ったのですか？

荒谷　う〜ん……。ずっと現場で臨床を行っていて、最初の頃は「臨床研究って何か綺麗事みたい」と思っていたのですが……。

原　ははは（笑）。へぇ。

荒谷　（笑）。というのは、今回サポートを受ける前、色々な所で臨床研究の勉強をしていたときに、医学統計の扱いに混乱していたのですね。色々な方法で統計解析を行うごとに解析結果が違って出てきて、自分が欲しい解析結果に近くなってくると統計解析を終了していることもありうるのではないかと疑ってしまい……。世に発表されている臨床研究は本当に正しいのかな、と少し不信感を持っていたのですね（苦笑）。

原　この話は、むちゃくちゃ面白いですね（爆笑）。

先日出版した本に書いているのですが、日本の先生はデータに有意差が出ないとダメだと思ったりとか、自分の予想通りの結果が出るように自分にとって不都合な症例を省いて解析してしまったりする人が多いんですよ。つ

先日出版した本
『すべての臨床医に捧ぐ超現場重視型の臨床研究指南書　臨床研究立ち上げから英語論文発表まで最速最短で行うための極意』(2017年発行)。
通称「**極意本**」。

まり、「**データをありのままに解釈する、探索的に仕上げる**‣」ということがとても苦手なんですよね。

‣**極意七の四**
☞極意本 82 頁

荒谷　そうなんですね。特に現場で研究をしていて、これが怪しいと思う因子があり、その因子に有意差が出なかった場合には、有意差が出るまで何回も統計解析をやり直すこともありうるのかもしれないと思うと、「この変数を使って多変量解析を行いました。我々の予測通りの結果となりました」という発表を信じていいのかわからなくなってしまいます。

原　はいはい。ありがち、ありがち（笑）。

荒谷　最初の頃はかなり不信感を持っていたことは事実です（笑）。

原　いや、すごい。そういう感覚をちゃんと持っていることが大事で、ズルをしている人が多いですよね（苦笑）。

荒谷　そうなんですよ（苦笑）。

データをありのままに解釈する

原　私は色々な先生の発表を見ていますが、発表の５割以上はそのような行為をした結果だと思います。データをありのままに解釈している人は極めて少ない。臨床研究の本を読むと「だいたいこうなるだろうと結果を想定しながら研究を進めましょう」といったことがよく書いてありますよね。あれが良くない。

荒谷　そうですよね。ただ一方で、じゃあ「自分たちが行っている治療が本当に正しいのか」ということを実は全く検証していないのですね。もちろん「臨床的に無益な治療をしよう」という気持ちは絶対にありませんが、「臨床的に有益な治療をしているはずだ」という自己満足感のみで治療を行っているのではと思うことが多くありました。

そこでやはり「臨床研究で自分たちが行っている治療を検証するという研究マインドを本当は持っていなくてはいけない。しかし、研究をするのであれば、正しい方法で取り組みたい」という気持ちが出てきて、臨床研究をきちんと教えてくれる、一緒に研究に取り組んでくれる方がいないかなと思ったのが、臨床研究に興味を持ったそもそものきっかけです。

原　とても深い話ですね。発表や周りが行っている研究は、自己満足というか、最初から結論ありきの恣意的なものではないかと荒谷先生は大いに疑問を持っていた。実は研究自体も、その恣意的な研究ですらほとんどされておらず、データを集めて検証するということが全く現場で行われてない。

荒谷　そうです。

原　実は日本の多くの医師は、色々と深い部分まで考えて臨床を行っています。しかし、そこに科学的な根拠はなく「臨床的に有益だろう」という前提で行っていることも多く、「自分たちの臨床はすごいだろう！！」といった話だけしか聞こえてこない。「本当にそれが臨床的に有益なのか」ということを検証していないことが多いですよね。

臨床研究の面白さ

原　臨床研究でとても面白いのは、有益だと思っていたことが実は、全く有益に作用していなかったりすることですね（笑）。一方、データで検証することで、逆に「え？これがこんなに予後を改善させているの？」ということもありますよね。

荒谷　そうなんです。本当にそのことを私も今回強く感じました。

原　今回の研究では、ナトリウム値が過剰補正になってしまうほど一気に改善してしまう患者群に関しては、入院という外的ストレス因子の解放による自然改善だけでいいのではないか、と推定できるような結果が得られましたよね。

具体的に言うと、来院時にナトリウム値が 110 mEq/L ぐらいの患者さんの場合は、生理食塩水の負荷をしなくてもいいかもしれないという結果になったということです。

ですから、臨床研究を行うとそういった驚きもあり、自分の期待を裏切られるようなこともあるのだけれども、そのことがとてもワクワクして面白いですよね。

荒谷　はい。今回、この研究に取り組み論文を仕上げてみて、本当にこのことを言葉で言うだけではなくて、ようやく実感しました。臨床研究を行ってみると皆さん、この感覚がわかると思います。

原　臨床研究を行ってみるとわかるという発言がありましたが、もう少し正確に言うと、正しい作法で研究を行わないとダメです。単に臨床研究をするだけではわからない。自己流ではなくて、きちんとした指導者の下で取り組まないとそのことは実感できないと思います。

荒谷　そうですね（笑）。

原　荒谷先生がそのように感じていたということは、本当に素晴らしいですね。例えば、先生が臨床研究に対する不信感を抱いたときに、「それを言ったらダメでしょう」といった雰囲気があるじゃないですか。

荒谷　あります、あります。周囲がそのような雰囲気だと、ただ単に途方に暮れちゃうだけで……。

原　そうそう。ですから日本臨床研究学会で研究を支援している先生方も、途方に暮れている先生ばかりです（笑）。

特に、現場で一生懸命に臨床をして、本当に患者さんを良くしたいと考えている先生は、荒谷先生のように「これでいいのか」と思っている部分がたくさんあります。例えば、皆が恣意的な発表しかしていないのではないかという疑問もそうだし、自分の臨床を検証すらせずに自己満足で終わっているという人もいるのではないかという疑問も……。

それは臨床家として正しい気持ちで、そういう気持ちを持っていることは大変素晴らしいことだと思います。

本来は、そのような気持ちをどんどん表に出してお互いに議論し合えるようになるといいと思うのですけどね。

荒谷　そうですね。

原　わかりました。ですから、臨床研究をきちんと教えてくれる人が周囲にいなかったため、私にコンタクトを取ってくれたんですね。

支援のきっかけ

行動力の重要性

原　確か、荒谷先生は私の発行しているメールマガジンの読者でしたよね？

荒谷　はい、メルマガで内容を拝見して、臨床医でありながら研究を進めて論文を多数発表している先生にご指導いただけたらいいなと思い、メールを送り原先生にコンタク

メールマガジン
「臨床研究の立ち上げから英語論文発表までを最速最短で行うための極意」。URL は本頁下部。

http://study.rcommanderdeigakutoukeikaiseki.com/

トを取らせていただきました。

原　ちなみにあのメルマガはどのように探したのですか？

荒谷　Yahoo! や Google で「臨床研究」や「論文」などいくつかのキーワードを入れて検索したらヒットしました。

原　偉いなぁ（笑）。荒谷先生は能動的に情報を取りにいっているんですね。メルマガにも書いているのですが、**臨床研究を成功させるためには、行動力、特に能動的に情報を取りにいく能力が極めて重要なのですよね**‣。

荒谷先生が私にメールを送ってくれたのは、全講義が終わってからですか？

‣**極意二の六**
☞極意本 18 頁

荒谷　終わってからではなくて、初回の講義を読んですぐメールをしました。

原　早いな（笑）。

荒谷　ふふふ（笑）。原先生のご対応はもっと早くて「ありがとうございます」という返事と同時に、メルマガは週 1 回の定期配信と思いますが、「やる気があるみたいなので、全部の回を一気に送ります」と、1 週間ごとに送るはずの講義を一気に最終回まで送って下さいました。

原　そうでした？（笑）

荒谷　そうなんです（笑）。原先生が「熱意もあるし、1 週間ごとだとちょっと待ち遠しいと思いますので……」とメッセージを添えて全部一気に送って下さり、メルマガというより本のようになって、私も一気にバーッと読み、「この内容は本当に私が知りたかったことだし、モヤモヤしていた私の思いを代弁しているな」と思いました。

原　はいはい。

荒谷　それで、原先生のように臨床医でも研究をして英語論文を多数発表している先生がいらっしゃるし、やはり臨床研究に取り組んでみようという気持ちが復活して、今回のテーマを使って論文を書き始めたんです。

原　独自にね。

荒谷　書き始めたのは 2015 年の 12 月、冬くらいでしたね。

メンターとのかかわり合い

原　なるほど。私には荒谷先生からのようなメッセージがたくさん来るのですが、実は返事をしないことも結構あります（笑）。

今回は私が先生のメンターになったわけですが「**どうすればメンターになってもらえるか、どのように依頼するか**▸」ということも重要です。私の場合、まずはメッセージのなかに「研究をしたい、論文を書きたい」という熱い気持ちがあり、私に響く言葉が入っているかが重要です。メルマガのなかで何を言えば私が喜ぶかを書いているじゃないですか。

▸極意三の三
☞極意本 25 頁

荒谷　はい。

原　そういうメッセージが来たとき、「この人は見込みがあるな」と思った場合はメルマガをすべて一度に送ることもあるのですが……非常に稀なことだから。ここで言われたのは若干まずかった（一同爆笑）。

私が荒谷先生にメルマガの内容を一気に送ったのは、やる気と能力に応じてどんどん先に進んで欲しいと思ったからですね。要するに、授業を皆が同じペースで受ける必要はなくて、例えば日本の小学校や中学校の授業では生徒は皆同じペースで進みますが、アメリカなどでは飛び級制度があり、15歳くらいの通常の中学生の年齢でも大学で講義を受けることができて、どんどん勉強を進めることができます。20歳のときにはPhDを取って世界最先端の研究に従事することができる。それは能力に応じてできること、タスクをどんどん与えていくという教育の仕方なのですね。

メルマガを読んでメッセージを送ってきた人に私が返事をする場合には色々な要因があります。例えば行動力があるか、私の書いていることを正確に理解しているか、私に響く内容を書いてくれているか。

多分、そういった要因の総合点が荒谷先生の最初のメッセージで非常に高かったため、一気に飛び級でどんどん進めて欲しいと私は考え、メルマガを全部送ったのだと思います。記憶は全く残ってないですが、多分そうです（笑）。

研究が止まった理由

荒谷　最初に私1人で論文を書き始めてから、実際に原先生に指導をしてもらうまでは、少し間が空いたんですよね。

原　そうそう、8か月くらい空いていたようですね。

荒谷　その間、3か月くらいかけて自分で全体の流れを考えて一通り論文を書いてみたんです。その後直属の上司に相談しました。しかし、直属の上司も臨床研究のご経験があまりなく、私も初心者であったため、行き詰まってしまうような感じになりました。そこで原先生を思い出し、再度ご相談しました。

原　なるほど。直属の上司からすると、臨床だけですでにものすごく忙しいから論文を確認する時間を割けないというのが滞った理由の1つかもしれませんね。そして、臨床研究の指導経験が少ないため何をどう指導していいのかわからないということもあると思います。

ですから、上司の気持ちになってみると、仕方がないといえば仕方がなくて、上司の立場は理解できるんだけど……(苦笑)。

荒谷　そうですね。

トップをおさえる

原　荒谷先生から再度連絡をもらった後にウェブミーティングでそのときの状況を確認しましたよね。そのなかでまず一番良くなかったのが、トップからの指導ではなかったということ。トップとはワンクッション置いていましたよね?

トップ
ここでは所属部門の責任者を指す。

荒谷　はい。

原　どこで臨床研究をするにしても、**トップと組んで研究をする方が圧倒的にスムーズに話が進む**んですよ。これは皆絶対に知っておくべきだと思います。直属の上司の指導ではダメなんです。

極意八の二
☞極意本 94 頁

例えば、直属の上司が OK を出した内容でも、結局、最後のトップの確認時にちゃぶ台返しをされる可能性があります。そうなると非常に効率が悪いですよね。

今回、荒谷先生は運良くちゃぶ台返しをされなかったわけですが、ちゃぶ台返しをされて全くのゼロから研究をやり直すことも現場では頻発しています。

荒谷　はぁ〜。

原　でも、そうなることは想像がつきませんか?

荒谷　そうですね。

原　そうなんですよ（笑）。そういった意味で、今回はトップをおさえにいきましたよね？

荒谷　「正式にお願いしたいことがあります」とトップとアポイントをとり、直談判をしました。そして、原先生に研究に協力してもらいたいという交渉をしました。

原　そのあたりのことをもっと詳しく聞かせてもらっていいですか（笑）？

荒谷　その交渉では、臨床研究を完成させたいという真意が伝わるように、表現を工夫しました。

例えば、「直属の上司が指導してくれないため」といった部門内の関係を悪化させるような気持ちからではなく、「臨床研究のノウハウを持っている原先生に研究に参加していただくことで、病院で行っている素晴らしい臨床の知見を世界に発信できると思います。そのためこの研究への参加を認めてもらえませんか」と交渉しました。

トップの先生からは「新しい勉強をするために新しい指導者を入れるというのは先生の勉強にもなるかもしれないね」と寛大なご意見をいただき、気持ちよく研究を進めることができました。

原　素晴らしいですね。極意本にも書いたのですが、日本臨床研究学会からの支援を受けるに際して上司から許可を得なければいけないとき、大学だと25%くらいしか許可が下りません。つまり4分の3は断られます。一般病院でも2分の1くらいで断られます。しかし、許可を求めるときの工夫次第でOKという返事を引き出す確率は上げられます。それには、相手の立場を理解しつつ自分の目標を達成できるように、無下に断られない言い方、相手が「うん」と思わず頷いてしまいたくなる言い方、つまり**交渉力が必要**なのですね。

極意二の四
☞極意本 16 頁

今回、荒谷先生はとても上手に提案しましたよね。「病院の素晴らしい知見を発信するために」という気持ちが根底にあることを誠実に伝えたため、相手からすると「まぁそれだったらいいかな」と思ってしまう。そのような交渉の仕方が重要で、これができない人が多いんですよ。

荒谷　トップになんとか「OK」と言っていただければ、研究を進めていけますので……（笑）。

原　それから、トップと直接交渉しようという覚悟も必要ですよね。

荒谷　そうですね。今回は自分がすべての責任を持つという気持ちで交渉にいきました。

ただ、以前は私も日本人のため周囲に気を使って、トップに直接話をするのは失礼かなと強く思っていました。直属の上司を通じてワンクッション置いてトップに意見を上げていくということが習慣づいていたのですが。

原　そうですね。非常に日本的な考えですよね。一段ずつ階段順に意見を上げていくという……（笑）。

荒谷　そうですよね。今回は原先生に「トップをおさえることが大事です。色々な考えの人がいるから、トップと交渉した方がいい」と教えていただいたので、方針を変えてトップに直接話をしに行きました。そのときには研究を必ず完成させるという気持ちが固まっていたため、絶対、OK と言っていただこうと思って（笑）。

「私たちの行っている臨床は素晴らしいのですが、それを論文にまとめる私の技術が足りず、その技術を補ってもらうために新しい先生を入れたいんです。私が書籍や論文を書いたことがなく能力が非常に低いせいで、現場の方のお手を煩わせてはいけないし、研究を専門としている人に指導を頼んだ方が速いと思うんです」といった言い方をしたと思います。

原　100点満点の交渉ですね。すごいなぁ（感嘆）。

今回、荒谷先生には伝えなかったかもしれませんが、私はいつも「場合によっては**No.2以下と喧嘩をしてでも意志を通す覚悟を持ってトップをおさえにいかないとダメ**だよ」と皆に言っています。そのことを先ほどのちゃぶ台返しの話から感じ取れなかったら、もう交渉力がないと思います……。そうすると、上司の壁を突破できなくなり、日本臨床研究学会で支援できなくなりますよね。

実践極意
“トップをおさえるためには No.2以下と喧嘩をするくらいの覚悟を持て”

ですから、私が指導するかどうかを決めるときに相手に求める能力として、交渉力があるかどうかを最も重要な要素の1つに設定しています。

トップは寂しがっている？

原　もう1つ言っておくと、組織のトップは意外と寂しく感じているのですよね。先ほど言ったように、日本では階段順に意見を上げることが一般的です。そうするとトップにはNo.2しか意見を上げてこないという状況になるわけです。No.2以外は誰も意見を言ってこないから、トップは意外と寂しいのです。

そのため、トップは直接意見を言ってくる人を意外と求めているのです。ですから、直接トップに話を持ち込んでも意外に問題はなく、むしろ直接意見を言う人はどこの施設でもトップにまあまあ気に入られていますよね。

学会などでも重鎮になるほど1人でポツンと寂しくしていませんか？

荒谷　よく見かけますね。

原　日本では上にいくほど話しかけづらくなるため、そうなります。ですからトップは寂しがっていることも多いため意外と直接話ができます（笑）。一方、No.2以下はどうかというと、自分に指導力がないと上司から思われたくないなど色々な気持ちがあるため、ポジショントークが入り込み下からの意見を階段順で上げていくと、自分が困るような意見であれば絶対その段階で止められてしまうのです。

荒谷　そうですね。なかなかダイレクトに伝わらないですね。階段順に上げていくと。

原　ですからトップをおさえることが大事なんです。

では、次の話題に移りますが、論文受理までの経過に関しては、論文を作り始めて投稿まで半年、投稿から半年で受理されて、1年くらいかかりましたね。ペースとしては平均的な感じですね。

支援全体の感想

何のために臨床研究を行うのか―― FINERのR

原　今回の日本臨床研究学会からの支援全体を通して、どのように感じましたか？

荒谷　一言で言うと、本当に原先生の指導力が素晴らしいということを強く実感しました。お世辞ではなくて（笑）。

原　（笑）。これね、皆がヨイショするので……対談でね。嘘くさくなるからそういうこと言うのはやめて欲しいな(笑)。

荒谷　(笑)。でも、皆本心で本当にそう感じていると思います。私も全く同じで、特にすごいなと感じたのが、原先生が臨床重視で、患者さんのためにどうすれば良い臨床ができるかということを根底に置いた上で研究をしているところです。

自分の臨床に対する姿勢を見直す意味でも、ハッと気付かされました。研究優先のマインドになると、患者さんのために研究を行っていることを忘れて、自分の論文を通すことに意識がいってしまいがちだったのですが……。

原　なるほど。「患者さんのためにどうすれば良い臨床ができるか」というのはすごくいい言葉ですね。論文を通す上でもとても大事で、いわゆるFINERのR、Relevantのところですよね。要するに**Clinical Implicationが高くないといけない**‣。

Clinical Implicationが高い、つまり臨床上の有用性が高いアイデアは、患者さんのことを一生懸命に思っていないと出てきません。または自分の研究をどのように臨床の現場に落とし込むか考えていないとClinical Implicationすら思い浮かばない。私は、**臨床医がやる臨床研究というのは、超実践的なスタンスに立ってやらないといけない**と思っています。

荒谷　そうですね。それを言って実践できている人はなかなかいなくて……。おそらく医学統計の専門家の先生はその患者さんを想定した研究という視点に若干弱いのかなと思います。

FINER
F：Feasible＝
実行可能であること
I：Interesting＝
興味深いこと
N：New＝
新規性があること
E：Ethical＝
倫理的であること
R：Relevant＝
社会的な必要性が高いこと
Relevantであることは、Clinical Implication＝臨床的な意義が高いことと言い換えることもできる。

‣**極意五の二**
☞極意本40頁

実践極意
“臨床医は超実践的なスタンスに立って臨床研究を行え”

原　確かに統計家の先生はその視点を理解することが非常に難しいと思います。結局、臨床医が行う臨床研究は、臨床の現場をわかっているからこそできるわけで、統計家はどのようにデータを解析すればいいかはわかりますが、その研究の結果にどのような価値があるのかは、やはり臨床医が自ら解釈して出さないといけないですよね。

しかし、臨床研究と言うと、今はほぼ nearly equal 医学統計みたいになっていますよね。どのワークショップに行っても、統計、統計、統計……（苦笑）。

荒谷　そうなんですよ（苦笑）。ですからその部分が、統計家の先生と一緒にするのと、原先生とするのとでは、研究に対する姿勢から研究結果の解釈まで全く違いますよね。今回は、臨床医は何のために臨床研究をするのだろうという、根本的な問いを原先生に思い出させてもらったと思います。

原　私も統計は必要ないと言っているわけではないのでそこはコメントしておきますね（笑）。「患者さんのことを考えて臨床研究をしていますか」ということが非常に大事ですよね。そういう意味で、臨床に即した臨床研究をするということが荒谷先生の心に一番響いたということですね。

研究について思っていた通りだったこと

そもそも研究をよくわかっていなかった

原　研究について思っていた通りだったことには、どのようなことがありましたか？

荒谷　研究の進め方や内容について具体的に想像できていなかったこともあり、思っていた通りだったことはなかったです。むしろ研究を進めるうちに予想外のことばかりがどんどん出てきて、研究をしたい、したいと思っていた割には、具体的には全然わかっていなかったんだと気付きました。

原　荒谷先生は臨床研究に興味があって、能動的に私のメールマガジンを見つけるくらい検索能力があったわけですが、臨床研究について私以外の人に学んだり、ワークショップに参加する機会などはなかったのですか？

荒谷　以前勤務していた病院で統計の授業を受けたり、臨床研究の寺子屋やワークショップが腎臓関係でもあり、それに行ったこともあったのですが、なんかピンとこないというか……。結局、自分が主体的になって自分の患者さんや自分で集めたデータで作業をしないと、机上の空論みたいに感じてしまっていたのですね。

原　他人事になってしまう。

荒谷　ピンとこない、他人事で実感を持って研究に取り組めないなと私は思いました。もちろん、授業やワークショップは基本的な知識を得るなど、最初のきっかけとしてはすごくいいとは思います。

原　授業やワークショップで習ったけれども「臨床研究とはこんな感じだろうか」というイメージがあまり湧かなかったのですね。

荒谷　はい。イメージは湧かなかったですね。

原　なるほど。勉強しても想像がつかなかったんですね。それは意外です。「臨床研究とはこんな感じだろうか」と思いながら研究をしている人が多いのですが、これは荒谷先生ならではかもしれませんね。物事について深く考える気質を持っているからこそ、自分の頭の中でまとまらない現象に対しては特に想像をあまり働かせていなかったのかもしれません。

研究について思っていたことと違ったこと

原　逆に、研究について思っていたことと違っていたことはありますか？

荒谷　まず、「臨床研究＝医学統計」という感じで、医学統計が研究のなかで一番大きいウェイトを占めていると思っていたのですが、**医学統計はあくまでツールにすぎなかった**‣ということです。

‣**極意六の二**
☞極意本 59 頁

原　なるほど。

どんなデータを取ればいい?

荒谷　その統計で解析する前段階の、データを整理整頓していく作業が非常に大変で、ここがまず最初の大きな関門でした。どんなデータを取ればいいのかわからなかったため、とりあえず色々なデータを取ってはみましたが、それが本当に Clinical Question に答えるために必要なデータなのかという取捨選択が最初は難しく感じました。

‣**極意七の一**
☞極意本 74 頁

‣**極意七の二**
☞極意本 77 頁

原　これはいわゆる**データクリーニング**‣と**解析データセット作成のための変数抽出**‣の話ですね。非常に重要なポイントです。今回、荒谷先生はすでに自分でデータを集めた後に、二進も三進もいかなくて私にコンタクトを取ってきたため、もともとデータセットを持っていたという前提があります。

データクリーニングと解析データセット作成のための変数抽出というのは、簡単に言うと、解析に使う変数をきちんと選び、解析に使える形で入力されているかを確認する作業ですね。

荒谷　そうそう、そうなんです。例えば、入院時の内服薬の情報が必要だと思いすべての情報をデータとして取っていましたが、自分の Clinical Question とは全く関係のない情報も多く含まれていました。また、二値データにすべき項目にメモのようなコメントが入力されていて、すぐに解析できるような形にはなっていませんでした。そのように1つ1つの項目を地道に確認して使えるデータセットにする、すぐ解析にかけられるように整理整頓する作業は本当に大変でした。

原　これは結局、1回臨床研究をした経験がないとどのように解析するのか想像がつかないため、最初は皆とにかくデータをたくさん取りまくるんですよね。データさえあれば何とかなると思うようですが、実際のところ全くそのようなことはなく、解析手法やデータの使い方を想定した上でデータを取らないと、結局このデータは使えないといった話になってしまいます。荒谷先生のデータセットは、使えないデータのオンパレードでしたね、失礼だけど（笑）。

荒谷　そうですね、はい（笑）。

原　まず変数を半分くらいまで絞りました。これいらない、これいらない……と。どうやって解析に使うのかわからない変数は削除しまくりましたね（笑）。

荒谷　しかも**変数の定義からもう1回確認したり**‣、根本的なところから確認しました。カルテをもう1回見直して確認しました。

‣**極意七の二**
☞極意本 77 頁

解析を想定してデータを取る

原　先生が今言っているデータクリーニングと変数抽出の重要性は、研究デザインの重要性につながりますよね。どういう変数を取得するか、それをどう解析するかを事前にきちんと練ってから研究をした方が効率的で楽ですよね。

荒谷　私もそうだと思います。データを整理する際に「なぜこうなったのだろう」と自問したとき、最初に研究デザインを突き詰めないままデータの収集を始めたことが原因だったかなと思いました。

原　そうそう（笑）。臨床医はとても忙しく、時間的に余裕を持って入力できるデータは極めて限られているため、必要最小限のデータに最初から絞った上で、データを集めていくべきなのですね。そうすれば手間もかかりません。

しかし、今回のように荒谷先生が実際に自分で作業をして「これは失敗したな」ということがないと経験として積み上がらない。ですから、次に荒谷先生が研究するときは多分、解析を想定したデータの取り方ができるようになっていると思います。解析を想定した取り方をしていれば、自ずと変数は少なくなります。

荒谷　そう思いました。しかも臨床の現場では、まさかこれを解析に持っていくとはあまり考えずにやっていて……。

今回の研究だと、24 時間後と 48 時間後の時点におけるナトリウム値が低ナトリウム血症における過剰補正の有無を判断するために重要な急性期の 2 ポイントなのですが、例えば現場で 36 時間後にナトリウム値を見て値が正常に戻っておりこの後は過剰補正されることはなく絶対安全だと判断してしまい、48 時間後の値を取らなかった症例がありました。

それは臨床的には安全だから OK という判断だったのですが、研究マインドからするとやはり 48 時間後でも過剰になっていないということを値としてきちんと取っておかないといけなかったと後から気が付きました。

原　みなし成功ですね。本当に成功しているのかデータを取っていないのでわかりませんが、36時間後時点で正常とみなしてしまった。しかしデータを取ってみると、36時間後時点で正常だったのに、48時間後には過剰補正になっている症例もありました。このような経験をすると、データをきちんと取る、そしてポイントを定めた時点のデータは絶対抜けがないようにする、ということがいかに重要かがわかりますよね。

荒谷　自分がもし指導医の立場になったら、ポイントを定めた時点のデータは必ず取るようにしようと強く思いました。48時間後の時点できちんとナトリウム値を測定した上で過剰補正になっていなかったら36時間後時点で正常とみなすことも問題ないと言えたのですが、測定した数字がないと何も言えず、単なる欠損データになってしまいました……。

原　**解析を想定してデータを整理して取る**ことがいかに重要か、結局研究デザインが非常に重要だということですね。

実践極意
“データを取るときには、どのような解析手法を用いるのか想定せよ”

データを客観的に解釈する

原　思っていたことと違うことで「先入観にとらわれずにデータを解釈することの重要性」と事前アンケートにコメントがありますが、この対談の最初に少し話したことですね。

荒谷　「臨床ではこうだ」という先入観を抱いたままデータの解析をしてしまいがちですが、そのような先入観を一切取っ払って、「収集したデータがどうなっているのだろうか」と客観的にデータを見る、ありのままに解釈することが非常に重要であると先生に教えていただいたことが強く印象に残っています。

原　そのことは本当に臨床の奥深さを強く感じさせてくれますよね。**データをそのまま解釈する**‣と、予想していたことと全く違う結果になることもざらにあります。「え、逆じゃないの？」みたいな（笑）。

‣**極意七の四**
☞極意本 82 頁

荒谷　そうそう、そうなんです。

原　目を疑いますよね。「あれ？」みたいな（笑）。しかしきちんと考えると、「あ、そういうことなんだ」と１本の線につながっていく。

荒谷　そうなんです。きちんと考えると、なぜそのような結果が出たのかがわかり、そこを良くすれば臨床的な予後をもっと改善できることに気が付きます。「自分は臨床的に有益なことをしているはずだ」という思い込みを証明するための研究では決してなくて「有益な臨床をしようとした結果、こうなった」ということをもう一回検証し直すことが大事で、一回自分の考えを更地に戻さないとダメですよね。

原　その「えっ？」と思ったときに、データを信じて解釈を与えるなかで真実が見えてくると思っています。そしてその真実と自分たちが予測していることを過去の論文に当てはめると、同じテーマの研究で結果がポジティブになったりネガティブになったりバラバラになっている結果を一元的に説明できるようになります。

例えば、いくつかの先行研究があったとして、これらの研究は両方とも同じことを検証しているけれどもポジティブになった結果もネガティブになった結果もあって、なぜポジティブになった研究があるのか、なぜこれがネガティブになったかということが、デザインを見れば一元的に説明できるようになります。

荒谷　きっとなると思います。

原　ですからそういう意味で、データを客観的に見て解釈するということはとても面白いのです。真実は１つというか、線がつながるのですね。

謙虚な態度で研究に臨む

荒谷　やはりきちんとデータを見て考えることが非常に大切だと思います。先ほどの話にもつながりますが、「自分たちが臨床的に有益なことをしているだろう」ということを証明するために研究をするのではなくて「本当に有益なのかな？」と謙虚に検証を行わなければならないと感じました。

原　多くの研究に言えることですが、「うちの治療プロトコールすごいでしょ！！」という態度で研究に取り組むとよくないということですね（笑）。

例えば今回の論文でも、私たちはプロトコール自体について疑問を全く抱いていなかったのですが、「なぜこのプロトコールで治療をしているのか？」と査読者にたびたび指摘されましたよね。実は、私たちのプロトコールではそれほど他に比べてナトリウム値の過剰補正の比率は下がらなかったのですね。査読者からは「このプロトコールを推奨しているのか？」といったコメントがありましたね。

荒谷　そうなんですよね。

原　やはり、盲目的に自分たちのやり方を過信して井の中の蛙にならないようにしなければいけないと思います。そういう意味では、論文投稿の過程できちんと第三者に評価をしてもらい意見を聞くことは、臨床をする上でとても勉強になりますよね。

荒谷　なります、なります。本当に井の中の蛙になってはいけないと思いました。結果的にはナトリウム値の過剰補正は起きてしまったのですが、ODSのような重症の合併症は起きていなかったので、それは私たちの「良い治療をする」という意識があったおかげだと思います。

原　単純に過剰補正の有無で分けると、過去の報告とそれほど頻度は変わらないという結果になったのですが、過剰補正を起こしている研究のなかでも、ODSを引き起こしていたものが実は結構ありました。しかし今回の研究ではODSを引き起こすところまではいっていませんでした。なぜかと言うと、過剰補正をしてしまいましたが、すぐに気付いて対応しているためODSを引き起こすところまではいかなかったということです。

荒谷　そうなんです。

原　そのような点も本当は今回の研究の強みだったのですが、最初はあまり意識していなかったのですよね、実は(笑)。

荒谷　そこは本当にあまり意識していませんでした（笑）。そのことを査読者から「ODSを起こしてないのは研究のグッドポイントだからそれについて記述してはどうか」と確か指摘をいただきました。その点は自分たちではそこまで良いことではなくODSを起こしていないのは当然のことだと思っていたため、今回指摘があり自信になりました。

原　過去の低ナトリウム血症の治療に関する文献を調べてみ

ると、過剰補正を起こしている研究のなかでも圧倒的にODSの頻度が高いものから、全くODSがないものまであります。やはり過剰補正の定義は安全になるようある程度マージンが考慮されているため、実際にどれだけ補正されてしまったか、数字自体が非常に重要なのだと思います。

過剰補正の定義
今回の研究で採用した定義は、最初の24時間で10 mEq/Lまで、48時間で18 mEq/Lまでであった。

Reviseがラスボス

原　それから、Reviseの質問の対応に関してもコメントがありましたよね。

荒谷　最初の本文と同じくらい、あるいはそれ以上に労力がかかり、このReviseがとても大事だということを初めて知りました。

原　ははは（笑）。今までの対談でもよく話にあがっていたんだけども。

今までの対談
荒谷先生との対談は日本臨床研究学会で行われている対談の第10回目に該当します。

荒谷　論文を書いたことがある人は、「そりゃそうなんだよ」と思うかもしれませんが、私としてはもう……本当に大変でした。

原　「初学者はReviseで気を抜きすぎる」ということは私もいつも指導していて言っていることなのですが、それを聞いてもなお、やはり気を抜いてしまうものなのですよね。論文を投稿した後は、初めて論文を書く人にとってはもうゴールテープを切ったようなもので、そこまで全力で走ってきたから「やっとこれで終わったー！」とヘナヘナ……と力が抜けてしまう（笑）。

荒谷　そうなんですよ。ヘナヘナになっていて……（笑）。Reviseはまぁとりあえず返事をしておけばいいかという気持ちになっていました（苦笑）。

原　ははは（笑）。

荒谷　いえ、初めからそう思っていたわけではなくて（汗）、そういう気持ちになってしまうんだなと自分でも思いました。むしろ Revise からが勝負なんですよね。

原　すでに 4、5 編発表している先生でも「論文を作成しているなかで Revise が最も大変だと気付きました」と言っていますし、100 編以上書いている人でも「Revise がラスボスでここが一番の勝負所だ」と言っています。まぁマラソンで言うところの「折り返し地点」ですよね。**マラソンで「やったー！」とゴールを切ったと思ったら折り返し地点と書いてあり、「まだあと半分もあるのか」と落胆する**感じになりますね（笑）。

極意十三の一
☞極意本 161 頁

荒谷　本当にその通りです。

原　具体的に Revise でどのようなところが大変でしたか？

荒谷　Revise の作業中に思考が止まってしまうことがありました。最初に本文を書き上げたときに色々と考えていたようには Revise では考えられなくなっていました。

原　思考停止してしまったのですね。

荒谷　思考停止してしまって、表面的な返答をしてしまったり、質問されたことにダイレクトに答えず、すり替えた回答をしてしまったり……。

原　すり替えですね。なぜかというと、ダイレクトに答えるのが大変だから、ちょっとうやむやにして終わらせたいということなのだと思います（笑）。発表で厳しい質問から逃げるときのテクニックを使ってしまったようですね。

荒谷　そうそう、そうなんですよね。学会発表だったらその場かぎりの発言でうやむやにできますが、Reviseで文字で返事を書くとそれを読み返すことができるため、質問にきちんと答えていないと、わかる人が読めば一瞥して気付かれてしまいますよね。

原　それはもうゴールした気分になって、これ以上作業をするのは勘弁してほしいという心境だからこそ起こるのですが、こういう気持ちになってしまうことを皆強く意識しておかないといけないと思います。

特に初学者の場合は、Reviseが本当に重要で、そのことを私は口を酸っぱくして皆に言っているのですが、初学者は1編目の論文では誰もまともにReviseを書くことができない（笑）。

荒谷　やはり、思考が本当に止まってしまうんですよ。

原　（笑）。

荒谷　本文を最初に書いたときにとても苦労した分、そこを指摘されると、「え〜そんなことを指摘するの？」と少し反発するような気持ちになってしまう……。

原　明らかに本文に書いているのに「書いていない」などと言われることもありますよね。「よく読んでよ」と思ってしまう。

荒谷　そうそう、それもありますし、「こちらも考えてそのような記述にしているのだからそんなところを突っ込まないでほしい」といった変な反抗心が少し生まれて、すり替えて答えたり……。

冷静になって考えて対応すれば、さらに論文が良くなるはずなんですよね。でも最初はそのことがわからなかったです。

原　**Revise時の対応の仕方は、返答の難しさでランク分けするとクリアになります**。

‣**極意十三の三**
☞極意本 168頁

例えば、単なるスペルミスのような単純な指摘は、言われた通りに直せばいい。でも、先ほど荒谷先生が言ったような、明らかに書いているのに書いていないと指摘された場合や、査読者がしっかりと読んでいない場合の返答は著者にとって少しストレスフルだから、返答の難易度のレベルが1つ上になります。

その場合は「書いているでしょ」と返答をしたいけれどもそこをグッと堪えて「確かにご指摘の通りわかりにくいですね」と、1回受け止める。その上で「ここをこのように書き直しました」とアピールすることが重要になります。

例えば、荒谷先生が後輩を指導するときに、「こうしたらいいんじゃないかな？」とアドバイスをして、後輩から「私はそうは思いません！」と答えられたりすると腹が立つじゃないですか（笑）。それと一緒です。

査読者は時間をかけて論文を読んでくれているということを念頭において丁寧に返答しないといけない。その部分でやはり少し気を使うよね。

荒谷　そのことを教えていただいて、確かにそうだなと思いました。

原　今まで話してきたように、荒谷先生は非常に優秀なのですが、その荒谷先生ですらこのReviseでは本当に手がかかりました（笑）。

Reviseで気を抜いてしまう、皆の気持ちもわかるのですが、今後はしつこいようだけど、Reviseでは手を抜かないようにして欲しいです（笑）。

荒谷　はい、Revise は本文の第二弾と思って、本文と同じくらい冷静になって取り組みます。

臨床研究でキャリアアップしたい先生方へのメッセージ

日本の臨床力は世界に発信するに値する

原　荒谷先生、最後に臨床研究でキャリアアップしたい先生方へのメッセージをお願いします。

荒谷　臨床研究をしようかどうか迷っている先生方は本当にたくさんいらっしゃると思いますが、実際に行動をしていただきたいです。特に日本の臨床力はやはり本当に素晴らしく、皆さんが真面目かつ地道に患者さんのことを思い日々臨床を行っていて、それは世界に発信するに値することだと思います。諦めずに取り組んで欲しいと強く思います。

今、私は大学院で動物実験に携わっていて、基礎研究の場合はやはり実験室に行かねばならず、研究をできる場所は限られてしまいます。しかし、臨床研究は自分がきちんと臨床をして、データがあって、パソコンがあれば、場所を問わず、インターネットを通じて指導を受けることも問題なくできます。諦めずに研究に取り組んで欲しいと、私も自分の経験を通じてすごく思いました。

原　臨床研究をやりたい人はやりましょう、やることによって見えてくるものがたくさんあるよ、ということですね。

荒谷先生、ありがとうございました。

（対談日：2017 年 10 月 7 日［第 10 回］）

荒谷先生からのメッセージ

研究について思っていた通りだったこと

研究をすることがどのようなことか、具体的に想像できていなかったので、思っていた通りだということはありません。大変だと思っていてもそれは言葉の上だけで、具体的な大変さもわかっていなかったように思います。

研究について思っていたことと違ったこと

ほとんどすべてが思っていたことと違いました。

まず臨床データは生のままではあまりにも不揃いで、解析以前の問題があり、データの変数の取捨選択が第一関門でした。とりあえず収集したデータも、それなりに時間をかけて収集しているので、捨てるのがもったいなく感じなかなか捨てられず、無駄な変数が多くなり本質を突き詰めることができず、逆に本質となる重要なデータを集めきれておらず、結局何度もカルテを見直す作業を行いました。そのようになった原因は最初に研究デザインを突き詰められずにいたことだと思います。

医学統計に関して、まず解析ソフトの使い方ですが、臨床研究に取り組んだ初期の段階では自分では統計解析ができないことを問題視していましたが、解析自体は R の手順書や市販の統計本を読みながらできたように思います。次に解析結果の解釈ですが、自分の思い込みや先入観を捨てて、あくまでデータを客観的に見てそこから臨床的な意義を見出すことが研究の方法論として正当だとわかりました。「こうなるはずだ」という臨床現場での思い入れに固執すると整合性が取れなくなりました。

執筆作業に関しては Revise での査読者からの質問への対応が最初の投稿と同じくらいに重要で大変だということがわかりました。Revise の返答では投稿論文と同じくらいの分量が必要になるということも初めて実感できましたし、Revise 時に文字の色を変えたり文章を挿入したり、一見地味な作業ですが、これがとても大変でした。

臨床研究でキャリアアップしたい先生方へのメッセージ

臨床研究を行うかどうか迷っている先生方はたくさんいらっしゃると思います。しかし実際に行動してみて、データの整理、解析、解釈、論文作成の過程を経験すると確実に見えてくるものがあります。

形に見えるものにしなければなかなか世の中の評価は得られないという厳しい現実があると思います。一方で適切な指導がないままに自己流で進めても、研究を完結させて論文受理までやりきることはとても難しいことだと思います。

しかし、諦めずにぜひ取り組んで欲しいと思います。臨床研究は動物実験などと違い、現場のデータとパソコンがあれば場所を問わずに進めることができます。また、今は日本のどこでも情報共有できてご指導をいただくことが可能だと思います。日本の臨床力は素晴らしいので、それを皆で世界に発信していきたいと思います。

Case 1のまとめ

日本の現状

□日本の臨床力は素晴らしく世界に発信するに値する。

□しかしながら日本では、自分たちの臨床についてデータを集めて振り返って検証するという作業が、十分に行われているとは言い難い状況がある。

臨床研究を成功させるためのマインドセット

□行動力、特に能動的に情報を取りにいく能力が重要である。

メンターや上司とのかかわり方

□どうすればメンターになってもらえるか、どのように依頼すれば良い返事が得られるのか、工夫して行動せよ。

□臨床研究に不慣れな上司に指導を求めても、行き詰まってしまうケースがありうる。

□臨床研究を上手く進めるためには、所属部門における判断権を持っている者、例えば部門長のトップの理解と協力を得ることが効率的である。

なぜ臨床研究をするのか

□臨床研究の目的は、「患者さんに良い医療を提供するためである」ということを忘れるべからず。

□そのためにはFINERのR = Relevantが重要で、Clinical Implicationの高い研究を目指すべし。

医学統計とデータ解析

- □医学統計は臨床研究に客観的な視点を与えるためのツールにすぎない。
- □統計解析を想定してデータを整理し、クリーニングする。
- □研究の課題が明確に決まっていれば、取得変数は自ずと決まる。
- □自分たちの臨床データを検証する際には、結果をあるがままに受け入れる謙虚な姿勢で臨む必要がある。

Revise で注意すべき点

- □初学者は Revise で気を抜きすぎる。
- □Revise は折り返し地点ということを心得よ。
- □Revise は返答の難しさでランク分けすれば対応しやすい。

Column ▸ 時代の流れをつかむ

肩書ではなくて実力で勝負できる時代

日本は実力よりも肩書で評価されることの多い社会だと思います。

それは結局のところ、実力を評価できない人が多いからそうなるわけなのですが、最近は SNS やインターネットの普及にともない、実力のある人がきちんと評価される世の中になってきたように思います。

医療業界に目を向けると、新内科専門医制度をはじめ、日本の専門医制度は既得利権に縛られた人たちのせいで、若手医師の成長や日本の社会を考えた仕組みからどんどん程遠いものになってきています。しかし、聡明な医師は制度としてほぼ機能を失いつつある専門医の資格取得から、自身の実力を鍛え、夢を追う方向にシフトしてきていることを肌で感じています。

医療業界の話ではありませんが、書籍『コーヒーはぼくの杖　発達障害の少年が家族と見つけた大切なもの』（三才ブックス、2017 年）では、発達障害で中学校に行けなくなってしまった男性が、独学でコーヒー焙煎の技術を習得していく話が記載されています。昔ながらの一子相伝の職人的考え方は、情報の取得が困難であったインターネット前時代の名残といえます。

その気になればどのような情報にでもアクセス可能な今の時代は、試行錯誤をしてスキルを身に付けた人が実力ベースでどんどん評価される時代です。
もはや学年や肩書は関係ありません。

日本臨床研究学会では

「山高きが故に貴《たっと》からず、樹有るを以て貴《たっと》しと為す」

という言葉を Philosophy として掲げています。

肩書や見た目ではなく、実力で勝負できる能力を手に入れましょう。

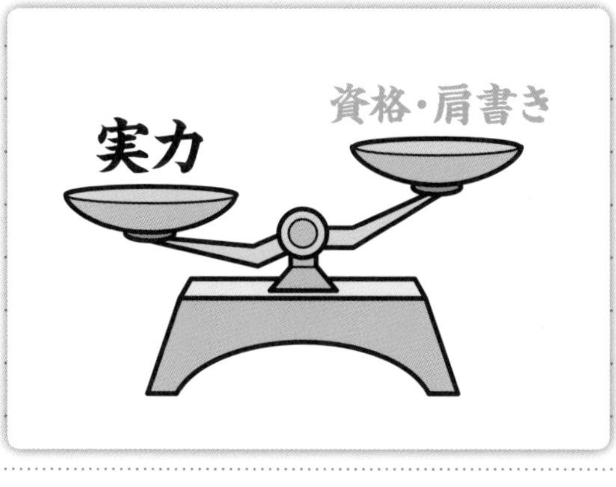

Case 2

エビデンスの脆弱性を理解して本物の臨床医へ成長する

地獄の Revise 作業を経験して得られた論文を受理に導く究極の実践極意とは?

藤井 達也（ふじい・たつや）

論文投稿時の所属　医療法人社団翠明会山王病院整形外科

経歴　2010 年千葉大学卒業　研究開始時医師 7 年目

研究開始時点での英字論文経験　原著論文 0 編、症例報告 0 編

今回の掲載雑誌　The Journal of Bone & Joint Surgery Open Access（JBJS Open Access）［Impact Factor はまだ付いていない。JBJS の Impact Factor（2016）は 4.840］

論文詳細　Fujii T, Nakayama S, Hara M, Koizumi W, Itabashi T, Saito M. Comprehensive comparison of six cutout risks demonstrated that tip apex distance was the most important predictive index for cutout after internal fixation of intertrochanteric fracture in women. JBJS Open Access 2017:e0022.

論文受理までの経過

2015年10月3日
医療ビジネスの相談で初面談

2016年3月16日
医療情報通信技術研究会（MICT）@九州の発表後の飲み会で臨床研究の話が出て支援を決定。
その他にもいくつか相談があったなかで今回のテーマを最初の1つ目に設定

10　11　12　1　2　3　4　5　6　7　8
2015　　　　2016

内容　大腿骨転子部骨折術後の合併症であるカットアウトという金属インプラント固定の破綻をきたす事象のリスク因子として、これまで6つの因子が報告されていたが、これらのリスク因子を包括的に評価した研究はなかった。

今回の研究では6つのリスク因子のうちどの因子が最もカットアウトと強く関係があるのかを明らかにするため、カットアウト症例8例とランダムコントロール48例での症例対照研究を行った。6因子は、術前骨折のAO分類、後外側骨片の有無、骨折整復のパターン（単純X線の正面および側面像）、骨頭内スクリュー位置、Tip Apex Distance（TAD）に関するもので多変量ロジスティック回帰分析とCART（Classification And Regression Tree）分析を行った。

結果としてTAD 20 mm以上がカットアウトに最も強く関連がありそうだということを確かめた。

The Journal of Bone & Joint Surgery (JBJS) [Impact Factor (2016): 4.840]

2016年10月26日 投稿
11月21日 Reject with Transfer Recommendation to JBJS Open Access

JBJS Open Access

2016年12月22日 投稿
2017年 1月31日 1st Decision: Major Revision
2月21日 1回目再投稿
3月 7日 2nd Decision: minor revision
3月17日 2回目再投稿
4月 7日 Provisionally Acceptance＋Statistical Reviewerに回る
6月13日 3rd Decision: Major Revision
6月23日 3回目再投稿
7月11日 論文受理

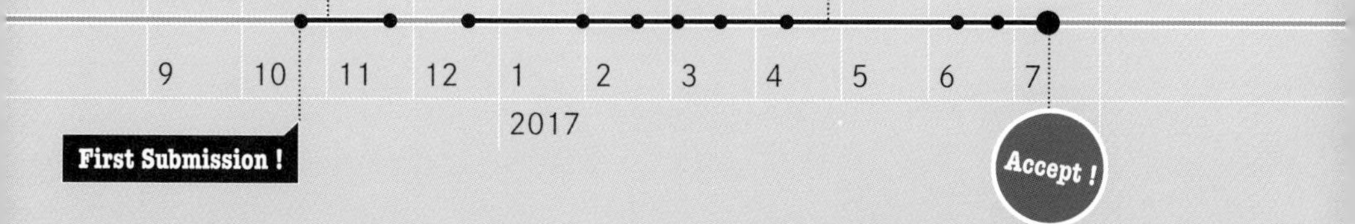

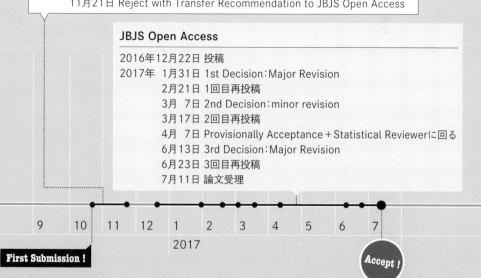

原　藤井先生は、現在、千葉県にある山王病院の整形外科に勤務されているということですが、簡単に自己紹介をお願いします。

藤井　2010年に千葉大学を卒業し、千葉県の総合病院国保旭中央病院で初期研修を行いました。その後は3次の救急病院を含めて外傷を中心に整形外科の研修を行って、2016年から山王病院の整形外科に勤務しています。興味がある分野は医学教育です。

原　今回は、整形外科領域で一番Impact Factorの高い雑誌であるThe Journal of Bone & Joint Surgery（JBJS）が2016年に作ったOpen Access Journalに原著論文が1編通りました。

Open Access Journal
紙媒体での出版を行わず、オンライン上のみで発行され、無料でアクセスできる雑誌。

Revise
論文を投稿した後、編集部から要求される論文の修正のこと。Revisionともいう。査読者のコメントに従って修正していく必要がある。

それまで原著論文の経験は0編、症例報告も0編で、今回が英語論文としては初めてということで、かなりReviseで苦労されたのですがなんとか受理までいきましたね。おめでとうございます！

藤井　ありがとうございます。

原　今回の対談では藤井先生と千葉大学で同級生だった名倉福子先生がオーディエンスとして参加してくれています。名倉先生にも現在私の指導の下臨床研究に取り組んでもらっています。

私はいつも「me too症候群」と呼んでいますが、同期がアウトプットを出すと、「私も私も」「me too, me too」と言って周りもやる気が出てくるのですよね。このような感じでどんどん臨床研究に取り組む人が増えていって欲しいと思っています。

論文について

大腿骨転子部骨折のカットアウトの予測因子は？

原　今回の論文の内容を簡単に説明して下さい。

藤井　今回の論文では、高齢者に多い大腿骨転子部骨折の手術に関する研究を行いました。転子部骨折の手術では、金属インプラントで骨折部を固定しますが、術後の合併症の1つに、入れた金属インプラントが骨を突き破って飛び出してしまう「カットアウト」というものがあります。

今回はそのカットアウトの起因となりうるリスク因子を検証するという内容で、今までに報告されていた6つのリスク因子のなかで、何が最もカットアウトと強く関連しているのかを検証しました。結果としてTip Apex Distance（TAD）が20 mm以上あるということが、カットアウトに最も関連しているのではないかと結論付けました。

支援のきっかけ

原　藤井先生と初めて出会ったときの話なのですが、先生との出会いはちょっと例外的で、メールマガジン経由ではなくて、関西若手医師フェデレーション前代表の柴田綾子先生からの紹介でしたよね。医学教育に関するソーシャルビジネス系の団体またはプロダクトを立ち上げるということで、その相談をしにわざわざ千葉から大阪まで直接会いに来てくれました。

それが2015年の10月のことですが、ものすごく行動力が高い人だなと……わざわざそのような理由で千葉から大阪まで会いに来るかと……（笑）。

藤井　ははは（笑）。

メールマガジン
「臨床研究の立ち上げから英語論文発表までを最速最短で行うための極意」。URLは本頁下部。
日本臨床研究学会で支援する人はメルマガに登録後、コンタクトを取ってくるというパターンが多い。

関西若手医師フェデレーション
関西エリアの若手医師のアカデミックな交流と卒後医学教育文化の共有・活性化を目指して設立された団体。

http://study.rcommanderdeigakutoukeikaiseki.com/

原　そう思ったことをよく覚えています。藤井先生自身は関東若手医師フェデレーションの代表を1年間務めていたのですよね。

最初に出会ってから半年後くらいの2016年の3月頃に学会の発表でたまたま一緒になったとき、飲みに行って臨床研究について色々と話をしました。やはり医学教育系の団体の代表をするだけのことはあって、非常に様々なことを考えながら臨床をしているということがわかり、日本臨床研究学会で研究を支援することになりました。

そのとき、藤井先生はいくつか臨床研究の種となるアイデアを持っていたのですが、まず手始めとしてカットアウトのリスク因子の包括的な評価の研究から取り組もうということになり、今回はそれを論文にしたのですよね。

藤井　はい。

原　時間経過を整理すると、2016年の3月に支援が決定してから研究に取りかかり半年くらいで論文を書きました。まず最初に2016年の10月にJBJSに投稿したところRejectにはなりましたが、その際JBJSのOpen Access JournalにTransferになり、そちらに投稿して3回もReviseをさせられましたね……。

Reject
投稿した論文が却下されること。

Transfer
同じ系列の雑誌への投稿を推薦されること。

特に3回目のReviseでは統計査読者があれこれ指摘をしてきて、解析を丸々やり直すことになりました。患者さんのエントリー基準も少し修正させられて、無理難題を押し付けられつつも非常に粘り強く頑張って、なんとか受理までこぎ着けることができましたね……。思い出したら元気がなくなってきましたか？（笑）

藤井　そうですね。3回目は本当に諦めようかなと思いました(笑)。

原　そうだったのですね（笑）。そう言いながらも藤井先生はよく頑張っていましたけどね。ウェブミーティングで色々と指導をしていたのですが、Reviseのときにはフラフラで、この人寝てないのではないかと思わせるほどの顔で、目が真っ赤な状態でミーティングに参加していて……。藤井先生の頑張りが伝わってきました。

支援全体の感想

自分のアイデアに自信がない

原　今回の日本臨床研究学会の支援全体を通して、どのような感想を持ちましたか？

藤井　私は英語論文の執筆経験が全くなかった状態で、原先生に今回の研究の相談をしたのですが、最初の段階では自分のアイデアに全く自信がありませんでした。しかし相談した際に原先生から「**普段から考えて臨床をしているから、そういう疑問が浮かぶんだよ**‣」と言ってもらえたことがすごく自信になりました。

‣**極意四の一**
☞極意本 30 頁

そして、自分が疑問を抱くことは間違っていないのかもしれない、自分の抱いた疑問を研究で確かめて、論文という形で発表できたらとても嬉しいだろうなと思ったのが自分の中で研究を始めるきっかけになりました。

ただ、やはりそう思う情熱だけではダメで、ノウハウというか、正しい研究の仕方を知らないと形にはならないということが全体を通しての感想です。原先生の１つ１つのメンタリングで少しずつ自分のできることが増えていくのが実感できたのは、とても感謝しています。ありがとうございます。

原　いえいえ（笑）。私は大したメンタリングはしていなくて、藤井先生はもともと能力があったんですよね。関東若手医師フェデレーションの代表をやっていて、医学教育に熱心で様々な背景の医師に整形外科領域の知見を教えていた。そういう教育に関する経験値が高かったこともあり、理解も非常に速かった。確かに精神的な部分では支えになったかもしれませんが、それ以外の部分はもともと持っていたのではないかというのが私の印象です。

藤井先生は最初の段階で「臨床的な疑問を考えているからそのような疑問が浮かぶんだ」と肯定してもらったことが自信になったということですが、こういうことを言われる機会はあまりなかったのですか？

藤井　そうなんです。

原　医学教育をしていると、日頃から考えて臨床をしている人とそうでない人の見分けは簡単につきませんか？

藤井　そうですね。勉強会をしていると、参加者からの質問に実体験をまじえながらすぐに答えられる人は、普段から深く考えて臨床をしているのだろうなとよく思いますね。

原　そうそう。「臨床を真面目にやっている人は皆、Clinical Question を5個も10個も持っているものだ」と私はいつも言っています。普通に考えて臨床をしていたら、藤井先生のように疑問を持っていると思うのですが、実際のところ持っていない人もいますよね。先生も教えていてそう思いませんか？

Clinical Question
研究課題。臨床上生じた疑問と言い換えることもできる。リサーチクエスチョン（Research Question）とも呼ばれる。

藤井　そうですね。教科書通りに臨床をしている人もいる気がします。

原　そう。教科書通りの人はいわゆる受動的な勉強スタイルの人ですよね。言われたことをインプットして、そのままアウトプットしているだけです。要するに自分の中で咀嚼していない。しかし、実は臨床をしていると教科書に書いていることが嘘なのではないかと思うことによく出会いますよね（笑）。

藤井　教科書とは少し違うかなと思うときはあります。

原　ほとんどの人はそこで「ちょっと違うんじゃないか」と感じても「いや、自分が間違っているんだ」と思ってしまう。しかし、藤井先生のように行動力が高く常に自分の考えを軌道修正しながら行動を起こしている人であれば、「もしかしたら教科書が間違っているんじゃないか？」と感じることができます。私はそういった感覚が臨床能力に結び付くのだと思ってます。

日頃から考えて臨床をしているなかで教科書と違うかもしれないという感覚があれば、自分が間違っていると思うのではなく、もう一歩深く踏み込んでみるという姿勢がとても大事だと考えます。

実践極意
"日々の臨床で違和感を感じたとき、見過ごすのではなく、そこで一歩深く踏み込んで考えてみよう"

メンターの条件

原　事前アンケートには「いつも**ポジティブ**‣かつ的確に指導してくれた」とも書いてくれていますが、基本的に私は指導する際に意識してポジティブワードを使っています。人に教えるとき、ポジティブワードを使った方がその人は伸びませんか？

‣**極意三の二**
☞極意本 23 頁

藤井　基本的には僕もそう思います。「**否定しない**‣」ことは意識しています。

‣**極意三の二**
☞極意本 23 頁

原　そうですよね。私も医学教育にはとても興味があり、このような支援活動も医学教育が好きだからしているわけですが、ポジティブな姿勢は意識しています。これは**メンターの持つ教育者マインド**‣はどのようなものかということに通じると思います。

‣**極意三の二**
☞極意本 23 頁

研究について思っていた通りだったこと

学びにいくより書く方が速い

原　研究について思っていた通りだったことには、どんな点がありますか？

藤井　実は、臨床研究を学ぶために公衆衛生大学院に行ってアカデミックな思考過程というか、論文を書くときのノウハウのようなことを学びたいと思っていました。それを原先生に話したら「公衆衛生大学院に行くよりも論文を1編書いた方が速いよ」と言われて……（笑）。確かにその通りで、アカデミックな思考に基づき論文を書くために、どういったことが必要なのかということを、論文を1編書くことで1つ1つすべての過程を一通り学べたような気がしています。

原　これは非常に的を射たコメントですね。藤井先生は行動力があるため、「**とりあえずやってみないとわからない**‣」という感覚を持っているのだと思います。その考え方はとても大事で、とりあえずやってみないと自分は何がわからないのかもわからないのですよね。

‣**極意二の二**
☞極意本 13 頁

私の専門が循環器なので中心静脈（Central Vein: CV）ルートを研修医に確保させるときの話を具体例に出していつも説明するのですが、「CV 突く？」と研修医にたずねたときに、「いや、まだ教科書を読んでいないのでやめておきます」と答えてしまう人は、教科書を読んで知識を得てもまだ実践がゼロだと言って永遠に遠慮し続ける傾向が多いように思います。つまり、結局はなかなか中心静脈ルートを1人で確保できるようにならない。

でも、その場面で「はい、やらせて下さい！」と答えてとりあえずやってみる人は、「あぁ自分は全然わかっていないな」ということに気付いて、教科書を読み、自分は何がわかっていないのかをわかっているため、読んだときに「こういうことだったんだ」とすっと頭に入って理解できる。非常に学習効率が高くなるわけです。

臨床医学では、知識と経験が結び付きリンクすることが臨床能力を身に付ける際に必須です。やってみないことには経験の部分が積み重ならないため、「まずはやってみる」というスタンスが非常に重要だと考えています。論文を書くときもまずは書き始めるということがとても大事です。

公衆衛生大学院での学習やMaster of Public Health（MPH）の資格取得の経験は私にはありませんが、公衆衛生大学院で座学のみで学んできた人や、実践経験がほとんどない単なるMPHホルダーには、現場重視型の臨床研究の論文を書いている人は実はあまりいないんですよ。

藤井　へぇ〜。

原　それは非常にもったいないことですよね。書かない理由はいくつかあると思いますが、おそらくアメリカなどの海外で学ぶ人が多く、臨床研究の体制の問題などから日本とやり方が違う部分があるというのが1つ。

もう1つの理由として日本人は資格が好きですから、資格を取って満足してしまうこともあるのではないでしょうか。そもそも、資格取得の目的が明確でない場合が多いように思います。研究をして自分のClinical Questionを検証したいという強力なモチベーションがあってMPHを取りにいったのか、それとも単にライセンスが欲しかっただけなのかという問題ですね。

結局のところ、MPHを持っていようがいまいがとりあえず書いてみないと論文がどのようなものかはわからない。書くという経験が必要なため、「とりあえずやってみる」というスタンスが非常に大事ですね。

統計解析手法は最小限でいい

原　他に研究について思っていた通りだったことはありますか？

藤井　論文の題材を使って統計解析手法を具体的に学べたことです。**統計解析ソフトであるR**‣の実際の使い方を原先生からハンズオンで勉強できました。ただ、統計解析は論文作成のなかで最もウェイトが大きいと思っていたのですが、先生のRの教科書やウェブサイトでも書いてあるように、「医学統計自体が研究に寄与する比率は、今回のような単施設の少数例の現場重視型の臨床研究ではそれほど高くない」ということも実践のなかで改めて学びました。

‣極意六の四
☞極意本 63 頁

Rのウェブサイト
「臨床医のためのRコマンダーによる医学統計解析マニュアル」。URLは本頁下部。

原　なるほど。統計手法について言うと、今回のような**単施設の小規模な臨床研究ではそれほど大層な手法は必要ない**‣んですよね。例えば今回の研究では、ロジスティック回帰分析とt検定、カイ二乗検定の3つくらいの手法を使えれば基本的に問題なく論文として成立します。

‣極意六の一
☞極意本 57 頁

藤井　それは今回実感できたことの1つです。

原　皆、理論を中心とした医学統計の勉強に多くの時間をかけてしまうのですが、臨床医の視点で見るとその時間は非常に非効率でもったいないです。**サクッと統計手法の使い方だけを勉強するのが効率的だ**‣と思います。

‣極意六の二
☞極意本 59 頁

http://rcommanderdeigakutoukeikaiseki.com/

研究について思っていたことと違ったこと

論文はプレゼンテーションに通じる

原　研究について思っていたことと違ったことには、どのような点がありましたか？

藤井　学術論文では、絶対評価というか、学術的に優れてさえいれば必ず評価されるとずっと思っていました。しかしそれは違っていて、学術論文も編集者や査読者、さらに読者までを含めた雑誌に関わる人たちに対してのプレゼンテーションだということを強く感じました。

今回、原先生のメンタリングのなかで特に印象的だったのが、Introductionを書いているときに「編集者がこの論文を通したいと思うことは何なの？」「**読み手の誰もがIntroductionで『そうそう』とうなずくことから始めないと最後まで読まれない**‣よ」と指摘をいただいたことでした。それは自分がいつもプレゼンテーションで後輩に教えていることそのものだったため、「そういうことか！」と気付きました。

‣**極意十一の二**
☞極意本 130 頁

原　なるほど（笑）。どのような意味で事前アンケートでそのコメントをしているのかピンとこなかったのですが、そういう意味で論文はプレゼンテーションと一緒だと先生は感じたのですね！

藤井　そうなんです。オーディエンスがいて初めてプレゼンが成り立つし、それは論文でも同じということがわかりました。

論文も編集者や査読者、読者という相手があってのことなのに、これが正しいから論文に絶対載せろといった書き手本位のスタンスではいけないということに気付きました（笑）。

原　それはプレゼンテーションをよく勉強していて、それなりに高いレベルでプレゼンテーションができる藤井先生のような人でないと絶対に出てこないコメントですね。

要するに、人に物事を伝えるという点では共通です。したがって論文もプレゼンもある意味一緒ですよね。人は関心のない情報は時間をかけて読みませんから、**できるだけ相手に興味を持ってもらえるように伝えないと話を聞いてもらえない**ということですね。

実践極意
"相手に興味を持ってもらえるように論文を書く"

でも、ここで誤解して欲しくないので補足をしておきます。「編集者が論文を通したいと思うことは何？」という私の指摘は、極端な例で言うところのポジティブなデータを捏造するといった意味ではなく、自分のデータをありのままにプレゼンテーションするなかで、編集者が通したいと思う言葉や表現を選んでいるかということです。

藤井先生のこのコメントの意図は、編集者に気に入られるように内容を書き替えるのではなく、伝え方を工夫せよということですよね。確かにこれはプレゼンテーションで大事なことですから。

どう伝えるか――トレンドを意識する

原　今回Reviseでは、査読者1と2からの初回のコメントと、さらに次のステップでの統計査読者のコメントが全く違っていましたよね（苦笑）。査読者1と2の言う通り対応したら、今度は3人目の統計査読者が出てきて「これじゃダメだ」と、ちゃぶ台をひっくり返して……（笑）。

Revise
論文を投稿した後、編集部から要求される論文の修正のこと。査読者のコメントに従って修正していく必要がある。

つまり、**すべての人が納得するような正しい表現というのはなかなかない**のですよね。そもそも表現に「正し

極意六の三
☞極意本 61 頁

い」とか「正しくない」ということがない。ですから、常に相手に合わせた適切な表現をする、自分の主張を相手の口に合うように料理して提示する必要がありますよね。

藤井　そうですね。

原　絶対評価の軸がない場合が多いので、学術的に優れているだけでは不十分で、相手の目線に立って表現してあげないと伝わらないということですね。

確かに私も論文を書き始めた頃はこのような絶対評価というマインドを持っていたかもしれません。しかし経験を積むなかで絶対評価だけではないということに気付きました。ですから論文を通すテクニックとして「**トレンドを意識**‣せよ」と指導しています。もし絶対評価だけで十分だったらトレンドなんか全く意識しなくてもいいはずですからね。

‣極意五の七
☞極意本 54 頁

論文を評価するのも人間ですから、世界的なトレンドを把握してそれに乗った論文の方が、やはり受理されやすいのです。

1990 年頃に、リゲインという栄養ドリンクの CM で「24 時間戦えますか」という名コピーがありましたが、今だったらコンプライアンス違反でブラック労働を礼讃する内容ということでそのような CM は絶対放映されませんよね。

リゲインの CM
時任三郎が世界を股にかけて活躍するビジネスマンに扮したバブル時代の CM。「24 時間戦えますか」というコピーは 1989 年の新語・流行語大賞で銅賞を受賞した。「黄色と黒は勇気の印〜」で始まる CM ソング『勇気のしるし』は販売数 60 万枚の大ヒットとなった。

それは当時は、高度経済成長を背景に馬車馬のように働くのが素晴らしいという理想像、つまりトレンドがあったためそのような表現になっただけなのですが、今のトレンドは当然の話ですがアンチ過重労働のため、そのような CM はダメということになります。そのことと同様に、医学論文もそういった世の中のトレンドにも乗りながら表現しないといけないと思います。

いつ論文を書くのか

原　ここで、オーディエンスの名倉先生にお聞きします。今、私と一緒に論文を書いていて、まだ書き上げていない人の立場で藤井先生に何か質問はありませんか？

名倉　藤井先生は臨床や医学教育の活動も忙しいなかで、いつ論文を書いているのですか？

藤井　書いていた時間帯で一番多いのは朝ですね。夜は勉強会があったりして時間がなく、それに一日の臨床が終わり肉体的・精神的に疲労していて書く気力が残っていませんでした。朝は周囲から連絡がほとんど来なくて院内のPHSも鳴ることが少ないため、ある程度集中して作業できる時間を取れるというのが理由です。朝5時ちょっと前に起きて、6時くらいに病院に行き、8時半くらいまで論文を書いていました。

原　すごい朝型（笑）！　夜は何時に寝るのですか？

藤井　早いときだと子供と一緒に22時か23時に寝てしまいます。

原　超朝型人間なんですね。7日間毎日朝の6時から8時半くらいまでは論文の時間と決めて書いていたのですね。

ちなみに、論文を書くと言っても色々な作業があると思いますが、具体的に何をしていたのですか？

藤井　どのような作業でもいいと思ってしていました。文献を調べる、論文を書くなど、論文を完成させるために必要なすべての作業です。必ずしも執筆が進まなくてもいいと思っていました。

原　論文を大量生産している人の時間の使い方は2種類に大

別できて、1つは藤井先生みたいに自分の集中できる時間を確保してそこでしっかりと取り組む**時間設定集中タイプと、もう1つは隙間時間タイプ**ですね。

極意十一の五
☞極意本 140 頁

私の場合は後者で、ほとんどの作業を隙間時間で行います。例えば、文献を読むといった病院でなくてもできることは電車での移動中とか、患者さんの検査結果を外来で待っているときなど、5分、10分の隙間時間でパパッと見て、少しずつ読み進めていきます。一方で、当直などで病院にいる間はカルテを見ながらデータを取るとか、病院でしかできないことに集中します。論文の執筆も集中的に時間を取って書くこともありますが、隙間時間に少しずつ書き進めていきます。特に臨床をガンガンしているときは私は完全な隙間時間活用派でした。

どちらでも自分に合ったスタイルでいいと思います。ちなみに、名倉先生はどういうやり方ですか？

名倉　私は隙間時間にやるのが上手くいかなくて、かといって時間を取ろうとしてもそれも上手くいかないことが……。

原　ははは（苦笑）。隙間時間にやるには、かなり頭をパパッと切り替えなくてはダメなんですよ。ですから、どうしてもまとまった時間を取るのが難しいのであればまずは頭を切り替える練習をしてみたらいいと思います。

臨床研究の学び方

ハンズオン、ワークショップそれぞれの強み

名倉　藤井先生も私と同じで論文執筆経験がゼロからのスタートだったと思いますが、論文を書く上で原先生からハンズオンで教わる以外に、独自に自己学習していたことはありましたか？

藤井　原先生と会う前になりますが、福原俊一先生主催の臨床研究の勉強会に２～３回出たことがありました。

福原先生主催の勉強会
「臨床研究デザイン塾」「臨床研究てらこ屋」など。

原　ワークショップ形式の２～３日間かけて行う勉強会ですね。

藤井　そうです。その他には『臨床研究の道標』を読んだことがあるくらいでした。

臨床研究の道標
研究デザインの定番書で、現在第２版が発行されている。臨床研究をする上で必要とされる知識をわかりやすくまとめている。

原先生から支援を受け始めた後は、「論文のこういうところに注目して読む」「こういう風にまとめた方がいい」など、ハンズオンのメンタリングのなかで指導されたことを理解して忠実にこなすことに徹していました。

原　ワークショップで役に立ったこと、ハンズオンで役に立ったこと、それぞれあると思いますがどのような点が強みだと思いますか？

藤井　ワークショップで学び役に立ったことは、全体を見渡すことができるようになった点……臨床研究全体の流れがどうなっているのかということを学べた点でしょうか。臨床研究の教科書的なことはワークショップで学べたと思っています。

ただ、これは臨床と一緒なのですが、教科書に書いてあることを、どのように目の前の患者さんに応用するのか、その応用の仕方、研究デザインを考えるときの実践の仕方というのは原先生からのハンズオンでしか学べなかったと思います。

ワークショップで学んだことを、自分の今の研究にどのように当てはめてどういう風に運用すると上手くいくのかという道のりは、ワークショップでは全く見えませんでした。

原　なるほど。個人的な話になりますが、私は『お腹が減っているときに食べないと美味しくない理論』(笑)というのを持っていて、座学がすごく苦手なんですよ。座学だと今必要のないことまで聞かなければいけなくて、座って聞いていられなくなるのですよね。そういう個人的な特性もあって(笑)、私の教育スタイルは超ハンズオン形式なんです。逆に全体像をきちんと勉強していないため、極めて常識的な知識が意外にポンと抜けていたりするのが自分のスタイルの弱みであると分析しています。

ですから、学ぶ上ではワークショップ形式とハンズオン形式のそれぞれのバランスが大事だと思います。ただ、今の日本の現状は、このハンズオン形式の教育が全く足りていないですよね。

藤井　そうですね、本当に足りていないと思います。

原　最近、臨床研究が流行ってきていて、色々なところでワークショップが開催されていますが、参加するのであれば臨床研究系の論文実績をきちんと出しているチームのワークショップをオススメします。

論文の書き方

Introduction―― エビデンスのパズル

原　論文はIntroduction、Methods、Results、Discussionという流れで書いていきますが、まずIntroductionで感じたことには何かありましたか？

藤井　Introductionの書き始めに転子部骨折の手術に対する自分の想いを熱く書いて原先生にお見せしたら「全然違う」と言われて……(笑)。「自分の言いたいことが、どの分野のどの辺の話であって、今の臨床現場ではどうなっているのか、ということを、読み手が『そうそう』と共感しながら読める文章をIntroductionでは作らなくてはならないんですよ」という先生の指摘が最も印象に残っています。

原　これは先ほどのプレゼンの話にも通じることですね。**Introductionというのは、読者にエビデンスのパズルのピースを意識させて、その論文に興味を持ってもらうところ**‣ですから、基本的に「ん？」と疑問を抱かせるような記述をしてしまうとダメなんですよね。まずは読者に「そうそう」と共感してもらって、次に自分のClinical Questionを「エビデンスのパズルのなかで抜けているピースだから、これが重要ですよね」といった形で提示して、再び「そう！」と読者に共感してもらわなければならない。

‣**極意十一の二**
☞極意本 130 頁

Methods──世界標準をおさえる

藤井　Methodsでは、自分たちの施設で施行している手術について標準的な手技にはどのようなものがあるかを書かなければいけませんでした。しかし、自分は日本における標準的な手技の知識しかなく、海外の標準的な手技を知らなかったため、ここで一番つまずきました。

原　医学に限らずどの分野でもそうなのですが、世界標準は日本と全然違うことが多いです。**日本はガラパゴス**‣ですよね。そのため世界的な視点から見ると日本では非常に奇抜なことをしているように映るため、海外の人が藤井先生の論文を読んだときに「どうしてこんなことをしているんだ？」と疑問を抱いてしまう危険があります。

‣**極意四の二**
☞極意本 32 頁

ですからMethodsを書く際には、海外の標準はこうなっていて、日本ではその標準とどの部分が違うのかということをきちんと認識できるよう説明してあげないといけません。その情報がないと、海外の人は疑問を抱いてしまった時点で読むのをやめてしまう可能性が高いです。

藤井先生も今回感じたと思いますが、査読者の多くはそれほど注意深く考えて論文を読んでいないように思いませんか？

藤井　（苦笑）。

原　査読者は極めて忙しいなか査読をしているため、細かい部分まで読み解く余裕がないということを想定して、シンプルかつ懇切丁寧に文章を書かなければいけません。「自分の考えと違う」と少しでも査読者が感じてしまうと反射的に否定的なコメントをしてくるし、きちんと書いていても「～に関する記載がない」と言ってきたりするので……。

藤井　確かにそれはありました。

原　それは日本人が書く英語の問題に起因するのではなく、読み解くための時間的余裕がないことを含めた相手側の理解力の問題だと私は思っています。ですから、手技に関する記述も海外の人が読んで理解できる形で書かなければなりません。もちろん日本人が読んでも理解できないといけませんが……。

Methodsとは論文を再現するときに必要な情報を記載する部分になります。特に今回の論文の場合は、カットアウトの因子を調べることが目的ですから、どのような手順で手術をしたのかは基本的に明確に説明しておかなければなりませんよね。

藤井先生の施設では今回の研究期間中、転子部骨折に対してGamma Nail系のPFNAというインプラントを使っていましたが、世界的にはSliding Hip Screw系のインプラントを使うことが標準とされていました。そのため、なぜPFNAを使ったのか、その理由を詳細に書かなければいけませんでした。そのようなこともあり今回はMethodsが少し大変でしたね。

Results――忠実に解析結果を書く

原　Resultsはどうでしたか？

藤井　Resultsには解釈も少し述べなければいけないと思っていました。しかし、忠実に解析の結果を書くだけでいいということが想像と違いました。

原　そうですね。Resultsには解釈を入れてはいけません。そういった論文作成における基本的なことですら日本の医学教育では習わないのですよね。もしかすると座学では教えているのかもしれませんが、自分で書くという経験がないために記憶として残っていないのだと思います。先ほども少しお話しましたが、経験と知識をリンクさせる必要があります。

Discussion

原　ではDiscussionはどうでしたか？

藤井　Discussionでは、今までのIntroduction、Methods、Resultsを見直して、最初のパラグラフでもう一度簡単に要約することと、考察の部分を思った以上に詳細まで読者が理解できるように書かなければいけないということが勉強になりました。

原　Discussionはいくつかのパラグラフで構成することが一般的だと思いますが、最初に自分たちの研究で得られたことを簡単に要約した方が読者は理解しやすくなります。その後は、**得られた知見が2～3つほどあると思いま**

すから、それぞれに対して考察を深めていくという形で各パラグラフを書いていきます‣。今回、Discussionにはパラグラフが何個ありましたか？

‣**極意十一の四**
☞極意本 138 頁

藤井　5つです。

原　要約に続いて、患者因子のリスクに関する考察と、手術因子のリスクに関する考察と、どういう手技をすべきかというパラグラフと、あとはStudy Limitationですね。

Study Limitaion
自分たちの研究の持つ弱み、限界。

藤井　そうですね。

原　これはいつも言っていることですが、海外の人は日本人のように行間を読むという習慣がほとんどありませんから、自分たちが当然だと考えている前提からきちんと説明をしなければいけません。しかし、説明の分量のバランスも留意しなければいけないため、書きすぎてもダメです。ある程度の分量を割かねばならない事項を決めてそれに集中して丁寧に説明するという形が必要です。

地獄のRevise

まさかのデータの取り直し

原　今回のメインイベントで、非常に苦労させられたのがReviseのプロセスでしたね。Reviseをしているとき、藤井先生はほとんど寝ていませんでしたよね。目が真っ赤で、意識が飛びそうになるのを耐えながら私と喋っているという……（汗）。

藤井　すみません（苦笑）。実際、Reviseの作業時は本当にきついときがありました。

原　今回は、Reviseのデッドラインがかなり厳しくて3週間以内だったんですよね。

藤井　そうなんですよ。「こんなに短いんだ」と思いました。

原　レベルが高い雑誌になればなるほどReviseの期間は短くなる傾向があるように思います。例えば、Journal of the American Medical Associationという非常に有名な雑誌から5日でMajor Revisionに対応せよと無茶ぶりをされたという知人がいます。

藤井　そうなんですね。今回は、データを取り直さなければ対応できないReviseが2度も返ってきて……（汗）。原先生に相談したときに「腹をくくってもう1回データを取りにいくしかないね」と言ってもらえたので、自分でも取り直そうと決断できたのですが……（笑）。

原　いやぁ、普通はそういう決断を自分自身で下すのは難しいですよ（笑）！　1人だけで論文を書いていたらデータを取りにいかずになんとか逃げたいという気持ちに絶対になります。ほとんどの人はそこでデータを取りにいかず、それが理由で論文が受理されなくなってしまうのですよ。

今回の論文受理までの期間は、JBJS Open Accessへの初回の投稿から受理まで8か月くらいで非常に長かったですよね。普通はその雑誌への投稿から受理までの期間はこんなにかからず、3か月もあれば通るのですけどね（笑）。

査読者は何を考えている？

原　このしんどかった（笑）Reviseのプロセスでどのようなことを学びましたか？

藤井　プレゼンテーションの話と重複するのですが、**査読者の意見にどのように自分の意見を返すか**‣ということが、

‣**極意十三の二**
☞極意本 164 頁

一番学んだところです。その他には、査読者の発言の真の意図を読み解くことも難しいと思いました。僕の読みが浅いところが少しあって……。本当に難しかったです。

原　いや、皆できないんですよ、本当に。私としては、これだけいつも「Revise で手を抜くな‣」と言っているのになぜ皆できないのかがわからないのですが（笑）。

‣極意十三の一
☞極意本 161 頁

藤井　言っていましたね（笑）。

原　言っていたでしょ？「本当にいい加減にせぇよ！」と言いたいくらい皆手を抜くと以前は思っていたのですが、皆が Revise 対応をきちんとできないため、手を抜いてるからではなくて、何か他に理由があるのかもしれない、とようやく最近気付きました（笑）。

例えば、藤井先生はプレゼンテーション能力も教育能力も高いため、査読者の質問の意図を捉えることは得意だと思っていたのですが、藤井先生でも全くできない。今一緒に Revise をしている人も皆全くできない。4 編くらい一緒に論文を書き、今 5 編目、6 編目を書いている先生でも Revise になると今でも対応が不十分です。ですから、どのように相手の意図を汲んで返答するかをどう教えればいいのか、私も苦しんでいるところですね。

藤井　査読者の意図を記載内容から読み解く力が、自分と原先生とでは全然違うと思いました。会話でやりとりして相手の発言の真意を理解するのであれば、ある程度できると思っているのですが、査読コメントとして記載されている短い文章を読むだけで、「これはこういうことを言っている」という査読者の真意を理解することは非常に難しいと感じました。

原　「査読者が本当は何を質問したいのかを推察する能力」

という感じですか？

藤井　はい。その能力ですね。例えば査読者から10個コメントが返ってきたときに、そのなかでも特に査読者が一番気になっていることがあるな、と……。実際には10個のコメントすべてについて返答が欲しいのではなくて、これはお約束で書いただけ、といった点を見分ける力ですね。

原　なるほど！　査読者1人1人が「絶対にこれだけはきちんと対応して欲しい」と思っている点を各々の査読者が1つは必ず持っているということですね。例えば10個コメントがあり、見た目上は別々のコメントのように見えるのだけど、すべてのコメントを俯瞰的に全体像として捉えたとき、1つ極めて不満に思っているポイントが浮かび上がる。

藤井　ですです（笑）！！

原　ですからそういう視点でコメントを読めば、査読者の意図を推察できるようになるのかもしれませんね。

確かに私はそれを自然にやっていますね。藤井先生に言語化してもらって初めて気付きました（笑）。**査読者は1人が1つ、絶対に譲れないというポイントを持っていてそれをコメントに散らばせている**（笑）。

実践極意
“査読者の絶対譲れないポイントを見極めよ”

藤井　そうですよね（笑）！

原　結局、すべてそれに絡んだ質問だと。

藤井　はい、本当に。2回目のReviseでそのことに気付き、1回目のReviseを見直してみると、査読者は2人ともMethodsの患者のエントリー基準で、PFNA使用の患者と記載しているところで引っかかっていました。そこですべてのコメントが実はそれ絡みのコメントなのではないかと思い、原先生の Revise の返答の内容が腑に落ちました。

原　はいはい。なぜ PFNA を使用しているの？といった。

藤井　そうそう、そこが出発点だなと（笑）。

原　なるほど！　確かに私はまずすべての査読コメントを全体的な視点で俯瞰的に見て、その査読者がまずどのポイントに一番腹を立てているか、ということを非常に強く意識して考えていますね。査読者は腹を立てているじゃないですか、不満が大きいというか……（笑）。それで 10 個コメントがあったとしても原則全部そのポイント絡みだと……。これは貴重な指摘ですね。藤井先生、ありがとうございました（笑）。

整形外科と臨床研究

最も論文から遠いと思われている診療科？

原　次の話題ですが、今から辛辣な質問をしたいと思います（笑）。整形外科の先生が聞いていたら気を悪くされるかもしれません。

ある国では、整形外科は臨床研究と最も相性の悪い診療科だと言われているそうです。そのようなことを笑い話にした動画が『整形外科医と生物統計家の会話』といったタイトルで昔はよく YouTube に投稿されていました。臨床研究の勉強をしようと思って動画を見ていると、そういう動画がどんどんレコメンドされるんです（笑）。タイトルが「会話」となっていますが動画を見るとほとんど会話にもなっていなくて……（笑）。昔はそういう類の動画が YouTube にたくさん投稿されていたため、

相性の悪い
まぁ、私の専門とする循環器内科は日本では最も研究不正を量産している診療科の 1 つなわけですが……（汗）。

その国では整形外科医は最もこういう活動が苦手だと揶揄されているのだと私は解釈しました。

Top Journal
ここでは、その診療科において最も権威があると考えられている雑誌という意味で使用している。

各診療科の Top Journal の Impact Factor を見たら、その診療科がどの程度アカデミックに活発なのかを判断する材料になりますが、整形外科で一番高い JBJS で 2016 年度の Impact Factor が 5 点くらいです。一方、循環器をはじめとした内科系の診療科であれば Top Journal の Impact Factor は 15 ～ 20 点くらい。High Impact Journal が Impact Factor の 10 ～ 15 点くらいにズラッと揃っています。一方で救急科も整形外科と同じぐらいで Top Journal の Impact Factor は 5 点くらいです。これは臨床系の話です。

今回、ある国では最も論文から遠いと思われているであろう診療科の藤井先生が、きちんと研究を行って権威ある雑誌に論文を通したことは、非常にインパクトの強い素晴らしいことだと私は思います。

藤井先生は整形外科医として、このような話について何か思うところはありますか？

藤井　整形外科が臨床研究と相性が悪いと言われるのは、整形外科で行われている治療方法に起因するのではないかと思いました。内科系診療科の場合、先生によって薬の使い方にそれほど大きな違いはないと思います。

一方、整形外科だと、例えば足を固定するというとき、固定の仕方 1 つにしても先生によってかなり違いがあります。手術、手技になるとさらに典型的で、手法が先生によって本当に違います。

例えば今回の研究に関連した髄内釘で説明すると、手術後のレントゲンは皆同じような所見になりますが、そこに至る手法は、どこをどう切るかから始まり、筋膜を切るか切らないか、筋膜を最後に縫うか縫わないか、といったことがすべて執刀医によって異なるため、手法の標準化が難しいという点でそれを臨床研究で検証しようというマインドになりにくいのではないかなと思います。

原　なるほど。そういう意味では確かに臨床行為の内容を一般化、標準化して研究に落とし込むことが非常に難しいですよね。

後輩へのアドバイス

原　そのような背景があるなかで、同じ整形外科の後輩へのアドバイスはありませんか？　整形外科医として研究を行うためのアドバイスです。藤井先生が話してくれることで非常に多くの人が勇気をもらえると思うのです。

藤井　自分自身は医学教育に関わるなかで他の診療科の先生と話をする機会が多いのですが、整形外科の先生は他科の先生ともっと積極的にコミュニケーションを取るべきだと思います。他科の先生の話は整形外科医とは視点が違うことも多いですし、会話を通してその先生のアカデミックなバックグラウンドを感じ、そこから研究を行うことで臨床能力の向上に役立つかもしれないと気付くことがあるのではないでしょうか。

原　なるほど。アカデミックなバックグラウンドを持っているような先生と交流する機会を増やせば、それを受容する素養を持っている人は、臨床研究を面白く感じて研究をしてみようというマインドになるかもしれませんね。

エビデンスの脆弱性と怖さ

原　藤井先生は今回の論文以外にも面白いアイデアをたくさんお持ちですが、2編目の論文に挑戦するつもりはありますか？

藤井　一発屋になりたくない（笑）という思いはとても強いのですが……。

最初に原先生に支援してもらう研究を相談したときに持っていたアイデアで、論文になるのではないかと原先生に言ってもらえたアイデアがいくつかあったのですよね。しかし、今回実際に自分で1編論文を書き上げてみて、そのときのアイデアをどのように再現性のある数値に落とし込むのか、逆に測定値の再現性を保証できるのかという不安が強くなったため次の研究に取りかかる一歩が踏み出せていない状況です。

原　「測定値の再現性に不安を持っている」とは、具体的にどのようなことですか？

藤井　例えば、足関節の捻挫で靭帯が切れているかどうかをエコーとMRIで評価するという研究課題の場合、エコーの所見を一定の精度で出す能力がまだ自分に全然足りていないなと思っています。

原　なるほど。こんなクオリティの自分の測定データをもとに論文を書いていいのか、という点が不安に思えるということですね。

藤井　そうですね。自分の測定したエコーのデータではきちんとしたことを言えないのではないかと……。

原　だから2編目に取りかかれないのですね。そこで藤井先生は止まっているのですか？

藤井　はい、怖いのです。

原　それを聞くとやはり藤井先生はすごいなと思います。臨床家として本当に尊敬します。

臨床研究を行う上で、藤井先生が今言ったような「怖い」という感覚は非常に大切なのですよ。自分の手技から取ったデータを臨床研究に使っていいのか、その手技がもっと上手な人から取ったら違う結果が出るのではないか、と思って当然ですよね。そのような不安が出てくるのは、藤井先生の臨床能力が高い証拠です。臨床家として真剣に患者さんに向き合っている証拠です。

私が支援している先生方で不安を持たずに研究をしている人はほとんどいないと思います。オーディエンスで参加してくれている名倉先生も自分が抱いている不安を私に投げかけてきますからね。

名倉先生は今、エコーの指標を用いて論文を書いています。心臓のエコーでは左室駆出率（Left Ventricular Ejection Fraction：LVEF）という心臓の機能を評価する指標がありSimpson法という方法で測定するのですが、循環器専門医でもエコーを専門にしていない人や専攻医レベルの先生だと5%くらいの誤差は普通に出るのですね。

そのようなエコーの指標を使った海外の大規模な薬剤の無作為化比較試験などでは「LVEFが2%改善した」といった報告をしているのです。計測者によって5%くらいの誤差が出てもおかしくないような指標で、2%改善したということが論文になっているんですね。「それ本当に信じていいの？」と普通の感覚を持っていたら思ってしまいますよね。「そんな精度でOKなのか？」みたいな……（笑）。

しかし、実は世の中のエビデンスと呼ばれるものは、こういったある程度不安定な土台の上に成り立っているんですよ。臨床家はその怖さを知っていなければならないんです。それが臨床なんです。基礎研究と違って雑多な汚いデータに基づいて判断していくしかないのですよ。

ですから、土台が不安定な研究は藤井先生の研究だけではなくて、藤井先生が論文内で参考文献として挙げているエビデンスもすべてそういう背景のもとに行われた研究なのですよね。しかし、それでも臨床研究を行わないと医学は発展しません。それは臨床研究を行う上での奥深さの1つで、そのことを知っているということが非常に大切なんです。

藤井先生がそういったエビデンスの怖さを知っていることが非常に重要で、怖いという感覚を持っているということが本物の臨床医の証です。そして、**世の中のエビデンスは極めて曖昧な結果なのかもしれないと常に心に留めておかなければいけないのです**‣。そのような背景のなかでどれだけ正確なデータを取るか試行錯誤しないといけないわけですよね。

‣**極意一の四**
☞極意本8頁

ですから、藤井先生の今の不安はまさに臨床研究の最も本質の部分を突いていて、先生がそのように思うことは正しい反応だと思います。しかしその不安を持ちつつ研究をして少しでも患者さんに良い治療を提供できるよう努力をすることが臨床医の重要な役割の1つだし、それが臨床という現場なんですよね。

医学教育のなかでの臨床研究の価値

原　藤井先生は医学教育に非常に熱心ですが、臨床研究は医学教育のなかでどのような価値を提供できると思いますか？

藤井　医学教育が好きで勉強していて、そのなかで今回論文を1編書いて学んだことがあります。人に教えるときに、どこまでが自分の私見で、どこまでが論文で言えることなのかを強く意識するようになったと感じていて、そこに臨床研究を行う価値があるのではないかと思っています。

医学教育では経験をシェアするところにすごくフォーカスされることが多いように思っていたのですが、最近ではエビデンス、エビデンスとよく言われるようになりました。

エビデンスと言われたときに、例えば論文ではここまでは言えるけどここからは言えないから、これは経験で言うとこうだよ、と教えることができれば、教わる側のエビデンスの捉え方、読み取り方が大きく違ってくると思います。

原　やはり藤井先生はすごいですね。鋭いなぁ（笑）。そう、臨床研究をして初めて先生は**エビデンスの意味がわかった**‣と思います。エビデンスの読み取り方は臨床研究をしないと絶対わからないですからね。

‣**極意一の四**
☞極意本8頁

臨床研究でキャリアアップしたい先生方へのメッセージ

臨床で感じた違いに価値を見出す

原　最後に、臨床研究でキャリアアップしたい先生方へのメッセージをお願いします。

藤井　僕はがっつり臨床をしたいと思って今も医者を続けていますが、臨床をしていると教科書や文献で書いてあることと、実際に臨床をして得た感覚知の間に、乖離を感じる場面が多く出てくると思うんですよね。

日本臨床研究学会はそういった違いに価値を見出し、その違いを研究という形で具体的に検証するための支援をしてくれる場所だと、今回強く感じました。日々の臨床に本気で取り組んでいる先生方は、是非自分の感じている疑問を具体的に検証してみることをオススメしたいと思います。

原　藤井先生、名倉先生、ありがとうございました。

（対談日：2017年8月2日［第8回］）

藤井先生からのメッセージ

研究について思っていた通りだったこと

1点目は学術的な思考過程を学べたことです。自分の主張の1つ1つに根拠を持つ、どこまでが明らかになっていて、どこからが明らかになっていないのかを把握することの大切さを再認識できました。

2点目は、統計解析を学べたことです。ウェブミーティングを通じてRの基本的な使い方、考え方、そして具体的な解析方法までハンズオン形式で勉強することができました。

研究について思っていたことと違ったこと

これはずばり学術論文も他人へのプレゼンテーションであるということです。僕は学術論文は絶対評価であり、書き方や表現方法はどうであれ、学術的に優れていれば評価されると思い込んでいました。しかし原先生のメンタリングのなかで「編集者が通したいと思うことは何？」「読み手の誰もがIntroductionで共感することは何？」と、自分の主張ではなく、読者や編集者にどう響くかを常に考える姿勢を毎回示していただき、とても勉強になりました。

臨床研究でキャリアアップしたい先生方へのメッセージ

臨床を重ねていくと、成書や文献と自分の感覚知との間に違いを感じる先生も多いと思います。その違いを臨床研究という形で具体的に検証することをオススメします！

Case 2のまとめ

臨床で生じた疑問が論文の種になる

□日頃から考えて臨床をしていれば、教科書に記載している内容が必ずしも正しいとは限らないのではないかといった疑問が浮かぶはずである。

□その際に、自分の疑問（Clinical Question）に真摯に向き合い科学的に検証する作業が臨床研究である。

適切なメンターとは

□指導を受ける人が持つ臨床的な疑問を頭ごなしに否定せず、ポジティブな言葉で研究者としての姿勢を指導してくれるような、教育者マインドを持ったメンターが必要である。

行動力の重要性

□臨床医学では、知識と経験が結び付いて初めて能力が向上する。今の日本では特に経験の部分が軽視されがちである。まずはやってみるというスタンスを持つべし。

□論文を書き上げるためにも行動力を身に付けよう。

医学統計手法

□現場重視型の小規模な臨床研究ではそれほど大層な統計学的手法は必要ない。

□基本的な手法として、要約統計量の計算、二群比較の検定（名義変数と連続変数について）、オッズを計算するロジスティック回帰分析、ハザードを計算するコックス回帰分析、そしてイベント率を推定するカプランマイヤー法の５つの手法を使えれば論文を書くことができる。

□医学統計の勉強は理論よりも統計手法の具体的な使い方にフォーカスして勉強せよ。

論文とプレゼンテーションの共通項、人に伝える力を身に付ける

□学術的に優れていても上手く伝わらなければ評価されない。

□論文を書く際にも読者目線で、読み手に伝わるようにプレゼンテーションする。

□読者に興味を持ってもらえるように伝えよう。

□ただし、全員を納得させるのは困難であるということも肝に銘じる。

トレンドを意識せよ

- □世界的なトレンドを把握して、それに合わせた論文にすると受理されやすい。強《したた》かに戦え。

いつ論文を書くか

- □時間設定集中タイプか、隙間時間タイプか、自分に合ったスタイルで論文作成に取り組もう。

臨床研究をどう学ぶか

- □臨床研究の全体像を把握したり、教科書的なこと学ぶにはワークショップが適している。
- □現実の研究にどう当てはめて、どう進めていくのかということを学ぶにはハンズオン形式が適している。

論文の構成要素

- □Introduction：読者にエビデンスのパズルのピースを意識させて、その論文に興味を持ってもらう。
- □Methods：仮説検証の方法を伝え、論文を再現するために重要な情報を記載する。
- □Results：自分の解釈を入れずに忠実に解析の結果を書く。
- □Discussion：最初に自分たちの研究で得られたことを簡単に要約する。その後は、得られた知見それぞれに対して考察を深めていく。

日本はガラパゴス

- □世界標準は日本と全く違っている。日本で行っていることは海外の人からは奇抜に映ることも多い。
- □論文では世界と日本の違いをきちんと整理して記述する必要がある。

査読者からのコメントに適切に対応するためのコツ

- □Reviseでは、コメントの全体像を捉え、査読者が本当は何を質問したいのかを推察する能力が求められる。
- □特に査読者の「ここだけは絶対に譲れない」というポイントがどこかを見極めよう。質問が複数あってもそのポイントに関連している。

エビデンスの怖さ

- □エビデンスの土台となるデータは実は脆弱である。
- □臨床研究の経験が豊富な本物の臨床家はそのエビデンスの脆弱性を十分に知っている。

Column ▶ 時代の流れをつかむ

Technology first から Needs first への転換

2018 年 1 月 18 日、経済産業省の主催する「ジャパン・ヘルスケアビジネスコンテスト 2018」で私が開発を進めているリハビリテーションを定量化するための Virtual Reality を用いた医療機器の開発プロジェクトがグランプリを受賞し、文字通り日本におけるヘルスケア産業ベンチャーのトップになりました。

経済産業省
Ministry of Economy, Trade and Industry
Japan Healthcare Business Contest
2018

これをきっかけに特定の技術を医療応用するための相談を受ける機会が増えてきましたが、勘違いしてはいけません。私のプロジェクトは、患者さんや医療現場のニーズがあって、それを解決するために様々なテクノロジーを用いているだけで、あくまでも Needs first で考えています。

ブロックチェーンの技術を何か医学で応用できないですか？とか、Virtual Reality の技術はどのように医学に応用するのがよいのでしょうか？といったような Technology first の考え方では、極論ですが何も生み出すことはできません。

新しいイノベーティブなものを生み出したいのであれば、Technology first から Needs first へ考え方を転換するのがよいと思います。技術はあくまでもツールであることを意識しましょう。

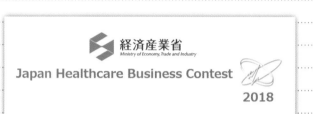

Case 3

データを多面的に解釈するということ

間違った結論を導かないために

下村　良充（しもむら・よしみつ）

論文投稿時の所属　神戸市立医療センター中央市民病院血液内科

経歴　2010 年大阪大学卒業　研究開始時医師 7 年目

研究開始時点での英字論文経験　原著論文 0 編、症例報告 4 編

今回の掲載雑誌　Bone Marrow Transplantation
[Impact Factor（2016）：3.874]

論文詳細　Shimomura Y, Hara M, Hashimoto H, Ishikawa T. Elevated bone marrow eosinophil count is associated with high incidence of severe acute graft versus host disease after allogeneic hematopoietic stem cell transplantation. Bone Marrow Transplant. 2017;52:1311-1316.

論文受理までの経過

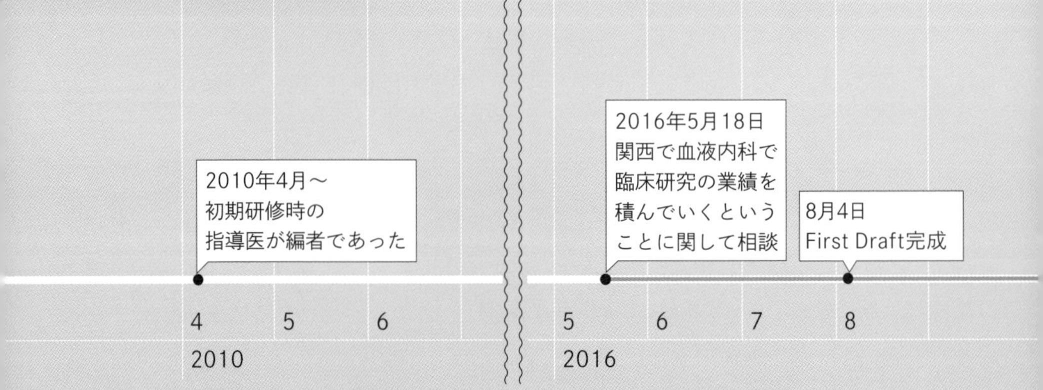

内容　同種造血幹細胞移植後の急性移植片対宿主病（Acute Graft Versus Host Disease: aGVHD）は重要な合併症の１つである。重症 aGVHD は移植関連死亡に関与するのに対し、軽症 aGVHD は急性移植片対白血病効果と呼ばれ良好な予後と関連していることが示されている。

aGVHD の発症予測に関しては様々な研究がされているが、今回私たちはそのうちの１つの因子として骨髄中の好酸球増多が重症 aGVHD の発生と関連することを証明した。

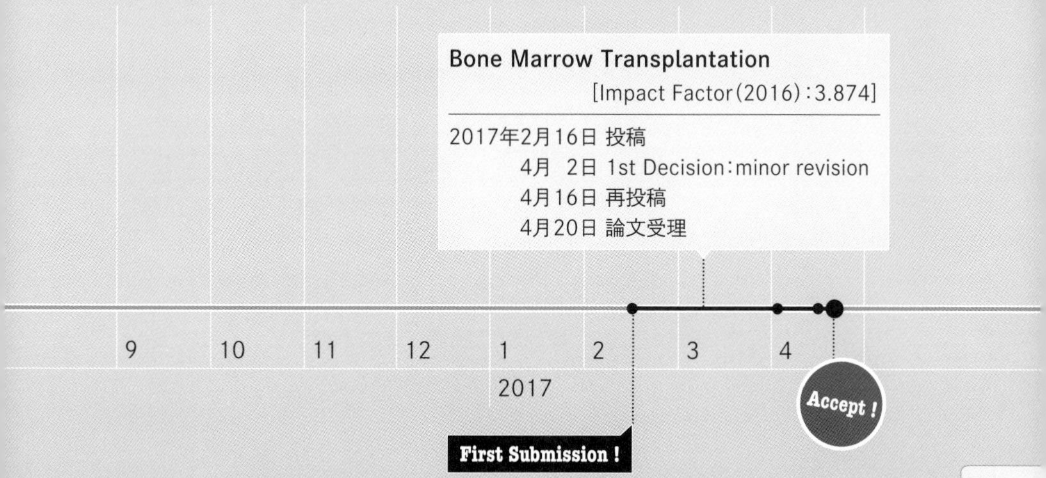

原　今回は、神戸市立医療センター中央市民病院血液内科の下村良充先生にお話をお聞きします。簡単に自己紹介をしていただけますか？

下村　2010 年に大阪大学を卒業しました。初期研修は大阪大学で、最初のオーベンが原先生で……。

原　あれっ、そうでした？（苦笑）

下村　はい。原先生にご指導いただいて、それから大手前病院で 2 年間後期研修を行いました。その後、現在の神戸市立医療センターに移りました。

今まで症例報告はいくつか書いたことがあったのですが、原著論文は今回が初めてです。ご指導をいただきなんとか受理され嬉しく思っています。

原　今回は、血液内科の移植関連の雑誌ではトップレベルの Bone Marrow Transplantation（BMT）〔Impact Factor（2016）は 3.874〕に掲載されましたよね。おめでとうございます！

下村　ありがとうございます。Impact Factor の割にはかなり知名度が高く、これと双璧をなすのが米国移植学会の雑誌になります。

原　私も 1 編共著として BMT に掲載された研究がありますが、それは約 1,300 例の日本のレジストリーのデータを使ったものでした。今回は単施設の論文ということで、非常に内容が優れていたと言えますね。

論文について

重症 aGVHD の発生に関連する因子は？

原　今回の論文の内容を簡単に説明してもらえますか？

下村　血液内科分野の治療の１つに「同種移植」という他人から造血幹細胞を移植する方法があります。色々な病気で治癒を目指せる治療なのですが、合併症が起こることもあり、同種移植後の死亡率はだいたい２〜３割くらいと言われています。

その合併症のなかで特に重要なのが、急性移植片対宿主病（Acute Graft Versus Host Disease: aGVHD）です。重症 aGVHD は移植関連死亡に関与していて、早期に亡くなる人の何割かの死因となっています。そのような危険があるのになぜこの治療をするのかというと、移植による免疫反応が腫瘍を抑えることがあり、aGVHD でも軽症だとむしろ予後に対して良い方向に作用するのではないかと言われているからです。

原　なるほど。

下村　そこで、aGVHD を予測することが非常に重要となるのですが、その予測がなかなか難しいのが現状です。今回の研究では予測のための１つの因子として「骨髄中の好酸球の増加」が重症 aGVHD の発生と関連することを証明しました。

原　aGVHD では色々な臓器に好酸球が浸潤しますが、そのとき骨髄中の好酸球はどうなっているのかというシンプルな疑問から始まっているんですよね。

これが意外と盲点で、簡単に調べることができる割に予後予測に寄与する情報量が多く、臨床的に大きな意義があると査読者からは非常に良い評価をもらいましたね。

臨床的な意義

英語表記では Clinical Implication。
☞極意本 39 頁

支援のきっかけと論文受理の経過

原　下村先生は私が大阪大学の循環器内科にいたときに最初に指導した研修医だったのですが、1年目で英語の症例報告を書いていましたよね。その後、初期研修を終えてからも症例報告を書いていて、次は臨床研究をしたいということで、2016年の5月くらいに連絡をもらいました。「いくつか研究を考えていることがあるんですけど、どうしたらいいですか？」といった感じでしたね。

下村　そうですね。

原　その後3か月くらいでFirst Draftを書いてきてくれたのですが、私の支援案件がものすごく立て込んでいる時期で若干私のレスポンスが悪くて……（苦笑）。さらに共著者への対応などもあり、初回の論文投稿は結局2017年の2月くらいになりました。その1か月半後、4月くらいにminor revisionという返事が返ってきて、非常に好意的なコメントで、ほんの少し修正して再投稿したところ4日後に受理されました（笑）。

下村先生の症例報告
Shimomura Y, Hara M, Mizote I, Nakaoka Y, Tanaka H, Asano Y, Sakata Y, Komuro I. Sildenafil and steroid therapy effectively improved POEMS syndrome-associated pulmonary arterial hypertension. Int J Hematol. 2010;92:774-776.
Impact Factor（2016）は1.610。

First Draft
論文のだいたいの大枠。

minor revision
わずかな修正のみを要するRevision。

支援全体の感想

原　今回の日本臨床研究学会からの支援の全体を通した感想を教えて下さい。

下村　そもそも、独学である程度臨床研究をしてきたつもりでいて、海外の学会で発表するくらいまではできていたのですが、論文を書くことに高いハードルを感じていて、論文を書く能力が足りていないという自覚がありました。

今回支援を受けて、全体的に知らないことがやはり多かったということが最初の印象でした。逆に得ることはとても多く「ピットフォール」というか、ちょっとした細かい技術であったり、論文の書き方の全体的な流れのような本当に基礎的なこと……そういったことが理解できたことが一番の収穫だと思います。実際に教えてくれる人がほとんどいないんですよね。それから、論文を書き上げてから論文の見方・読み方が変わりました。

その他には精神的な面で苦手としている英語に関して、「これはどういうニュアンスなのかな」「これで大丈夫かな」と疑問を抱いたときに気軽に質問できる環境を作っていただいたことが非常にありがたかったです。

原　なるほど。まず臨床研究に対するハードルを下げることができて、知っていたら簡単だけど知らなかったらどうしたらいいかわからないといった基本的なことが、今回のハンズオン形式の指導で気軽にアドバイスを受けることができ、わかるようになったのが助かったということですね。

原著論文の難しさは症例報告の何倍？

原　先生はこれまで書いた症例報告が4編あり、結構多い方ですよね。しかし原著論文はハードルが高かったと。今回書いてみて症例報告と原著論文では、どういった違いがあり、どれくらい難しさが違うのか、どのような印象を持ちましたか？

下村　結局は細かい部分の積み重ねだと思うのですが、やはりIntroductionの書き方なども、症例報告と原著論文では少し違うかなと……何がと言われると具体的には挙げられないのですが。

原　なるほど。

下村　症例報告では結論がだいたい「良く効いた」とか「とても珍しくて注意すべきだ」といったようにパターン化されていて、とりあえず1～2編上手く書くことができればその次の症例報告のハードルが極端に下がるかなと自分のなかでは思っているんです。

ただ、原著論文の場合は、無作為化割り付け試験であれば何となく同じような書き方ですが、逆に観察研究だと、非常に多様性がありどういう流れで書くのかを把握しにくかったということが、非常に難しく感じた部分だった気がしますね。

原　なるほど。ちなみに症例報告の難しさを1としたら、原著論文の難しさはどれくらいの印象ですか？

下村　どうなんでしょうか……4倍くらいの感じですね。

原　4倍ですか。意外と小さいですね。

下村　原先生に相談し始めたときは、症例報告が通り始めた時期でまだまだ原著論文のハードルは高かったのですが、逆に、今は今回の経験を通して原著論文に対するハードルがかなり下がってしまったので、症例報告と原著論文の差は今だとそれぐらいかなという印象です。

原　なぜこの質問をしたかと言うと……日本では臨床研究が全然広まっていないですよね？

下村　そうですね。

原　皆、症例報告やImage in Medicine的なもの、Letter to the Editorの150 wordsくらいのものに逃げてしまうんですよね。それが私は若干哀しく感じていて……。

もちろんアウトプットを出すことは非常に大切で、症例報告から学ぶこともあり、その結果、医療に貢献できる

Image in Medicine
短い症例提示と特徴となる画像のみからなる症例報告の一種。

Letter to the Editor
雑誌に掲載された論文に対する反論などの意見を述べた、新聞でいう読者欄のようなもの。

ことはたくさんあります。

しかし、今の日本全体の流れとして、「臨床医は症例報告までだよね」という雰囲気が若干できてしまっているように感じていまして、それを何とか変えたいという思いがあって、ちょっと下村先生に質問してみたんですよ。

原著論文のアイデアは基本的に単発の症例、つまり症例報告的な経験が出発点になることが非常に多くて、1つの症例で抱いた「これはどうなんだろう？」という疑問がアイデアになって原著論文へとつながっていきます。

そういった意味で、症例報告はとても大事で研究の原石ではあるのですが、原著論文を書かないと見えてこないことが非常に多いと思っています。例えば、データを多面的に解釈することなどがそれに該当します。

実践極意
“原著論文のアイデアは症例報告的な経験が出発点になる。つまり、日々の臨床の一例一例でふと疑問に思う姿勢が重要である”

下村　そうですね。データを様々な方向から見ないと、見えてこないことがあります。

原　意外と切り口を変えるだけで、「へぇ、これってこうなんだ」というようにそれまで気付かなかったことに気付いたり、研究の結果が変わったりします。そのように多面的にデータを解釈することで、その先のメカニズムまで考察が進むわけで、そうやって医学は発展していくと考えています。

今、症例報告をどんどん書こうよ的な本がとても増えてきていて、その背景には臨床研究よりもお手頃感があるから、「とりあえず症例報告だけやっておけばいいじゃん」「それで業績になるでしょ」といった考えが広がっているのが私はとても哀しいんですよね。

先ほどの症例報告と原著論文の違いについては、私の場合は10倍くらい得られるものが違うと考えていて、難しさも10倍違うと感じています（笑）。

下村　なるほど。

原　実は症例報告の場合は、原著論文に比べて3倍くらいのインパクトがある内容でないと同じImpact Factorの雑誌には載らないため、Impact Factorから見ると症例報告の方が難しいという話もあります。

それでもなぜ原著論文を書いて欲しいのかというと、データの解釈には様々な切り口があって、原著論文を書いてその解釈ができるようになると、論文の読み方の幅が一気に広がるからなんですよね。

下村　そうですね。確かに論文の裏を……裏を読めるまではいけていませんが、解釈が変わったり、以前読んだ論文を読み直すと「あれっ」と思うことが増えました。

知っていれば一瞬で終わるけど……

原　「知らないことがやはり多かった」という話が出ましたが、「やはりこれを知っておかないと一番困るな」といったことには何がありましたか？

下村　うーん。全部なんですが、あえて言うとすればIntroductionの書き方‣だと思います。

‣**極意十一の二**
☞極意本 130頁

原　これはこの日本臨床研究学会の対談で私はずっと言っていますからね（苦笑）。

下村　そうですね、他の先生の対談を聞いていて、皆さんも強調されていますが私も同感でした。もちろん他の技術も役に立ちました。例えばExcelのちょっとした使い方やGIMPで画像の解像度を上げるとかですね。

GIMPで画像の解像度を上げる
電子投稿の際に求められる、解像度が300dpi以上のデータの作り方。
☞極意本 12.3「論文を投稿する」145頁

原　確かに（苦笑）。知っていれば一瞬で終わるけど、知らなかったら途方もない時間がかかるという……。

研究について思っていた通りだったこと

学術的ロジックが身に付くと世界が広がる

原　次に、研究について思った通りだったことにはどんなことがありますか？

下村　臨床研究をすることで自分の成長につながるだろうとは思っていたのですが、それは予想通りでした。

実際に論文を書き上げてみると、本当に論文の読み方からして世界が変わる・広くなったような感覚がありました。以前思っていたことと今考えていることが全然違う……全然とは言わないまでも、本筋は一緒だけれども少しブラッシュアップされた考えができるようになっていたり……。そのような成長を実感できて非常に良かったと思います。

原　予想通りだけど、それを実感したということですね。

下村　そうです。こんな風になるのかなと思い描いていたことがその通りだったという感じではありますが、指導を受けるとやはり今回のようにしっかりと成長できるんだとも思いました。

原　なるほど。「論文を書き終えて世界が広がった」というのは、**1つの論文を読んで得られる情報が飛躍的に増えた、つまり解釈の幅が圧倒的に広くなったということですよね。これは私が臨床研究を強く薦める理由の1つで、研究をしないと得られない、臨床医が成長するために必要なこと**▶だと思います。

▶**極意一の四**
☞極意本8頁

少し厳しい言い方をしますが、このことを知らないとエビデンスと言っても非常に薄っぺらい……自分で研究をしたことがないのに表面的な部分だけを見てエビデンスと言っているだけの人になるのではないかなと思います。

下村　そうですね。抄読会でも論文の内容に対して「すごい無茶振りでしょう」といった内容の発言をする人が結構いるじゃないですか。

原　ああ（苦笑）。でもそういった人の方がエビデンスの大家的な位置づけになっていませんか？

下村　まあ、そういうところもあるんですけど（苦笑）。

批判的吟味
「論文の批判的吟味」とは、「その研究をさらによくするにはどうしたらよかったか」ということを実現可能性に照らし合わせながら総合的に議論することを指す。

原　今の日本だと「批判的吟味」という言葉が独り歩きしていて、やたら批判する人がエビデンスの大家っぽくなってしまっているような気がします。しかし、私たち臨床医が本当に身に付けるべきスキルは「この論文だったらどこまで言っていいのか」という部分を見極めることで、それができて初めてエビデンスの大家だと私は思います。つまり、「この論文は確かに研究デザインのここは悪いのだけど、これは言えるよね」と発言できるかどうかということです。

今回論文を書いていて「どういうデータでどういう切り口だったら、どこまで言えるか」という感覚が下村先生はどんどん身に付いていったのではないかと思いますが、その辺はどうですか？

下村　そうですね。本当に論文を書き始めたときと全く違う感覚になっています。

原　私はそれを学術的ロジックと呼んでいます。ロジックが飛躍していない……つまり、このデータだとここまでは言っていいし、これは言いすぎだし、これはもう少し強く言っていい、といった感覚が身に付くんですよね。それが「エビデンスを理解する」ということだと思います。

繰り返しになりますが、臨床研究によって「世界が広がる」＝「解釈の幅が広がる」ことで、それが臨床医として成長していく上での必須のスキルになると思っています。ですから本物の臨床医を目指すのであれば、臨床研究をぜひ皆にして欲しいと考えています。

下村　そうですね。研究過程で得た知識や感覚は本当に実臨床にも影響があり、患者さんへの治療アプローチも少し変わりました。論文の解釈が変わると治療法にも反映され、それがそのままアウトカムにつながっていく。そういった意味でもやはり臨床研究に取り組むことがよいと思いますね。

原　先ほどの学術的ロジックの話ですが、下村先生の研修医1年目に私が症例報告の指導をした後、急激に先生のプレゼンテーションが上手くなりましたよね。

下村　そうですね。それは原先生にも昔言われました（苦笑）。

原　すでに言っていましたか（笑）。なぜかというと患者さんを学術的に診るロジックが身に付いたからプレゼンテーションのレベルが急激に上がったのだと思います。そのベースがあったため、今回は研究における学術的ロジックを下村先生はすぐ理解できて、バッと飛躍的に世界が広がったのだと思います。

先生は優秀だったのですぐに理解してくれましたが、この学術的ロジック……「これは言いすぎ」「ここはもっと強調していい」ということを教えても、なかなか理解してもらうことが難しいんですよね。

例えば、ある事象に関して変数間に相関が見られた場合を想定してみると、もし変数に時系列的に前後関係があるのであれば「Effectがある」とも言えるかもしれない。でも表現としては「Effectがあるかもしれないね」とだけ書く方がいい。しかしそこで「良くした、影響がある」と書いてしまう人が多いように思います。この辺は直感的に理解しにくいのだと思います。

妥協せずやり抜く

原　研究について思っていた通りだったことでもう1つ、**「妥協なくやることが大事ということを再認識した」**と事前アンケートにありましたね。これはどういう意味なんですか？

実践極意
"研究を完成させ論文を発表するためには、妥協なく取り組む姿勢が求められる"

下村　研究を進めていて「ちょっと気になるかな」「何となくこれはする方がいいのかな」と思ってもそのままにしておいたことは、だいたい先生から後々指摘が入りました。自分に甘くなってしまうときがあるので、気を引き締めて自分に厳しい態度で取り組むべきだと再認識しました。

例えば、データの収集について言うと、今回の研究では骨髄の好酸球とaGVHDの関連を見たのですが、末梢血の好酸球のデータは収集しなくてもいいかなと思っていたんです。というのは、それまでに「末梢血の好酸球の増多とaGVHD」というテーマの論文が報告されていて、どれもaGVHDの予測という意味では若干難があるような研究デザインだったんですね。そのため今回は骨髄という点が新しいわけだし、末梢血のデータは既知になるのでわざわざ集めなくてもいいかなと思っていたのですが……。

原　そこですか～（笑）。はいはい。

下村　でも末梢血のデータがあれば「それがポジティブでもネ

ガティブでも論文に活かすことができるよね」と原先生に指摘されて、「ああ、そうか」と腑に落ちたんですよね。

1回データを集めてしてしまうとその後にもう1回取りにいくのが、どうしても面倒に思ってしまうときがあって……最終的には気持ちを奮い立たせてやっていることが多いんですけど（苦笑）。

原　ははは（苦笑）。いや、わかります。それは皆やはり思いますよ。私も自分でデータを収集していて「これ面倒くさいからもういいや」と思うことがある……どこか妥協してしまうんですよね。

下村　そうですね。そのことをきちんと指摘してくれる人と一緒に研究をすることが非常に大事だと再認識しました。1人で研究をしていると自分に甘くなってしまうのは仕方がないと思います。

原　これはとても大事だと思います。人間はやはり易きに流れてしまいますよね（苦笑）。私も先生とほとんど同じ心境になりますよ。指導していてもタイミングによっては「面倒くさいな」と感じることもありますし、そんなときは指導している論文の内部レビューを今回はチャチャッと見て適当に返してしまおうかと思いますもんね、やはり※。

※最後には**必ずきちんと**見ています。

下村　ははは（苦笑）。人間だから仕方がないですよね。でもそこを皆で……何人かでチェックできる仕組みを作っておかなければならないのかなと思いました。やはり1人でするのは危険ですよね。

原　色々な意味でそうですね。解析も同じです。1人でやると本当に危ないです。

投稿すると皆手を抜いてしまう

原　妥協の話なのですが、マラソンで9割くらい走り終わったらちょっと妥協してしまいませんか？

下村　しまいますね。

原　でも「百里を行く者は九十里を半ばとす」ということわざがあって、何事も終わりの方ほど困難が降りかかってくるため、最後まで気をゆるめるな、9割でようやく半分と心得よ、と昔から言われているんですよね。

私が指導していてよく思うのは、**いよいよ投稿となった時点から皆急に手を抜く**……最終チェックが異様に甘くなる（苦笑）。

極意十三の一
☞極意本 161 頁

下村　……わかります（苦笑）。

原　わかります（笑）？　私はいつも「またか！」と思いながら見ているのだけど（笑）。

下村　それはもう全く申し訳ないと思っています（笑）。

原　でも下村先生はしっかり見ていた方だと思います。今のコメントのように、2人以上で見ることの大切さを相当知っているし……何というか「怖さ」を知っている感じがします。

下村　そう……ですね（苦笑）。

原　でも Revise のときは「詰めが甘いな」と思いました（苦笑）。今回は minor revision だったから、もう受かった気になっていました？？　日頃しないようなスペルミスを多発していましたが……（笑）。

下村　いやぁ、なんか不安で不安で仕方がなかったのと、minor revision だったという嬉しさがあり、自分でもちょっとよくわからない心境になっていました。ただ、最後の最後にチェックを怠ったなという認識はやはりあります。本当に反省しています。

原　いや、でも人間らしくていいと思います（笑）。皆そうですし、私もそうですから、それはもう許します（笑）。皆で許すということも大事ですよね。下村先生が**人を指導するときには、若干大目に見てあげるくらいの気持ち**を持って下さいね（笑）。

極意三の二
☞極意本 23 頁

データに基づき論文を書く

原　データの収集で、末梢血の好酸球のデータがポジティブに出てもネガティブに出ても先生の論文の強みになるという私の指摘は意外でしたか？

下村　そうですね。そこも今回すごく勉強になりました。

原　残念なことですが、日本では思った通りの結果が出なかったら「もうこれはダメだ」と言って次の研究に移ってしまう「結論ありき」で研究をしている人が多いのですよね。でも、私や福島県立医大の外科の本多通孝先生のように、アウトプットを継続的に幅広くしっかり出している人はデータに基づいて解釈して論文を書いているなと思うことが多いですね。

つまりデータを素直に解釈しているということです。その際には多面的に検討して、その解釈が正しいかどうかを見極めます。その姿勢であれば、データがポジティブであろうがネガティブであろうがどちらに出ても論文を書くことができるということです。

今回の研究であれば、末梢血の好酸球の値と aGVHD の関連について結果がネガティブだったということには議論の余地があるわけじゃないですか。他の研究ではポジティブな結果もある。

そこで、なぜそれらの研究の結果がポジティブで先生の結果がネガティブになったのかを考察していくなかで、今回はステロイドの有無が影響しているのではないかという話になり、論文の Discussion の深みがもう一段増したんですよね。

下村　はい。論文としては、結局その１～２文だけを追記した形だったのですが、それがないと説得力に少し欠ける部分がありました。やはり末梢血のデータを収集しておいて良かったと思います。そのおかげで、今回の自分たちの骨髄のデータがより際立ち結論を強く主張できるようになったのかなと思いますね。

原　「やはり末梢血ではダメだよ」という話になって、では「骨髄の好酸球を見ないといけない」というストーリーになりましたよね。

逆に末梢血がポジティブになったらなったで、「やはり末梢血でもいいのではないか」という結論が出たとしてもそれも面白いと思います。骨髄でなくても判定できるということですからね。

研究について思っていたことと違ったこと

データを多面的に見るということ

原　研究について思っていたことと違ったことには何がありますか？

下村　先ほどの話と少しかぶるのですが、やはり僕はデータに基づく解釈が最初はできていなかったと思います。どうしても自分の立てた仮説に囚われて「本当に仮説通りか」という見方しかできていませんでした。指導を受けて、視点を変えることでデータを多面的に見ることができるようになりました。

僕自身患者さんによく言っていたのですが「CTで見るのと、エコーで見るのとでは、違う情報が得られる」という感じのことが……。

原　ああ。面白い表現ですね、それは。

下村　……研究でも同じだなと実感しました。解析方法もいくつかを使うことで結論に深みが出る。

例えば今回だと、Figure 2でaGVHDの発症率を、Figure 3でその予測精度を見たのですが、骨髄中の好酸球の値とaGVHD発症の関連について述べる過程でこのようにデータを2通りの見せ方で提示することで、より説得力を持つ結論となったように思いました。

先ほどの末梢血の好酸球もそうですし、切り口を少し変える、ちょっと違う視点でデータを見ることで、結果として論文の深みが増すということに「ああ、こういうことなんだ」と深く納得できました。それが今回得たことでもあるし、思っていたことと最も違ったことでもあります。

原　なるほどね。先ほどの話とつながりますが、「多面的に見る」ことが、思っていたことと違ったということですね。やはり自身のClinical Questionしか検証しないというのは、1つの見方でしかないわけですからね。

Clinical Question
臨床上生じた疑問。

CTとエコーの違いという表現はとても面白いですね。例えば腎臓でも脾臓でも、CTもエコーも同じものを見ることができます。大きさのようにほとんど変わらない情報もありますが、血流情報のように得られる情報で違う部分もある。その部分で対象の臓器の見方が変わりうるということですね。

下村　そうということです。

原　**どれだけ多面的に見る方法を知っているかが、自分が検証したいことの正しさを判断する1つの基準になりますよね。**

実践極意
"どれだけ多面的に見る方法を知っているかが、結果の正しさを判断する1つの基準になる"

私はいつも3～4つの解析手法でデータを確認し、その結果が例えば4つのうち3つが同じ結論で、残りの1つは統計的には有意ではないが同じ方向だということがわかって初めて「ああ、これは論文にしていいんだな」と判断します。

今回の論文のFigure 2はどんな図でしたか？

下村　Figure 2はaGVHDの累積発症率を好酸球の数値で場合分けしてHigh RiskとLow Riskに分けたものです。

原　Figure 3はROC（Receiver Operating Characteristic）曲線を使ってイベントの推定精度を見たものでしたっけ？

下村　そうです。

原　なるほど。両方の解析手法で骨髄中の好酸球の割合とaGVHDの関連を見たということですね。そして両方とも同じ結論、要するに骨髄の好酸球と重症aGVHDの発症に関連があるという結論になったということですよね。

Confirmationが大事

原　事前アンケートでは、思っていたことと違ったことに、もう一点「Confirmation（解析結果の確認）の大事さを認識した」というコメントがありましたね。

同じ解析を2人で別々に行い同じ結果になることを確認することを、私はConfirmationと呼んでいます‣。支援している案件では必ず、その先生と私で別々に解析をしています。完全に同じ結果とならなかった場合には、細部まで徹底的に原因探しをするという作業をしています。

‣**極意七の五**
☞極意本86頁

今まで……例えば論文を3～4編書いているような人の案件でも最初から完全に結果が一致したことは1回もありません。私も2～3か所でミスをしますし、支援している先生も熟練度によりますが10か所以上ミスをしてしまう人もいます。ですからConfirmationは非常に大事で、2人で確認することが重要ですよね。

下村　そうですね、何回見直しても、データには間違いが残ってしまっていました。データの確認を1人ですることはなかなか難しいと思います。

原　1人で完璧にこなすのは絶対に無理ですね。必ず2人でした方がよいです。ちなみに、慎重に取り扱うべきデータで時間があまりない状況でリスク管理が必要な場合は、3人ですることもあります。

なぜかというと、2人だけでしていて結果が一致しなかったとき、どちらが正しいのかわからないからです。3人だと時間がない場合は、全員が一致したらそれを正しいとみなし、全員が一致してなくても2人が一致していたらそれを正しいとみなします。

論文の書き方

Methodsはこう書く！

原　論文の書き方で「Introductionが大事」と話されていましたが、他に思ったことはありましたか？

▸極意十一の三
☞極意本 134 頁

下村　**Methods と Results は、ある程度形式が決まっているということを理解しました**▸。それまで他の論文を参考にしながら書いてはいました。ただ、論文ごとに書き方にバラツキがあり「ここはどう書けばいいんだろうか？」と思ったことがあったのですが、今回書き方が明確になりました。

原　なるほど。Methods は、他の人がこの研究をしたいと思ったときに……。

下村　再現が得られるかということですね。

原　そうそう。どんな情報があれば再現できるかを考えて、それを書けばいいだけです。

まず研究対象となる患者さんをどのように決定したのか書きます。次に選択バイアスがどれくらいあるのかを示したいため、その選別の各段階でどの程度の人数が除外されたのか、Patient Selection Flow と呼ばれる図（下図参照）を提示するのがいいですね。その後、対象となる

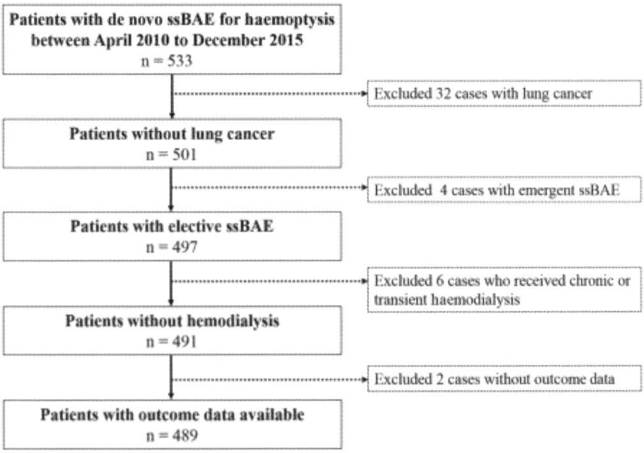

Patient Selection Flow の例
(Ishikawa H, et al. BMJ Open 2017;7:e014805 より引用)

患者さんの情報が確定したら取得データの測定方法などについて記述します。

今回の論文を例に挙げると、骨髄の好酸球をいつ、どんな方法で測るのか、ということですね。その他には疾患の定義、今回だとaGVHDの発症関連因子の同定が大きなテーマになりますが、そのaGVHDの定義はどのようなものかを書くといった具合です。

繰り返しになりますが、その研究を他の人がしたいと思ったとき再現するためにどの情報が欲しいかを想像して書けばいいということになります。

Resultsは重要度に応じて強弱を付ける

原　一方、Resultsはやはり「重要度に応じて強弱」を付けなければいけないと思います。何を自分たちが一番言いたいのかをきちんと意識することが大切です。要するにPrimary Endpointですね。

具体的に説明すると、まず先ほど述べた選択バイアスや患者さんの背景は、それぞれFigure 1とTable 1で見せるのがよいと思います。次に、Table 2ではどのような治療を行ったのかなどの情報を記載することが多いです。そしてTable 3ではアウトカムを提示します。

このようにResultsは臨床現場を想像できるように時系列に沿った順番で書く方が読者は理解しやすいです。このResultsの記載で特に皆が困ることが「どこまで書けばいいのか」ということのようですね。

Primary Endpoint
解析で使用するアウトカムのうち、最も興味のあるエンドポイント。

下村　うーん。

原　基本的にAuthor InstructionにはTableに書いたことはResultsに書くなと記載されています。冗長になりますからね。

Author Instruction
雑誌の投稿規定。

ですので、特に重要なメインの部分……例えば今回のPrimary Endpoint は aGVHD ですから、自分たちの興味の中心である骨髄中の好酸球の値に加えて、aGVHD の発症に関与することが判明しているリスク因子、これは多変量解析で補正するわけですが、こういう補正する因子の情報はある程度詳しく Results に記載してあげた方が読者の理解は進みますよね。

下村　なるほど、なるほど。

原　例えば、Table 1 に 20 個変数があったときに、とりあえず最も基本的な背景情報である年齢や性別はまず記載が必要です。後は先ほど指摘したような Primary Endpoint と関係しそうな、多変量解析で補正するような項目として基礎疾患や化学療法の内容などを挙げます。

このように Results には今回の研究について考察を深める際に重要となるような部分のデータを中心に、本文に結果を記載していきます。

下村　なるほど。

原　初めて論文を書く人の多くは、確かに Results に全部の情報を書いてしまう傾向にありますよね。

下村　そうですね。僕も確か最初は全部書いてしまったと思います。

原　そうそう（苦笑）。全部書いていましたよね。ですから、それ以外はイベント率の推定曲線を載せるにしても Secondary Endpoint は少しコメントするくらいで十分です。Primary Endpoint に関する記述を中心に行います。そのバランス感覚が重要ですね。雑誌の紙面は限られているので、分量が少ない方が確実に受理されやすいんですよ。

下村　うーん。

原　短い文章で情報が多く得られる論文が受理されやすいということです。とは言え、短かすぎても内容がなくなってしまうためバランスが重要にはなります。私はいつも「Table 3つ、Figure 3つ」と言っていますが、それが最も受理されやすい分量なのではないかと感覚的に思っています。多分……感覚ですけど（笑）。先ほど話した「バランス感覚が重要」というのはそういった視点に基づいたコメントなんですよ。

臨床研究でキャリアアップしたい先生方へのメッセージ

皆で頑張ろう

原　それでは最後に臨床研究でキャリアアップしたい先生方にメッセージをいただけませんか？

下村　1編目の論文を1人だけで執筆することはなかなか難しく、指導を受けたいと思っても身近に指導できる人が実はほとんどいないという実感があります。

今回の支援では、実は原先生とは一度もリアルにはお会いしなかったのですが（苦笑）、地理的に離れていても研究の支援を受けることができ非常にありがたかったです。

原　なるほど。

下村　原先生もよく仰ってまいすが、やはり「やらないとわからない」し、「やることで得られることは絶対に苦労よりも多い」です。日本の医療を発展させていくためにはやはり臨床研究をする医師を増やすことが大事なのかなと思います。

▸極意一の一
☞極意本3頁

▸極意二の二
☞極意本13頁

臨床で少しでも気になったことがあれば、どんどん研究で検証したらいいのではないかなと。これから僕もアウトプットをどんどん増やしていきたいと思っていますし、皆で頑張ることができるといいなと思っています。

原　「皆で頑張る」というのが素晴らしいですね。

下村　そうですね。やはり施設の皆で研究をしていればConfirmationの作業も楽ですし、ちょっとした相談もできるし、見てもらえるし……全く違いますよね。やはり皆でお互いの得意分野を生かして助け合いながらやっていくことはとても大事だと思います。

指導できる人は限られている

‣極意一の三
☞極意本7頁

‣極意九の三
☞極意本107頁

原　先ほどのメッセージで「**指導できる人はほとんどいない**‣」と話されましたが、事前アンケートではさらに「**できると思っている人は多数**‣いますが……」と書いてあって、先生は相変わらず武闘派だなと思ったのですが(笑)。

下村　いやいや（苦笑)。ちょっとは触れておこうかなと（笑)。

‣極意八の二
☞極意本94頁

原　これは本当のことで、指導する能力がないのに自分はできると思っている**クラッシャー上司**‣がいるために研究ができない、進まない、というケースがたくさんあるということを皆さんには知っておいてほしいですね。

下村　はい、一番厄介ですからね。

2編目を書こう

原　最後に私から下村先生に伝えたいことがあります。もう2編目を書き始めていますよね？

下村　はい？

原　私が指導した人のうち半分ぐらいは、論文を1編通したらそれで満足してしまうんですよね。一発屋が半分……。

そういう意味で、下村先生が2編目、3編目とガンガン書いてくれるのはとても嬉しいんです（笑）。

下村　ああ、そう言っていただけると……（笑）。全然まだ自分の論文には満足はしていないんですけど（笑）。

原　その向上心がとても嬉しいんですよね。次の論文、楽しみにしています。下村先生、今日はありがとうございました。

（対談日：2017年4月22日［第5回］）

次の論文
この後早々に2編目の原著論文が受理されました。
Shimomura Y, Hara M, Katoh D, Hashimoto H, Ishikawa T. Enlarged spleen is associated with low neutrophil and platelet engraftment rates and poor survival after allogeneic stem cell transplantation in patients with acute myeloid leukemia and myelodysplastic syndrome. Ann Hematol. 2018 in press.
Impact Factor（2016）は3.083。
本書原稿執筆時点では、3編目の原著論文の投稿を予定している。

下村先生からのメッセージ

研究について思っていた通りだったこと

やはりまだまだ足りない知識、技術が多いなと感じました。その分自分の成長につながるとは思っていたので、そのあたりは思い通りでした。

執筆に関しては、「これをした方がいいかな」と思っていてそのままにしておいたことは原先生にどんどん指摘されたため、自分のやろうとしていたことの大筋は間違っていなかったと認識できました。妥協なく取り組むことが大事だと再認識しました。

研究について思っていたことと違ったこと

統計解析などは、独学である程度のところまではできるようになっていたつもりだったのですが、まだまだ色々な手法があると感じました。少し見方を変えただけでそれまでわからなかったことが明らかになったり、結論が変わりうるということが非常に面白く感じました。

また、当然ではあるのですが思っていたよりも精密さが必要だと感じました。気を付けてやっているつもりでもミスが出てしまうためConfirmation（解析結果の確認）の大事さを認識しました。

臨床研究でキャリアアップしたい先生方へのメッセージ

1編目の執筆を1人だけですることはなかなか難しいと思います。特に市中病院をはじめとしたほとんどの施設では指導できる人は限られていて（できると思っている人は多数いますが）、いたとしても指導者がなかなか時間をとってくれないことが多いと思います。今はSNSなどが発展して、地理的に離れていても支援を受けることができるのは非常にありがたいと思います。

研究を行わないと見えてこないことは多いので、どんどん研究を行っていただきたいと思います。

Case 3のまとめ

妥協しない

- □研究を遂行する、論文を書き上げるには、妥協せずにやり抜く気持ちが求められる。
- □投稿段階まできて満足して妥協してしまうと、その後のRevise対応で失敗する。
- □原著論文を1編書いて満足するのではなく、2編目、3編目に取り組むことで継続的に医学の発展に貢献しよう。

指導者

- □メンターは失敗を大目に見てあげる気持ちを持たねばならない。
- □日本の臨床研究分野の衰退の原因は、研究指導ができる人が少ないためである。

原著論文の価値

- □原著論文で得られる経験は、症例報告の10倍程度の価値があると編者は考える。
- □したがって「臨床医は症例報告だけしていれば十分」といった考えは編者は好まない。
- □臨床研究をすることで得られる経験は苦労よりも大きい。
- □臨床的に大きな意義があるかないか、それが臨床研究論文の価値を決める。
- □ただし、原著論文のアイデアは基本的に単発の症例、つまり症例報告的な経験が出発点になることが非常に多いことも肝に銘じておく必要がある。

エビデンスを理解する

- □エビデンスを理解するということは、学術的ロジックを身に付けることと同義である。

データの解釈

- □データを素直に解釈する。
- □多面的にデータを見る。
- □どれだけ多面的に見る方法を知っているかが、結果の正しさを判断する1つの基準となる。

Confirmation

- □解析結果にミスがないか、Confirmation（解析結果の確認）を行うことが非常に重要である。

Methods、Results の書き方

- □Methods には、その研究を再現するための情報を記載する。
- □Results を記載する際には、分量のバランス、重要度に応じた記載量の強弱を意識する。Table 3 つ、Figure 3 つぐらいが理想的。

原著論文を書いてわかること

- □データを多面的に解釈することができるようになり、論文の読み方の幅が広がる。
- □論文の読み方の幅が広がると患者さんの治療内容に反映されアウトカムの改善につながる。
- □そのようにして臨床医は成長していく。

Case
4

支援決定から2か月弱で論文投稿

相手を引き付ける交渉力と破壊的突破力で勝ち取ったImpact Factor 10 点超えの雑誌掲載の秘訣

藤野 明子（ふじの・あきこ）

論文投稿時の所属　コロンビア大学メディカルセンター循環器内科

経歴　2007 年福井大学卒業　研究開始時医師 10 年目

研究開始時点での英字論文経験　原著論文 0 編、症例報告 1 編、Letter 3 編

今回の掲載雑誌　JACC: Cardiovascular Imaging [Impact factor（2016）：10.189]

論文詳細　Fujino A, Otsuji S, Hasegawa K, Arita T, Takiuchi S, Fujii K, Yabuki M, Ibuki M, Nagayama S, Ishibuchi K, Kashiyama T, Ishii R, Tamaru Y, Yamamoto W, Hara M, Higashino Y. Accuracy of J-CTO score derived from computed tomography versus angiography to predict successful percutaneous coronary intervention. JACC Cardiovasc Imaging 2018;11:209-217.

論文受理までの経過

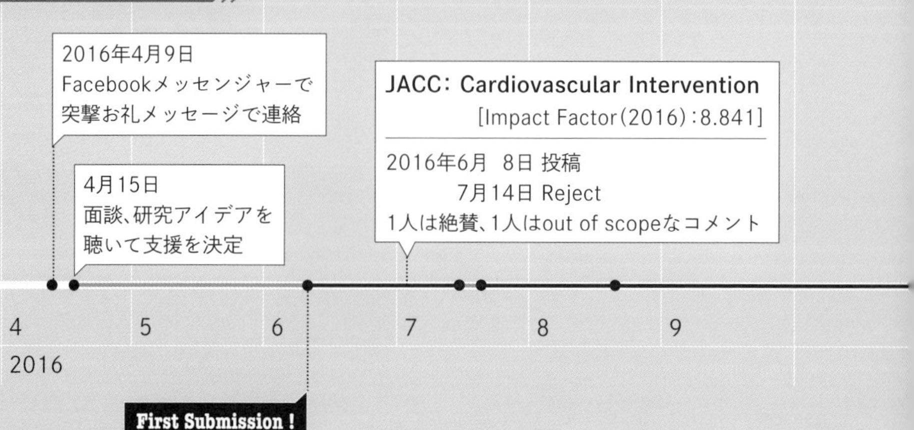

内容　冠動脈疾患の中でも慢性完全閉塞病変（Chronic Total Occlusion: CTO）に対する治療手技は非常に難しく、これまでは冠動脈造影所見に基づいて J-CTO score という指標で手技の難易度を推定していた。

今回の研究では、冠動脈 CT によって J-CTO score を評価した場合に、冠動脈造影検査に基づく評価に比べて、①手技成功、② 30 分以内のワイヤー通過成功の予測がどれくらい異なるかを 205 人の患者、218 病変について解析して比較した。

その結果、冠動脈 CT による J-CTO score の方が予測精度が高いことが証明された。

JACC: Cardiovascular Imaging　[Impact Factor(2016)：10.189]

2016年　7月19日　投稿
8月20日　1st Decision：Major Revision with de-novo Submission
10月　6日　1回目再投稿
11月10日　2nd Decision：Provisionally Acceptance＋
Statistical Reviewerに回る
12月　6日　Statistical Decision：Major Revision
12月13日　2回目再投稿
2017年　1月20日　3rd Decision：minor revision
1月21日　3回目再投稿
1月26日　論文受理

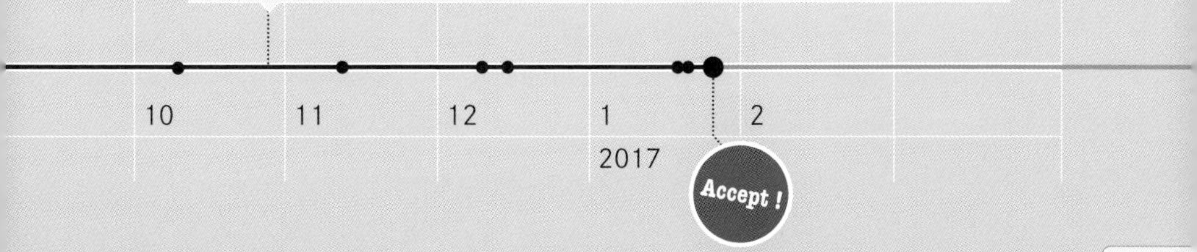

原　今回は、現在コロンビア大学メディカルセンターに留学中の藤野明子先生にお話をお聞きします。ちょうど一昨日（2017年1月26日）JACC: Cardiovascular Imagingに論文が受理されましたね。おめでとうございます！

藤野　ありがとうございます！　この雑誌に受理されるとは本当に思っていなかったため、少し困惑というか、予想以上の結果に驚いています。

原　どうして藤野先生が困惑しているのか、簡単に説明しますね。JACC: Cardiovascular Imagingは Impact Factor（2016）が10.189点の雑誌です。今回受理された藤野先生の論文は、日本人のみのデータを用いた単施設の後ろ向きの観察研究です。**海外に留学して留学先のデータを用いた研究であれば、受理されることはある程度可能かもしれませんが**▸、著者が日本人のみで、データも日本人のみのデータを用いた研究でこのレベルの雑誌に受理されるには大学病院などで多施設共同研究を組んだ非常にしっかりとした研究でないとなかなか難しいんですね。そういった意味で、今回JACC: Cardiovascular Imagingに受理されたのは、快挙と言っても過言ではありません（笑）。

Impact Factor
雑誌を評価する際に最も一般的に用いられる指標。雑誌に掲載された論文の被引用回数を用いて雑誌の影響度を数値化している。

単施設の後ろ向きの観察研究
研究対象の施設が単一で、研究対象に対して介入せず観察のみを行い、観察するデータを過去に遡って取得していく後ろ向き（Retrospective）な研究のこと。

▸**極意十二の五**
☞極意本155頁

では、改めて、簡単に自己紹介をお願いします。

藤野　2007年に福井大学を卒業して、2年間の臨床研修ののち、大阪の国立循環器病センター（国循）で4年間一般循環器を勉強しました。その後、東宝塚さとう病院で3年間経皮的冠動脈形成術（Percutaneous Coronary Intervention: PCI）の勉強をさせていただき、2016年からコロンビア大学に留学しています。

原　国循に4年いたんですね。循環器内科の研修にじっくり取り組まれたということですか？

藤野　国循では一般循環器臨床と臨床研究の基礎を学ぶ機会に恵まれましたが、カテーテルなどの手技的な部分を勉強する機会があまり多くなかったため、その点に劣等感を感じていました。それを克服するために東宝塚さとう病院でPCIの修行をさせてもらったという感じです。

原　なるほど。国循は若いときに入ると臨床よりも学術的な部分のウェイトが大きいと感じるかもしれませんね。

藤野　でも臨床研究の基礎を学べたことは良かったと感じています。それがなかったら、東宝塚さとう病院で1人で臨床研究を始めることは難しかったと思います。

原　確かにそうですね。JACC: Cardiovascular Imagingに通るようなデータを1人で集めていたということですからね。

論文について

J-CTO scoreを冠動脈CTで評価する

原　今回の論文について私から説明しますね。

冠動脈疾患の中でも慢性完全閉塞病変（Chronic Total Occlusion: CTO）はカテーテル治療が非常に難しく、冠動脈造影検査に基づいたJ-CTO scoreという指標を使ってPCIの難易度を推定するのがこれまで一般的でした。

しかし、冠動脈CTと冠動脈造影で同じ病変を評価したとき、それぞれの所見に少し違いがあり、冠動脈CTの方が情報量が多く正確に評価できるのではないかという仮定のもと、今回の研究では冠動脈CTを使ってJ-CTO scoreを評価したのですよね。

200人ほどの患者さんで検証したところ、手技の成功や

30分以内のワイヤー通過の成功に関して、予想通り冠動脈CTの方が予測精度が高いという結果になりました。

藤野　以前勤務していた国循はCTO-PCIをそれほど積極的には行わない施設でした。そこから東宝塚さとう病院に移って、CTO-PCIの実績が高い施設では冠動脈CTをほぼルーチンで撮影することに非常に驚きました。そこで、CTO-PCIの術前評価における冠動脈CT検査の有用性を検証するような研究をしたいと思いました。

アメリカに来てからわかったことなのですが、こちらでは、CTO-PCIの術前にCTを撮ることはまずないんですよね。

原　その点に関して、Reviseの過程で、ルーチンで術前CTを撮ることについて査読者から執拗に指摘がありましたよね。

藤野　逆に言うと、その部分に興味を持ってくれているんだなと私は強く感じました。私が東宝塚さとう病院で働き始めたときの驚きを査読者も感じているのかなと。

原　今回なぜJACC: Cardiovascular Imagingに受理されたかというと、CTO-PCIの術前CTのように**日本では当然だけれども海外ではそうではないことをテーマにしたから**‣なんですよね。ただ、そのようなテーマの場合、なぜ日本ではそのようなことをしているのかという指摘が必ず入ります。例えば今回の術前の冠動脈CTだと、なぜこれほど被爆のある検査をガイドラインで認められていないのにルーチンで撮っているのかということを査読者から必ず聞かれます。

‣**極意四の二**
☞極意本32頁

藤野　ああ、それは今回も聞かれましたね。

原　必ず指摘が入るところです。ただし、いくら被爆があるといっても被爆線量に対して得られるメリットとのバランスになりますから、患者さんの治療方針の決定や治療効果を高めるために許容できる範囲であれば、CT を撮ることに全く問題はないと思います。薬と同じでメリットとデメリットのバランスですね。

海外の医療は医療保険制度の問題によって検査に関してはある意味非常に保守的なため、CT をルーチンで撮ることの敷居がとても高いんですよ。そのため海外で今回のようなデータを収集することは難しいので、逆にこういったデータで海外の雑誌で発表すると注目を浴びやすいんですよね。

藤野　そうですね。アメリカに来ると、術直前の冠動脈 CT 検査と冠動脈造影検査の結果がセットでデータとして存在することの貴重さを実感します。

日本の独自性を強みにする

原　今回のような**日本の独自性を強みにする**‣という戦略が臨床研究でも重要なんですよね。世の中では一般的に希少なものほど価値が付きます。それと同じように研究データでも需要と供給のバランスがあり、皆が簡単には収集できないようなデータの方が価値は非常に高くなりますよね。

‣**極意五の七**
☞極意本 54 頁

藤野　研究を始めたときにはそれほど意識していなかったのですが、結果的にはそのようなデータだったことは幸運でした。今回受理された別の要因として、日本の CTO-PCI の技術の高さも注目されたのかなと私は思ったのですけど……。

原　海外では CTO に対しては PCI で治療をあまりしないのではないですか？

藤野　そうですね。それでもコロンビア大学は比較的CTO-PCIを行っている方だと思います。日本のCTO-PCIのオペレータは海外のライブにも頻繁に招聘されていますし、CTO治療のデバイスはほとんどメイドインジャパンです。海外では日本はCTO-PCIの先進国として認識されていると思います。

原　やはりCTO-PCIでは器用さが必要とされる部分が多くテクニカルな側面が強いため、日本の技術が注目されるのでしょうね。アメリカは誰が行っても同じ結果になるという標準化をより重視する国ですから。

藤野　本当にそう思います。

原　日本はどちらかというと職人気質ですよね。そういった日本と海外の違いをうまくアピールできると海外で勝負しやすいと思います。

支援のきっかけから投稿まで

社交辞令で終わらない

原　支援のきっかけについてお話をお聞きしたいのですが、まず先生と私の初めての出会いは、先生がFacebook▸のメッセンジャーで突然お礼のメッセージを送ってきてくれたんでしたよね（笑）。

藤野　あのときは留学でアメリカに出発する直前で、勤務していた病院は退職することになって、将来に強い不安を感じていました。ちょうどそのときに、原先生が「日本の臨床研究」で紹介されていた岡西徹先生の本を読んで、とても心に響き背中を押されたというか救われた部分があって、紹介していただいたお礼を言いたかったんです。この本を薦めて下さった先生なら私の気持ちが通じるかもしれないという期待がありました。

▸**極意二の六**
☞極意本18頁

日本の臨床研究
日本臨床研究学会の公式Facebookグループ。

岡西徹先生の本
聖隷浜松病院の小児てんかん専門医の岡西徹先生が執筆された『若手医師のためのキャリアパス論一あなたの医師人生を10倍輝かせる方法』(2013年、メディカルレビュー社)。

原　なるほど（笑）。

藤野　それから、勤務先の病院や学年が近かったこともあって、気軽にメッセージを送ってしまいました（笑）。

勤務先の病院
この当時、編者は大阪大学医学部附属病院未来医療開発部で働いていたため、東宝塚さとう病院とは非常に距離が近かった。

原　日本臨床研究学会で支援するきっかけのほとんどは、知人でも誰かからの紹介でもなく、全く何も関係がないところから直接連絡をもらって、そこでネットワークを築くのが始まりなんですよね。そのように**ネットワークを自力で築き上げるという行動力**‣は、研究の実施や論文を完成させるために、非常に重要です。

‣**極意二の二**
☞極意本 13 頁

その後、メッセンジャーでやりとりをして実際に会って話をすることになったんですよね。

藤野　実は原先生から「お会いしましょう」という返事をいただいたとき、社交辞令かなと半信半疑だったんですね（笑）。でも「ぜひ」と私が返事したら、具体的な日時設定のメッセージをいただいて「おお、社交辞令じゃなかった！」と（笑）。

原　メッセンジャーで直接やりとりをしても普通は社交辞令で「また機会があれば会いましょう」といった感じで終わるのが大半ですよね？　でも私は具体的に日時を伝えるんですよ。

今回は藤野先生からすぐ返事があり、その6日後にはお会いしましたよね。

藤野　そのときは論文の相談というよりも、英会話や統計解析について、少しでもヒントをもらえたらいいなと思って、すぐにでもお会いしたかったんです。お会いして色々な話をするうちに臨床研究の話になり、原先生が論文執筆の支援をされていることを知り、自分もぜひ支援をお願いしたいと思いました。

英会話
編者が「時間のない方必見！効率的に英語力を身に付けるための処方箋」というウェブサイトを運営していることを知っていた。URLは本頁下部。

http://english.rcommanderdeigakutoukeikaiseki.com/

これまで論文を書きたくて草稿は2回くらい書いたのですが、英語や統計解析でつまずくことがあり投稿まで完了させることができませんでした。その辺の力不足を自覚していて「何とかしなくてはいけない」と強く思っていました。それは留学のモチベーションでもあったのですが……。

原　ブレイクスルーが欲しかったのですよね。よくわかります。「このままの状態で自分の能力は伸び続けるのだろうか？　頭打ちになってしまわないか？」という類の不安は卒後10年目くらいの医師がよくぶち当たる共通の壁のように思います。

藤野　頭打ちというよりも、明らかに自分の力が足りていないことはわかっているのに、どう解決すればいいかわからないという状況を打破したいという感じでした。

原　「どうすればいいかわからない、なんとかしたい」という卒後10年目くらいの壁ですね。行動力のある人はそこを打破するために留学を選びますよね。藤野先生は典型的かもしれませんね。

2か月弱で投稿

原　初めて会ったのが2016年4月15日で、その場で「論文を書きましょう」という話になり支援が決定しました。それから最初の投稿が2016年6月8日ですから、2か月経たないうちに投稿までいったんですよね。驚異的なスピードで書き上げましたよね。

藤野　原先生が大変迅速なレスポンスを下さったので、ゴールデンウィーク中に、1日1セクションぐらいのペースで、今日はMethods、明日はResults、明後日はIntroductionといった感じでテンポよく書き進めることができました。

今日はMethods、明日はResults、明後日はIntroductionといった感じ
編者の指導の際にはMethods、Results、Introduction、Discussionの順に論文を作成していくことが多い。

原　今回は藤野先生が留学前で出発までに投稿しようという目標があったため時間が限られていたんですよね。普通であればこのペースで書くのは難しいです（笑）。

藤野　そうですね。時間的な制約もありました。それから、これまで私が投稿まで持っていけなかった論文は、やはり上司の先生に見ていただくところで時間がかかってしまっていました。

原　**上司で止まりますよね。本当にありがちな話です**（笑）。

▸極意二の四
☞極意本 16 頁

藤野　半年とか一年とか、上司のところで止まったこともありました。それでやる気がなくなってしまうのですよね。でも原先生は私が原稿を送った翌日には返信を下さったので、また次がんばって書こう！と思うことができました。

▸極意八の一
☞極意本 90 頁

原　そこはとても重要なポイントですね。若い医師の多くは臨床研究をやる気があるのに英語論文というアウトプットがなかなか出ない。なぜかというと、実は指導者に原因があることが多い。

論文の指導を依頼しても「見ておく」と返事をしながら3～4か月手を付けずに塩漬けにするんですよ。そうなると依頼した側としては返事をもらったときにはそもそも自分が何を書いたかすら覚えてないということになりますよね（笑）。しかもフィードバックを返してくれたらまだいい方で、放置のままも非常に多いです。そうやって若い医師はせっかくやる気が出たのに論文を完成させることができなくなる。

藤野　記憶も気持ちもフレッシュなうちに書き上げたいという思いはありますよね。今回原先生が早く返してくれたことでさらにモチベーションが湧きました。

１か月以内にレビューをする
最近これができていないので反省しています（笑）。指導させていただいている先生方、この場を借りて謝っておきます！
すみません！！

原　私もなるべく１か月以内にレビューをするようにしています。さらに言うと、時間があるときはできるだけ早くフィードバックを返すことを心がけています。今回の藤野先生の場合は、たまたま私の時間が空いてる時期だったということもあって、すべての工程をほぼ１日で、先生から確認依頼が来たらすぐにレビューしてフィードバックを１日で返すというペースで進めることができました。

藤野　本当に正味５日くらいでだいたいの部分を書き上げましたよね。

原　データ収集には少し時間がかかりましたが、論文の作成自体は１週間くらいで完成しましたね。

藤野　あんな風にレスポンスして下さることが嬉しかったです。今度こそ書き上げることができるかもしれないと思いました。

支援全体の感想

精神的な支援に救われた

原　今回の日本臨床研究学会からの支援に関して、全体を通して、どのようなことを最も強く感じましたか？

藤野　やはり、折につけ励ましてもらったことがありがたかったです。例えば、１回目に投稿した雑誌が Reject になったとき、通常であれば次の投稿先は少し雑誌のレベルを下げると思いますが、先生は「もう一度同じレベルの雑誌に投稿しよう」と言って下さいました。

私は「ああ、やはりそんなに甘くないな、ちょっと高望みだったかな」と Reject になったとき思ったので、同じレベルの雑誌に投稿すると聞いて内心「おお、強気！」

と感じました。

原　ははは（笑）。

藤野　そもそも最初に投稿した雑誌の選定について、私は「受理されればどの雑誌でも OK」というスタンスだったのですが、原先生がよりレベルの高い雑誌を狙おうと言って下さったこともとても励みになりました。

原　精神的な支援が非常にありがたかったという支援者からのコメントは非常に多いです。自分が初めて論文を書いたときや、Reject で返ってきたときは確かに強い不安を抱いていたので、今思い返すとそんなときに精神的に励ましてくれると救われるのだろうなと思えますね（笑）。

査読者にはこう対応する

藤野　原先生は基本的に強気じゃないですか（笑）。Revise のときも、自信を持って譲らないところは譲らない姿勢でしたよね。それが私はすごく心強かったです。

原　論文の Revise 対応も、一般的なクレーム対応も、ひいては人生において何事でも同じだと思いますが、**毅然とした対応をとる**‣ことが重要なんですよね。日本人は事なかれ主義の人が多いのですが、逆に余計にトラブルを招くことになるのではないかと思います。例えば病院のクレーム対応でも、文句を言われたときにこちらが正しいのであれば毅然とした対応をとらないと相手につけ込まれます。

‣**極意十三の二**
☞極意本 164 頁

私は今まで毅然とした対応をとることで多くの困難を乗り越えてきたという成功体験が自分のなかに非常に多く蓄積されているので、「ここは毅然とすべきだ」という場面ではそうするのがいいと思っているんですよ。

藤野　肝を据えて堂々と査読者と議論することの重要性を理解できました。

原　その方が査読者に受け入れられやすいんですよ。

今回の1回目のReviseでは自分の考えをしっかりと持って毅然とした対応をしつつ、**相手にはきちんと敬意を払った形で答えていましたよね**▸。

▸**極意十三の二**
☞極意本 164 頁

Rebuttal
査読者のコメントに対する著者からの反論。

藤野　私としては、査読者から「Excellent Rebuttal」とコメントをもらったのが本当にうれしかったです。

原　2回目のReviseでは4人の査読者全員から「英語を直して下さい」というコメントが来ましたが、内容に関しては肯定的なコメントが多かったです。結局、査読者は英語の間違いはある意味それほど重要視しておらず、学術的ロジックや臨床的な価値にしたがって論文を評価してくれていたのですね。

発表のときも自分の意見をしっかりと持って相手に敬意を払いながら反論はきちんとするというスタンスがいいと思います。私が海外で多くの栄誉ある賞を受賞させていただいているのも、実はそのあたりのやりとりをしっかりとしているからではないかと考えています。

どう表現したら相手が納得してくれるのか、失礼に当たらない言い方できちんと自分の主張を相手が受け入れやすい形で表現することが大切ということです▸。

▸**極意十三の三**
☞極意本 168 頁

藤野　そうですね。譲れないところは譲らない一方で、相手が正しいことを言っているときは、それを素直に受け入れることも重要なんだなと思いました。

原　そうですよね。今回、手技成功の定義について残存狭窄50%未満という当初の定義を30%未満に変えるべきではないかというコメントが査読者からありましたよね。そこで、過去の文献の定義を調査し、50%未満と定義している論文と30%未満と定義している論文の数を数えて、「30%未満の文献の方が多かったため定義を変えました」という返事をしましたね。

藤野　「はいはい、わかりました」と査読者の指摘を聞き入れてただ書き直すのはなくて、「いただいた指摘を自分たちで検証した結果、やはりあなたの指摘が正しかったです」という表現が、査読者に好感を持たれたのかもしれませんね。

研究について思っていた通りだったこと

統計解析のホントのところ

原　研究について思っていた通りだったことには何がありますか？

藤野　統計解析を勉強できたことはやはり非常にありがたかったです。

原　今回、統計解析をそれほど勉強されましたか？

藤野　私はこれまでデータ解析にはJMPというソフトを使っていたのですが、今回は2つのROCの曲線下面積（Area Under the Curve: AUC）の比較をする必要があり、JMPではこの検定ができなかったんです。そこで原先生に教えていただき**Rを導入**‣して、ROC曲線の描出と曲線下面積を求めるための関数が少なくとも3種類あるということを最終的に理解しました。また、指導を受けるなかで関数によってできることが異なることも徐々に理解できるようになり「このケースではこの関数を使った方がよい」といった使い分けも含めて大変勉強になりました。

‣**極意六の四**
☞極意本63頁

関数
Rではソフトに指示を出すときに用いる特定の文字列を「関数」と呼ぶ。

原　なるほど。そういえば藤野先生はROC曲線を描くときスクリプトを使っていましたね。Rコマンダーだけでできることから一歩飛び出してスクリプトを少し調整して解析していました。他の人よりもワンステップランクが上の解析をしていたということです。

Rコマンダー
Rをマウスのクリックだけで動かせるようにするGraphical User Interface（GUI）のこと。

藤野　いえいえ、私はただ原先生からいただいたスクリプトをひたすらコピーアンドペーストしていただけです（笑）。でもRは基本となるスクリプトさえ手に入れば後は確実にすべて計算してくれるんですよね。必要な関数を呼び出してきてスクリプトを貼り付ければ解析はなんとかなることが理解できました（笑）。

原　適切なスクリプトを探せるかどうかが肝要ですよね。RのスクリプトはGoogleで検索‣するとたくさんヒットするので、自分が欲しいスクリプトを探し出せるかどうかですよね。

‣**極意二の六**
☞極意本18頁

藤野　スクリプトを自分で書けるとは全く思いませんが、どうにかしてスクリプトを入手できれば、一通りの解析はできるという印象を持ちました。市販のソフトウェアでは扱えない解析がある一方、ほぼすべての解析を扱えるのがRの強みだと思います。先生はどのようにしてRを勉強されたのですか？

傾向スコアマッチング
傾向スコアと呼ばれる治療割り当て確率を計算し、観察研究のデータから無作為化割り付け試験のように治療効果の推定を行うための統計学的手法。
☞極意本64頁

原　私は大学院に入ったときに「Rで解析して」と指導されたため、当初はスクリプトで勉強していたんですよ。

藤野　スクリプトを書いていたんですか？

原　そうそう。先生にお渡ししたRのROC曲線描出のスクリプトも自分で書きましたし、自分で書いた傾向スコアマッチングなどのスクリプトをインターネットで販売していたりします。

Rのスクリプト
「臨床医のためのRコマンダーによる医学統計解析マニュアル：解析応用編」。傾向スコアを用いた解析プログラム。URLは本頁下部。

http://rcommanderdeigakutoukeikaiseki.com/

藤野　すごいですね。私はどこかからスクリプトを拝借してくるだけなので（笑）。

原　いえいえ。**臨床研究をする医師がスクリプトを勉強する必要はなくて、どのような場面でどのような解析が求められるのかさえ知っておけば十分**‣です。ソフトウェアに関して言えば、私が書くようなスクリプトをRにコピーアンドペーストする方法を覚えるだけでいいと思います（笑）。

‣**極意六の二**
☞極意本59頁

藤野　原先生の統計解析のテキストも本当に勉強になりました。臨床研究で必要な情報がよくまとまっていて……。

統計解析のテキスト
「臨床医のためのRコマンダーによる医学統計解析マニュアル」。URLは前頁下部。

原　スクリプトを貼り付ければ、後はソフトウェアが処理してくれる、というのが一番楽ですよね（笑）。

研究について思っていたことと違ったこと

ハンズオン形式の良さ

原　次に、研究について先生が思っていたことと違ったことは何でしょうか？

藤野　いい意味で違っていたことなのですが、頻繁に原先生と**会話をしながら様々な問題を解決できた**‣ということです。例えば、先生と私の間で意見や理解の相違があったとき、先生は気軽に電話を下さり、逆に私からも「少し時間をいただけませんか」くらいの感じで連絡させていただくことができ、密に会話をすることで細かいニュアンスなども含めて意思の疎通を図ることができました。

‣**極意三の一**
☞極意本20頁

私はこういう考えで書いたのだけれども、原先生からはわかりにくいという指摘があって「いえ、こういう意味なんです」といったやりとりを頻繁にして、最終的には先生と私の間で100%に近い共通の理解をもって論文を書くことができたと思います。そのやりとりがあったからこそ、査読者とも深い議論ができたと思っているのですが……。

原　確かにそうですね。論文は母国語ではない英語で書くため、自分の意図通りの意味になっていないこともありますし、自分の意図が深いものであっても表現によっては非常に表面的に感じられてしまう書き方になってしまうことがあります。

そういった点を議論すると「自分はおかしいと思ったけれども、確かに藤野先生の主張の方が正しい。ただ英語でうまく表現できていないな」と思うことがたくさんありました。私も先生との議論は非常に勉強になりました。「ああ、そういうことを考えているんだ」と。

藤野　逆のパターンもありました。私の方が原先生の意図をあまりよく理解できていなくて、話しているうちに「そういうことか」と理解できるようになって。

原　結局、文章ではなくて会話形式でコミュニケーションをとらないと、本当に意図することはうまく伝わらないんですよね。ですから、会話をしながらコミュニケーションをとって1つずつ問題を解決していく、すなわち**ハンズオン形式での On the Job Training が非常に重要なんです**。

▸**極意三の一**
☞極意本 20 頁

それに、テキストのみのコミュニケーションでは、会話に比べて時間換算の情報量がとても少なく、非効率的なんですよ。私たちのような臨床医は時間効率を最大化しないと、日々の診療に加えて研究までする時間を確保することができませんよね。

藤野　効率の観点からでも会話が重要ですし、やはり理解し合えたという安心感は会話の方が得られますよね。

共著対応のコツ

どうやって外部の人を共著に入れるか

原　今回、最も苦労した点だと思いますが、共著の対応がかなり大変でしたよね。つまり、私のような自施設外部の人を共著者に加えることができるか。藤野先生は苦心して交渉してくれましたよね。

藤野　あはははは、このテーマは説明するのがなかなか難しいですね（苦笑）。

原　日本臨床研究学会は臨床医の論文執筆を支援していますが、いざ支援しようという話になっても、例えば大学病院だと25%、一般病院でも50%程度しか、依頼者の上司に受け入れられないんですね。

現在の日本の臨床研究の大きな問題点の１つとして、若手の医師がやる気があって支援を受けて臨床研究を始めようとしたとき、上司にはそれほどデメリットはないにも関わらず、その支援が否定されてしまうということが挙げられます。他にもこのあたりの闇は深く、論文を書いたのに上司から投稿の許可を得られないといった問題も日本では非常に多いように思います。

☞極意本 90 頁
8.2「上司の壁――ポジショントークの存在を意識する」

今回は藤野先生が「なんとしても原先生が共著者に入れるよう交渉します！！」といってくれて、私は非常に嬉しかったです。

藤野　やはり、何の見返りも期待せずにこれほど応援して下さる原先生の情熱をありがたく思いましたし、私自身がこの研究を論文にする価値があるかどうかも自信がなかったときに背中を押してもらったことへの感謝の気持ちがありましたので。支援をしていただくのなら必ず共著者に入ってもらうべきだと強く思っていました。

原　実は、昔は自分が共著者に入らなくても支援をしていたんですよ。「頑張った人が報われる世の中であるべきだ」という信条を持っていますので。

☞極意本 192 頁「あとがき Take Home Message」

藤野　その話は以前からお聞きしていて、原先生は他の先生に比べてモチベーションが全く違うと感じていました。

参考までに今回どのような交渉をしたかというと、「統計解析に詳しい先生が知人にいらっしゃるので、データ解析を手伝っていただいてもよろしいですか」といった形で施設に相談しました。今回の研究ではライフワークとして長年 CTO-PCI に取り組んでこられたオペレータの先生の仕事こそがこの論文を支えているものと思っていました。そこに尊敬の気持ちがありましたから、あくまで自分の力の足りない部分を補ってもらうために外部の支援を得たいということが**誤解なく上司に伝わるように心がけました**▸。

▸**極意二の四**
☞極意本 16 頁

原　なるほど。非常に素晴らしい交渉力ですね（笑）。

藤野　統計解析に苦手意識を持つ医師は多いと思います。統計解析に関していつでも相談できる共著者がいるのは心強いですよ。

原　確かにそうですよね。いずれにせよ、**共著者の対応は、後々煩雑にならないように、研究の開始時点に済ませておくのがよい**▸と思います。

▸**極意八の三**
☞極意本 97 頁

論文の書き方

論文には他者の視点が重要

原　論文を書く上で何か気づいたことはありますか？

藤野　やはり１人で書くとひとりよがりになりますよね。そうならないように注意していたつもりでも。

原　なるほど。**他者の視点が重要**▶ということですね。

▶**極意十二の一**
☞極意本 143 頁

藤野　そうですね。特に Revise の段階以降、査読者の意見を反映させて本文を修正していく過程で、知らず知らずのうちに最初に書いた文章の意味合いが文脈のなかで変化してしまう箇所がいくつか出てきていたのですが、自分では気付くことができず、原先生の客観的な指摘に大変助けられました。

原　本来、査読には、**研究の価値をより高めるために**▶そのような意味の取り違えがあるような部分を客観的な視点で洗い出して著者に認識させるという役割があり、そのような指摘は査読者の仕事とも言えると思います。そういう意味では今回の JACC: Cardiovascular Imaging では非常に優秀な査読者が多く、有意義なコメントをしてくれましたよね。

▶**極意十四の二**
☞極意本 180 頁

藤野　そうですね。

原　まあ、Revise 作業は大変でしたけれどもね。最初の投稿の Revise ではコメントが山ほどきて……。

藤野　もう本当に、心が折れそうになりました。

原　１回目の Revise の Rebuttal Letter は A4 用紙で行間１行の設定で 30 枚以上になりましたからね（汗）。

藤野　そうですよね。とにかく大量に書いたことを覚えています。

原　でもその甲斐もあって、査読者からは Excellent Rebuttal というコメントをもらいましたよね。これはなかなかもらえないコメントですよ。

藤野　あれは嬉しかったですよね。

原　その後の経緯ですが、そこで1回目のReviseが終わり、それに対するDecisionが返ってきて、暫定的な受理を意味するProvisionally Acceptという結果でしたね。次は、統計査読者のコメントを待つようにと言われて……。

Decision
採択の可否に関する連絡。

藤野　またそこから1か月待たされましたよね。本当にやきもきしていました。

原　そうそう。統計査読者からのコメントは2016年12月6日にきて、1週間ほどで2回目のReviseを書いて提出しました。その後1か月後にまた些細な修正を要求されましたね。

藤野　has beenをisに直せ、といった……（笑）。

原　若干嫌がらせかと思いました（笑）。すぐに1日で直して再投稿し、その5日後にやっと受理されたという流れですね。一昨日、受理の通知が来ました。

臨床研究でキャリアアップしたい先生方へのメッセージ

論文を書くにはメンターが必要

原　最後に、同じようにまだ論文執筆の経験がない先生、臨床研究でキャリアアップしたい先生や、自分のClinical Questionを検証したいという先生に、メッセージをいただけませんか？

Clinical Question
臨床上生じた疑問。

藤野　私もまだ初学者なので偉そうなことは言えませんが、おそらく海外学会での発表までは見よう見まねで何とかなるのではないでしょうか。しかし、その先の英語論文執筆に関しては**自分1人だけでは難しく、経験者からの支援が必要**‣だと強く思います。論文の作成・投稿には

‣**極意三の一**
☞極意本20頁

色々なルールがあり、受理にいたるまでに様々なテクニックが要求されます。

周囲から支援を受けることができない環境にいる人はきっとたくさんいらっしゃると思います。そのような人たちにとって日本臨床研究学会の支援はまさに福音といえます。

原　藤野先生が仰ったように、正直な話、発表は誰でもできるんですね。海外学会での発表もそれほど敷居が高いわけではないと思います。ただ発表で終わるのではなく、やはりきちんと論文という形で世の中に発信して初めて研究は完結するのだと考えています。音楽で例えると、発表はライブで論文はちょっと古い概念ですがCDですね。ライブを何回しても基本的には記録としては残らない。厳しい話ですが、発表はゼロで論文にして初めて1になります。これを海外では**「Publish or Perish」などと表現するのですが、皆さんにはこの言葉を十分に理解して、研究結果を英語論文でまとめることを目標にしてほしい**‣ですね。

‣**極意九の四**
☞極意本109頁

藤野　本当にその通りですね。

原　今日はありがとうございました。

藤野　とても思い出深い初論文になりました。ありがとうございました。

（対談日：2017年1月28日［第3回］）

Case 4

藤野先生からのメッセージ

研究について思っていた通りだったこと

Ｒの使い方を学べたことです。市販の統計ソフトウェアと比較して敷居の高いイメージがあるＲですが、原先生が懇切丁寧に指導して下さったおかげで自分なりに理解が深まりました。扱うことのできる解析手法には限界がなく、使い方を勉強すればどのような解析でもできるという点がＲの強みだと思いますので、今後も勉強を続けていきたいです。

研究について思っていたことと違ったこと

ウェブミーティングによる議論を頻繁にできたことです。原先生にはお忙しいなか時間をとっていただきウェブミーティングで議論を重ねることができました。英語表現の微妙なニュアンスやＲを使用する上でのちょっとしたテクニックなど、画面共有機能を用いて直接話しながら相談ができたのはとてもありがたかったです。

臨床研究でキャリアアップしたい先生方へのメッセージ

日本臨床研究学会は圧倒的な情熱を持って臨床研究に取り組む医師を全力でサポートして下さいます。私と同じように最初の一歩が踏み出せずに悩んでいる先生には、ぜひこのチャンスを生かして、論文を書くという素晴らしい経験をしていただきたいなと思います。

Case 4のまとめ

研究課題

□日本では当然だが海外ではそうではないことがある。日本の独自性を強みにせよ。

マインドセット

□ネットワークを自力で築き上げるくらいの行動力が、研究の実施や論文を完成させるためには求められる。

若手医師の不安

□「このままの状態で自分の能力は伸び続けるのだろうか？　頭打ちに

なってしまわないか?」という類の不安は、卒後 10 年目くらいの医師の共通認識であると編者は考える。

統計解析

□統計解析には R が最も有用。

□どのような場面でどのような統計解析が求められるのかさえ知っておけば論文執筆には十分である。

ハンズオン形式の良さ

□会話をしながらコミュニケーションをとって 1 つずつ問題を解決していく、すなわちハンズオン形式での On the Job Training が最も効率的な教育スタイルである。

共著対応

□研究の開始時点に共著に関する問題を解決しておく。

□交渉の際には相手に受け入れてもらえるような工夫が必要である。

論文と査読

□論文作成には他者の視点が重要である。

□査読者には毅然とした対応をとることも時には重要である。

発表と論文の違い

□学会発表は 1 人でもできるが、論文作成ではメンターが必要である。

□Publish or Perish という言葉を肝に銘じよ。

□研究結果を英語論文でまとめることを目標にしよう。

Case

5

論文を書くのに年齢は問題にならない

卒後 30 年目にして初めて英語論文が受理された無冠の帝王

石川 秀雄（いしかわ・ひでお）

龍華 美咲（りゅうげ・みさき）

論文投稿時の所属　岸和田盈進会病院喀血・肺循環センター

経歴（石川先生）　1986 年大阪大学卒業（1981 年に東京大学を中退し大阪大学医学部へ編入）
研究開始時医師 30 年目

研究開始時点での英字論文経験（石川先生）
原著論文 0 編、症例報告 0 編、Letter 0 編

今回の掲載雑誌　BMJ Open［Impact Factor(2016)：2.369］

論文詳細　Ishikawa H, Hara M, Ryuge M, Takafuji J, Youmoto M, Akira M, Nagasaka Y, Kabata D, Yamamoto K, Shintani A. Efficacy and safety of super-selective bronchial artery coil embolization for hemoptysis: a single center retrospective observational study. BMJ Open 2017;7:e014805.

論文受理までの経過

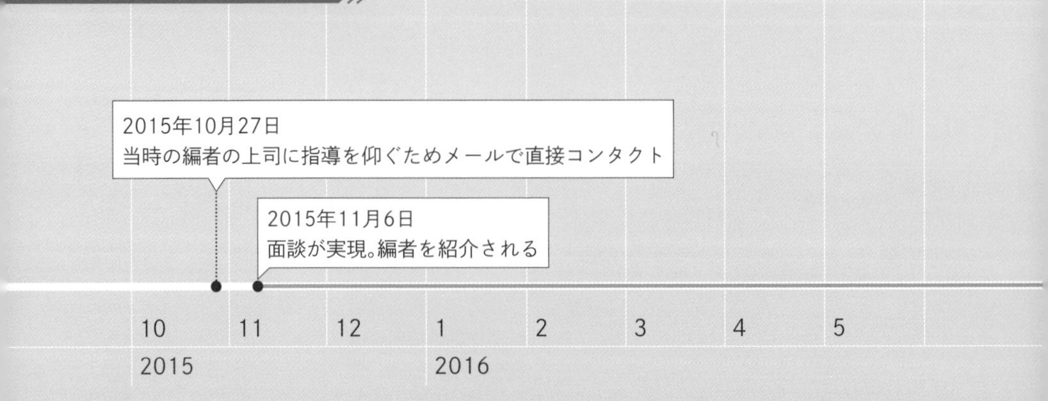

内容　著者の施設では、慢性の喀血患者に対する長期止血を目的とした治療として、脳動脈瘤などで使用される金属コイルを使った超選択的気管支動脈コイル塞栓術を施行している。

治療後の止血率を489例のデータで後ろ向きに評価した結果、止血率が1年で86.9%と、他の治療法に比べて非常に高い止血効果が得られていることが証明された。

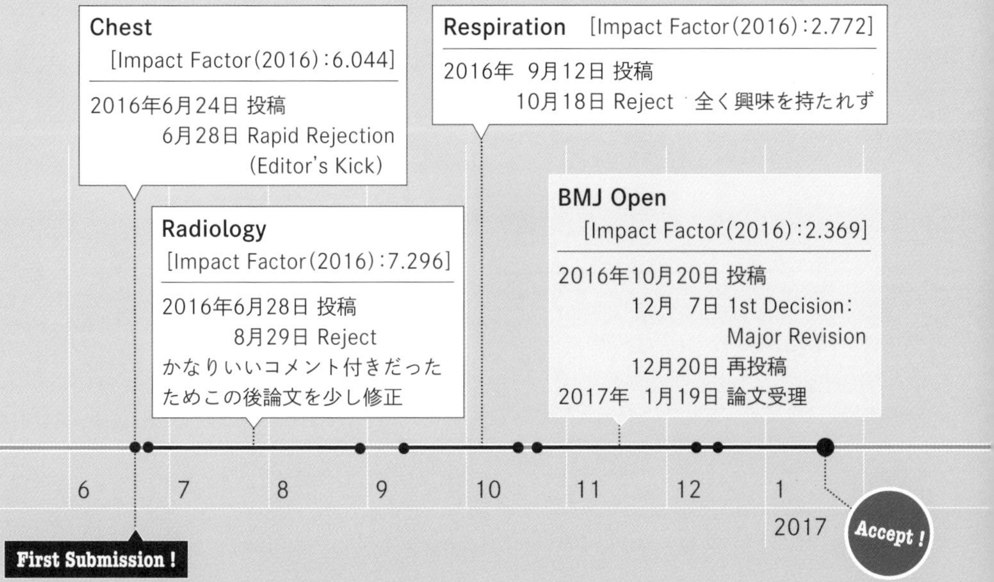

原　今回は岸和田盈進会《えいしんかい》病院の石川秀雄先生と龍華美咲先生にお話を伺います。まず石川先生から簡単に自己紹介をしていただけますか？

石川　私は循環器内科として医師のキャリアをスタートしまして、大阪府内にある近畿中央胸部疾患センターという呼吸器専門病院の循環器内科に17年間在籍しておりました。呼吸器専門病院の循環器内科では経皮的冠動脈形成術（Percutaneous Coronary Intervention: PCI）の需要は非常にわずかで、徐々に喀血のカテーテル治療に携わるようになり、呼吸器専門医も取得しました。今ではどちらかというと呼吸器が専門になり15年ほど喀血治療を行っています。学会も呼吸器関連しか行かず、今や循環器学会は点数を取るためだけに行っているくらいの感じです（笑）。

原　そうなんですね（笑）。バックグラウンドが循環器内科で現在は呼吸器の専門医だが喀血のインターベンション治療が中心という異色の経歴ですよね。

それでは次に、龍華先生も簡単に自己紹介をしていただけますか？

龍華　私は完全な呼吸器内科医で、喀血のカテーテル治療を始めて5年目になります。3年前に岸和田盈進会病院に移動してきました。理由は2つありまして、1つは世界一の治療経験症例数をお持ちの石川先生のもとで研修をさせていただきたかったからです。もう1つは、喀血・肺循環センターの治療実績を論文として発表するためのデータ化をお手伝いしたかったためです。

原　ありがとうございます。それでは簡単に今回の論文について私から説明します。

今回掲載されたのは、BMJ OpenというImpact Factor（2016）が2.369点の雑誌です。論文の内容は、慢性喀血の患者さんに対する超選択的気管支動脈コイル塞栓術（Super-Selective Bronchial Artery Coil Embolization: ssBACE）の治療効果を検証したものです。現時点ではまだ少し珍しい治療法という位置付けですが、石川先生たちは金属コイルを使用したssBACEを施行して喀血の長期止血を得る治療をしています。489の治療例を後ろ向きに評価したところ、止血率は1年間で86.9%であり、他の治療法に比べて非常に高い止血効果が得られていることが証明されました。

支援のきっかけ

Rejectで心を折られて塩漬けに

原　初めて先生とお会いしたきっかけですが、2015年の10月27日に私の元上司に石川先生から直接研究支援のメールが届いたんですね。どういった経緯でメールを送ったのですか？

石川　自分の喀血カテーテル治療の経験症例数は世界一であるという認識は以前からあったのですが、業績として残すためにはまずは論文を書く必要があると思いまして、7年ほど前（2010年）にChestという呼吸器系の雑誌に論文を書いて投稿したことがあったんですね。

しかし結果はRejectで査読者からは「原著論文ではなくLetter to the Editorというカテゴリーに出してはどうか」という提案はいただいたのですが、そのRejectで強烈な精神的なダメージを受け結局Letterにも出しませんでした（苦笑）。

原　ああ、なるほど（苦笑）。

石川　その論文はそのままずっと塩漬けになりました。それから3年後くらい（2013年）に、新たにデータをもう一回取り直して新しい論文に取りかかりました。ただ、その論文も結局形にはなりませんでした。

そもそも自分が使っている統計手法が正しいのかということも非常に疑問に思っていたので、臨床疫学の先生や数学の先生に統計手法について相談をしたのですが、お話を聞いていて「何かちょっとおかしいな」と思うことがあったんですね。

原　数理統計の先生に相談されたんですか？

石川　そうです。やはり「どうも話が合わないな」ということがありました。

原　そうですね（苦笑）。

石川　「このままの内容では通らないだろう」と思い、結局2つ目の論文も投稿しないまま塩漬けになりました。

その後、メールをお送りさせていただいた先生の著書を偶然読む機会がありまして、「たぶん学外の人間の論文なんか見てくれないだろう」と思いながらもメールをしたんですね。ところが会って下さるというご返事をいただき、とても驚きました。

原　最初に論文を投稿したのは7年前だったんですね。そしてRejectになって心が折られて塩漬けになったと。

実は石川先生のようにRejectで心が折られる人は非常に多いんですよ。

査読とReject

原　ここでRejectまでのプロセスを簡単に説明します。論文をある雑誌に投稿すると、雑誌が割り当てた査読者が一般的に2～3名付きます。査読者はその論文が学術的に適切な内容であるか、統計解析が適切に行われているかなどを評価します。これを同分野の専門家（Peer）による査読（Review）、すなわちピアレビュー（Peer Review）と呼びます。その Peer Review を通して、この論文が雑誌に掲載する価値があると判断された場合は受理されます。そうでない場合は Reject つまり「拒絶」という通知がきます。Reject のときはなぜ拒絶されたのかという理由が送られてきます。

本来、**査読の Peer Review とは、どうすればその論文が良いものになるかという視点で助言を行う作業です。例えば、過去にも報告があり内容が重複するような研究でも、その研究でしか言えないことは何なのかと考えて助言をすることが本来の査読の目的です**‣。しかし、現状では『批判的吟味』という言葉が独り歩きして、「否定することが仕事だ」と勘違いしている査読者が非常に多いんですね。そのため、Reject の理由が著者の心を壊滅的に折るような内容になっていることが多く、そのような事情を知らない著者はそれを読んで論文投稿に対するモチベーションを失ってしまうのですよね。

‣**極意十四の二**
☞極意本 180 頁

特に日本の雑誌の日本人査読者の質は海外に比べてまだまだ低く、著者の心を折るようなコメントが多いです。**Reject のときは「そういう文句を言う人もいるんだな」というくらいの気持ちを持って、心を折られずに頭を切り替えて次の行動に移ることが大事です**‣。

‣**極意十二の四**
☞極意本 153 頁

自力で関係を構築する行動力

原　支援のきっかけの話に戻りますと、当時の私の上司とは面識はなかったけれども、石川先生は直接メールを送られたんですよね。

他の対談でも触れていますが、そのような**面識のない人に直接連絡を取って関係を構築していくという行動力**が論文を作成して受理に持っていくために重要なんですよ。

極意二の二
☞極意本 13 頁

石川　ああ（感心）。

原　様々な分野の人と関係を作る、**わからないことがあれば他人に助けを求める**、そのために面識のない人に直接メールを送ることができる、そういった行動力を持っていることはやはり素晴らしいですよね。

極意二の四
☞極意本 16 頁

石川先生は 1986 年医学部卒業で私からすれば大先輩なのですが、丁寧なメールで教えを請う先生の謙虚な姿勢に「すごい先生だ」と私は感動しました。

石川　ふふふ（苦笑）。

その後の経緯

原　2015 年の 10 月 27 日にメールをいただいて、1 週間ほど後に面談したんですよね。

実はそのとき当時の上司から私に石川先生からのメールが転送されて、「この論文は形になりそう？」という問い合わせがあったんですよ（苦笑）。先生に送っていただいた論文を私も読んだのですが、正直な話をすると、論文の作法が全くなっていなくて……。

石川　ははは（苦笑）。

原　ただ、論文の文章表現はさておき収集したデータそのものや研究の主旨には非常に価値があると私は感じました。

そのとき私は調査をしたのですが、金属コイルを用いた喀血のカテーテル治療は世界ではほとんど例がなく、特に金属コイルという点では岸和田盈進会病院は世界一の治療実績があり、論文に関しては国立病院機構東京病院が60例ほどのデータの論文を1編出しているくらいで、他には全くデータがない状況だと判断しました。つまり岸和田盈進会病院の**データが非常に貴重だと判断したということです**‣。

‣**極意五の七**
☞極意本54頁

そこで、ぜひ一緒に研究をさせていただきたい、お話を聞かせていただきたいということになり、2015年の11月6日に面談をして支援が決定しました。

その後は、半年ほどで論文を書き上げて2016年の6月24日に投稿し、3つの雑誌にRejectされたものの、4つ目の雑誌のBMJ Openに2017年の1月に受理されたという経過ですよね。

支援全体の感想

原　今回の日本臨床研究学会のサポート全体を通して、どのような印象をお持ちになりましたか？　まずは石川先生にお聞きします。

石川　1つ目は、今回の研究では企業から研究資金を獲得できたのですが、「なぜ研究資金を獲得する必要があるのか」、そして「獲得のために企業とはどう交渉するのか」を原先生に丁寧にご指導いただいたことが大変ありがたかったです。

最初の面談のときに「医者は企業に知財を略奪されすぎである」という、私が全く聞いたことのない理論を原先生が展開されて「私は特にそうであろう」と指摘を受けまして……。

原　ふふふ（苦笑）。

石川　確かに、私は「医師はお金について話してはいけない」という文化のなかで育ったため、「研究のための資金を企業からもらう」という発想が全くありませんでした‣。

‣極意二の一
☞極意本 11 頁

そこを、研究資金の獲得は、企業・患者さん・研究者全員にメリットがある、つまり三方一両得であると原先生に教えていただいたんですね。企業は資金を提供した研究の結果、自社製品の市場が拡大するというメリットがある。そして、その製品が広く使われることで治療できる患者さんが増える。研究者は研究資金を得ることができる‣。原先生には実際に企業と交渉もしていただき、本当に助かりました。

‣極意十四の五
☞極意本 189 頁

もう１つは、研究指導に留まらず、先ほどの研究資金における交渉など、原先生の仕事全般の進め方・質・スピードが非常に素晴らしく感動しました。

今回、論文にも記載している通り研究資金の提供を受けたのが外資系の企業で、手続きなどはすべて本国側で処理をしていたため、厳格な英語の報告書を要求されたのですが、相手企業の想定以上の質とスピードで原先生は対応されていて、相手企業も驚嘆していたと思います。

今回の論文の Funding Disclosure
This study was supported by an independent Boston Scientific Corporation Investigator-Initiated Research Grant. (BMJ Open 2017;7:e014805)

原　ははは（苦笑）。

石川　他にも、実際に研究の指導を受ける際、会話ができるウェブミーティングという最も効率の良い方法をとっていただき、意思疎通を損なうことなく研究を進めることができた‣ことに感謝しています。

‣極意三の一
☞極意本 20 頁

実は、私は仕事が終わって疲労しているときにウェブミーティングで会話をすることは最初は避けたかったんですね。可能であればテキストでのやりとりが希望だったのですが、原先生に指摘いただいた通り情報量の密度が非常に高く、今ではウェブミーティングをしていただいて良かったと思います。

研究資金を適切にマネジメントする

原　1つ目の研究資金の獲得の話ですが、確かに今まで「医師はお金の話をするべきではない」という教育がされてきたんですね。年齢で区別すると失礼かもしれませんが、40歳未満と40歳以上の先生では、お金に対する感覚が全く違っていて、40歳未満の先生だと、企業からの資金獲得について柔軟に考える人が多いと思います。しかし、石川先生くらいの世代だと、やはり研究資金を獲得するために企業と交渉するという発想自体に理解を示されない人が多いのですね。

ただ、研究する上で必要な物を最低限揃えるにはどうしても資金が必要となるため、資金をどうするのかなど、やはり研究者はお金について真剣に考えなければいけないと私は思っています。

私たちの日本臨床研究学会では、企業からスポンサーシップを得て臨床研究の支援活動を行っています。その際、利益相反（Conflict of Interest: COI）を**適切にマネジメントして研究を遂行することが非常に重要ですよね**‣。

実は今、日本で大きな問題になっているのが、ディオバン事件のように、企業から資金提供を受けてその企業のために研究を行いデータを捏造してしまうといった行為です。そうしたことが起こらないように、適切にCOIをマネジメントしなければいけないんですね。

利益相反

相互の利益が相反する状態。臨床研究の場合、企業から資金提供を受けた研究者が企業の利益を優先して効果を過大評価したり副作用を過小評価して、結果として患者の不利益に繋がるような報告を行ってしまうようなことが問題となる。

‣極意十四の三
☞極意本 183 頁

ディオバン事件

高血圧の治療薬であるディオバンの臨床研究に治療薬開発企業の社員が統計解析者として関与したり、治療薬の効果が高く見えるよう予後データを医師が捏造して報告していたとされる事件。

今回の場合、石川先生の施設が企業からスポンサーシップを得て、日本臨床研究学会は研究支援に関してその企業とではなく病院側と契約したため、直接企業から資金提供を受けたわけではないということになります（左図）。そうすると日本臨床研究学会としては、その企業の利益を優先しようというモチベーションは発生しませんよね。そのようにして、客観的にデータの解析や評価ができるように、研究の独立性を担保したわけです。

企業、病院、日本臨床研究学会の関係

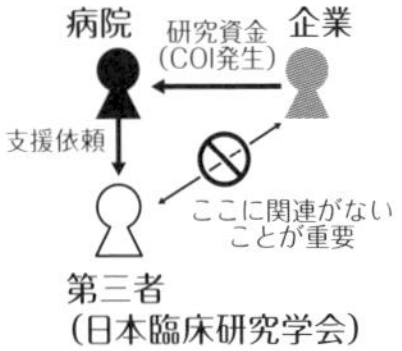

この研究資金の適切なCOIマネジメントは、臨床研究をする上では非常に重要なのですが、日本の臨床研究の教育では「臭いものには蓋をせよ」という空気があって、なかなかこの話題が取り上げられないのですよね。

研究指導の進め方

原　2つ目のコメントの仕事の進め方に関してですが、石川先生はそのような印象を持たれていたんですね（笑）。要するに研究指導のやりとりの際、テキストではなくて会話が必要だということですよね。

石川　ええ、私は最初はテキストで指導を受けたかったのですが……会話が大切ですね（笑）。

原　研究指導をテキストベースで行うか、会話ベースで行うかは人によって考え方が異なるかもしれませんね。ただ、研究指導では研究を進める上での細かなニュアンスや進行状況の確認など、注意すべきポイントがいくつかあり、それらの点をテキストで指導していくことは非常に難しいんですよ。

研究指導だけでなく何事でもそうなのですが、テキストでは誤解を招くような場合は、ウェブミーティングなどで意思疎通を図ることができるよう、スケジュールの調整に時間がかかっても会話で解決するようにしています。

次に、龍華先生はどのような感想をお持ちですか？

龍華　支援開始時点からウェブミーティングで会話をしながら細かい部分まで指導して下さったことが、非常にありがたかったです。以前の数理統計の先生とは「会話が上手く通じていないのでは」と思うことがしばしばあったのですが（笑）、原先生とはそのようなことは全くありませんでした。

特に研究データに関して、変数を１つずつ確認しながら「どのようにデータを収集するのか」「データの欠損があるが、この項目は最終的に使用できるのか」「この変数はデータ収集に時間がかかるので止めておこう」など、細部に至るまで具体的に先生と議論ができたため、結果としてデータを最短で収集することができたのだと思います。

原　**論文を書き上げるという目標のもと研究のサポートを進める上で、研究者側の質問をタイムリーに解決していくことが非常に重要なんですね**。研究者側が何か疑問を持ったとして、「では２週間後のミーティングでまとめて質問して下さい」という進め方では研究が完結するまでに多大な時間がかかってしまうと考えています。そもそも研究を行う上で何か疑問を抱いたらすぐに解決したいじゃないですか。

実践極意
“効率的に論文を書き上げるためには、指導者は研究者側の疑問をタイムリーに解決していかねばならない”

研究開始段階では疑問を抱くことが多いため、ウェブミーティングは頻繁かつある程度の時間を確保して行うようにしています。今回の場合は最初の頃は確か１週間に１回くらい、２時間ほどかけていたと思います。研究が軌道に乗るまでは重点的なケアが必要なんですよね。その後、研究者側に任せることができるようになると経過報告のみのウェブミーティングになって、最後の方では1か月に1回、15分くらいで済ませていたように思います（笑）。

龍華　そうですね（苦笑）。

原　日本臨床研究学会では、そのようにウェブミーティングのタイムコントロールをして研究進行のマネジメントをしています。

データの精度

原　龍華先生が少し話されていましたが、**どのデータをどれくらいの精度で収集するか**▸ということも研究を行う上で極めて重要です。

▸極意七の一
☞極意本 74 頁

今回、絶対に間違えてはいけない変数については龍華先生と石川先生に2人別々に収集していただき、それを照合して数値が合わない箇所は、さらに第三者（秘書さん）に確認していただくという、徹底的なチェック▸をしたのですよね。

▸極意七の二
☞極意本 77 頁

一方で研究の結果にほとんど影響を及ぼさないようなデータ、例えば今回で言うと、身長や体重といった基本情報のデータは、患者背景として論文では Table 1 として示すだけなので、外れ値がないかくらいを確認する程度で、極論すると大雑把な確認で問題はありません。

つまり、そのデータの研究結果に与える影響度に応じて確認作業の精度をコントロールすればいいのです。この考え方を Risk Based Monitoring▸と呼びます。

▸極意七の一
☞極意本 74 頁

実践極意
“研究を効率的に進めるために、時間の配分を意識しよう”

忙しい臨床医の先生が研究を完結させるためには、**どの部分に時間を重点的に使うかといった時間の**

配分を常に意識しながら研究を進めていくことが必要だと考えています。

研究について思っていた通りだったこと

原　次に、臨床研究に関して思った通りだったことをお聞きしたいのですが、石川先生はいかがですか？

石川　論文が受理されるための技術やノウハウが存在するであろうとは思っていました。そして、自分にはそれが致命的に欠落しているであろうとも思っていました。その2点は思っていた通りでした。

想像を遥かに超えていたのは、原先生の持つ技術やノウハウの水準ですね。本当に……、神的なものでした。

原　先生、そこまで盛らなくてもいいんですけれども（笑）。

石川　いえいえ、本当にそう思っているんですよ（笑）。

原　具体的にはどの辺が想像を遥かに超えていたのですか？

石川　うーん、すべてですよねぇ。

原　（苦笑）。

データがあれば何とか……ならない

石川　例えば、データ収集の際「とりあえずデータをすべて集めればいい」と思っていたのですが、原先生からは「まず10例分のデータを先に集めて検討しましょう」と提案いただきました。そのときは「10例だけ先にって、邪魔くさいな」と実は思ってしまったのですが、最終的にその進め方が正しかったんですね。

現在、2つ目の研究を始めていますが、研究開始段階で十分に検討した上で変数を設定することがいかに大事かということを実感しています。**変数の設定というのは、要するに研究デザインの決定とほぼイコールだと思います**‣が、以前の研究では、変数設定の検討をせずにとりあえずデータを先に収集してしまい、研究途中でもう一度データを収集し直す羽目になりました。

‣**極意五の一**
☞極意本 37 頁

原　なるほど……驚いたのですが、そこまで面倒くさいと思っていたのですね（笑）。

石川　ははは（笑）。いえ、初期の頃はですね。はい（汗）。

原　冗談はさておき（笑）、これはデータ収集のピットフォールで、「データがあればなんとかなる」「とりあえずデータを集めたら、そこから何か出るだろう」と思っている人が非常に多いです。

石川　はい。そうです、そうです。

原　私は様々な先生の研究を支援しており、相談も多く受けるのですが、ほとんどの先生は「データがあればなんとかなる」と思っています。しかし、そこは大間違いです。極めて基本的なことですが、特に「アウトカムを取っているかどうか」がキーポイントなんですよ。アウトカムのないデータセットを持ってくる人が非常に多いんですね。

アウトカム
予後情報など、臨床的な効果を評価するための測定項目のこと。エンドポイントとも言い換えられる。

石川　ああ、なるほど。

原　今回の研究で石川先生は理解されたと思いますが、アウトカムのデータを収集していないのに他のデータがあっても、そのデータがアウトカムの改善につながるかどうかは検証できません。

また、アウトカムの定義にも注意が必要です。今回の研究は後ろ向きな研究のため後付けでアウトカムを定義する必要がありましたが、ここでかなりてこずりました。

つまり、「再喀血」というイベントが日常臨床のなかでは一定の定量化された指標で定義されていなかったため、そこが今回の研究で一番の弱点になりました。より具体的な例を挙げると、喀血といっても 10 cc 程度の少量の喀血と、100 cc を超えるある程度の量の喀血があるわけで、喀血イベントとカウントすべき場合、どう定義するのかが難しかったということです。

研究における、アウトカムをきちんと定義してデータを取ることの重大性を、その時点ではまだ意識できていなかったため、そういった形のカルテ記録になっていなかったのだと思います。

石川　本当にそうなんです。

原　今では変数の設定が非常に客観的になったと思います。半定量的ですが、数値で喀血量がどれくらいか収集していますよね。

石川　そうですね。

原　客観的な数値でデータを収集しておくと、エンドポイントの設定を柔軟に変えることができるため、研究デザインに幅を持たせることができるんですね。例えば、再喀血でも「大量再喀血」なのか「少量再喀血」なのかで解析することができる。

実際の収集の手順としては、このように「その変数の設定」で「最後に解析できるのか」を、まずは 10 例くらいのデータで検証してみます。次に各変数をどの程度の精度で収集するか検討します。

このように最初にだいたいの予測を立ててからデータ収集に入るという手順で作業を進めれば、**データ収集のやり直しなどの二度手間を避ける**ことができますよね。

極意七の一
☞極意本 74 頁

臨床研究に取り組む姿勢

石川　データの収集以外では、臨床研究のみが重要ということではなく、日常臨床を優先するというスタンスで指導して下さったことも大変ありがたかったです。

原　日本臨床研究学会では、やはり患者さんのために一生懸命に臨床に打ち込んでいる医師の支援をしたいのです。そのような先生をサポートするために、先生方には臨床を最優先にして下さいと話しているんです。

石川　ああ、なるほど。

原　今回、研究を進めていく上で、石川先生はすごいなと私が思ったことがありました。それは先生の研究に対する姿勢なんですよね。

研究結果の再喀血の 1 年時点におけるイベントなしの生存率が 86.9% というのは、過去の報告と比べて非常に良い数字なのですが、実は石川先生の印象よりは低く、先生はもっと良いと思っていたんですよね？

石川　そうですね。3 年のイベントフリー生存率が特にそうなのですが……。

原　「1 年時点で 9 割を超えていないのか」と非常に衝撃を受けていたじゃないですか。

石川　ああ、はい。そうですね（苦笑）。

原　期待に添わない結果が出たとき、特に年配の先生は「これ、なんとかデータを調整してイベント回避率が見た目上高くなるようにできませんか？」といった発言をすることが多いのですよ。そのような先生は全く患者さんの方を向いておらず、自分のことしか考えていませんよね。

あのとき石川先生は「あっ、これだけしかないのか」と結果を受け入れて「ではその予後を臨床的に改善するにはどうすればいいのか」という発想にすぐに切り替わり、「自分たちが適切にデータを収集して、間違いがないかどうかを２人で別々に行ってそれを合致させたデータから得られた結果なので、この結果は正しいのでしょうね」と仰ったのが、私は強く印象に残っています。真の臨床家だと思ったんですね。

石川　いや（苦笑）。

原　先生は患者さんの方を向いているんですよね。私はそのときに石川先生の研究を全面的に最後まで絶対にサポートしなければいけないと強く決意したんですよ。

龍華先生は再喀血率の数値について、どう思われましたか？

龍華　私はやはり……それくらいかなと思っていました（笑）。ただし実際にデータを取って確認しないとなかなか体感できないことですので、石川先生がそう思われていたのもよくわかります。現場の感覚的には、特に１年を超えると再喀血の患者さんが少し増えると感じているスタッフも実際にいて、「確かに得られた結果の通りだよね」ということを話していました。

原　データが語りかけてくれるものは色々あってとても面白いですよね。**想定外のデータであっても、ありのままに受け入れて客観的に解釈することが重要です**‣。

‣極意七の四
☞極意本 82 頁

Case 5

地道な努力が必要

原　龍華先生は、研究で思っていた通りだったことはありますか？

龍華　これは今後サポートを受けるかもしれない先生方へのメッセージでもあるのですが、サポートを受けたからといって魔法のように苦労することなく研究が完結するわけではなく、地道な努力が必要だということです。ただ、道筋を原先生が完璧に整理して下さったため、容易に進めることができました。

原　特に、データの収集は地道な作業なので、忍耐力は必要ですよね。ちなみに龍華先生はこれまで研究をされたことがあったのですか？

龍華　以前に上司の先生のデータ集めをお手伝いしたことがあります。

原　なるほど。

龍華　当時は研究内容についてあまり理解していなかったことに加えデータの入力方法も悪かったため、完成したデータは全く使えず、申し訳ない思いをしました。

原　なるほど。ありがちですね。そのときは何例くらいのデータを集めたんですか？

龍華　よく覚えてはいないのですが、100例は越えていたと思います。

原　かなり大変だったでしょうね（笑）。

実践極意
“データ収集は地道に行うしかない。コツコツと辛抱強く取り組もう”

臨床研究では、**地道にコツコツとデータを収集するという作業は必須で、この作業に関してはなかなか効率化を図ることができません**。今回の研究では龍華先生に地道にデータ収集をしていただいたからこそ研究が上手く完結できたのだと思います。

研究について思っていたことと違ったこと

統計解析の重要性は研究全体の１割にも満たない

原　逆に、研究について思っていたことと違っていたことには、石川先生はどんな点がありますか？

石川　医学統計に関してはすべて予想外でした。

そもそも、原先生の上司には、医学統計について相談することが最初の目的で伺ったんですね。とにかく医学統計がわからない、統計ソフトもJMPだとかSPSSとかありますがどれを使えばよいかわからないといった状態で、まず医学統計をクリアーしないと研究が前に進まないという焦りがありました。

しかし、原先生からは医学統計以前に根本的に論文として成立していないし、まず英語表現もできていないとダメ出しをいただきまして……（苦笑）。

その後、原先生にデータを見直していただき、データを再収集したのですが、医学統計はその作業の最後の最後にしただけだったんですね。しかも、ウェブミーティング中に原先生が私の目の前で手際よく生のデータをExcelで集計・編集しさらにRで解析されていて、それを見て医学統計の敷居の高さが一気に低くなりました。

原　ははは（笑）。単施設の研究で使うような統計解析は実は非常に簡単ですからね。

石川　その後、原先生のRの教科書をアルバイト先で１日ほどですべて読み切って、その頃に開催された呼吸器学会では独自に解析した相関解析の結果で報告発表をしました。

Rの教科書
「臨床医のためのRコマンダーによる医学統計解析マニュアル」。URLは本頁下部。

http://rcommanderdeigakutoukeikaiseki.com/

そこでようやく、臨床研究で必要とされる統計解析はこの程度でいい、**統計ソフトウェアは無料の R を使えれば十分である**‣、ということを理解しました。

‣極意六の四
☞極意本 63 頁

原先生のような指導者がいて統計解析の実際をハンズオン形式でサササッと見せていただいたため、今回統計解析の壁をすっと乗り越えることができたのだと思います。こんなに簡単に長年の困難が解決するとは思っていませんでしたが……（笑）。

原　ははは（笑）。

石川　今思えば、なぜ JMP を何十万円も払って買ったのか、廃版になった Statview を使うためにわざわざサポート期限の切れた古い OS の Windows XP を数台残してなんとかしようと時間を費やしたのか、と後悔してしまいます（笑）。

原　臨床研究を行う上で医学統計が最も重要で「医学統計だけできれば研究ができるんだ」と思い込んでしまっている人は多いんですよ。しかし、医学統計に費やす時間は研究全体から見るとわずか 1 割にも満たないと思います。今回の研究でも論文は何か月もかけて書きましたが、統計解析に使った時間は丸 1 日もないと思います。

解析手法には色々ありますが、**今回のような後ろ向き観察研究であれば、平均や中央値といった要約統計量や、Kaplan-Meier の生存曲線など基本的な手法だけで十分**‣なんですね。

‣極意六の一
☞極意本 57 頁

ですから、高度な解析手法を学ぶことよりも、どのような患者さんにどういうメリットがあるからその研究を行うのかという研究デザインや Clinical Question の部分に頭を使うことが非常に重要だと思います。

Clinical Question
臨床上生じた疑問。

少なくとも臨床医が統計解析の理論や数式を習得する必要はなく、**どのような場面でどういうやり方で解析をすればいいかさえ知っていれば十分**‣だと考えています。

‣**極意六の二**
☞極意本 59 頁

私はいつも車の運転に例えるのですが、ハンドルとアクセル、そしてブレーキの使い方さえ知っていれば車を運転できますよね。運転するためにエンジンの構造を理解しておく必要がありますか？

石川　なるほど。必要はありませんよね。

原　医学統計における理論の部分が車の例でいうところのエンジンの構造に当たると考えています。

臨床医が自分の Clinical Question を検証するためには、ハンドル、アクセルとブレーキ、すなわち先ほど述べたようなレベルの基本的な統計手法だけ使えれば十分だと思います。もちろんより高度な解析を必要とする場合には専門家のサポートが必ず必要になってきます。しかし臨床医には医学統計の学習に余計な時間を費やして欲しくないと常々私は思っています。

現実に論文になるとは……

原　龍華先生の思っていたことと違っていたことはどんな点ですか？

龍華　これはもう「現実に論文が完成した」ということが……

原・石川　ははは（爆笑）。

龍華　最大の驚きでした（苦笑）。

原　論文が完成しないと思っていたんですか？？　これだけ頑張っていたのに……（苦笑）。

石川　龍華先生は確か、最初の原先生との面談のときに「我々の研究は大丈夫なのかな」と思っていたんですよね。

龍華　「上手くいくかもしれない」という気持ちはあるにはあったのですが、実際に形になったというのはとても……嬉しい（ほっこり）。

石川　そうですねぇ（しみじみ）……。

原　論文になったこと自体が想定外というのは（笑）、龍華先生の素直な、率直な意見だと思いますが……ちょっと面白いですね（爆笑）。これまでの対談では出てこなかった感想です（笑）。

石川・龍華　ははは（笑）。

原　確かに今回の論文受理までの道のりは、非常に困難であったと思います。まず臨床業務を行いながら500例近くのデータを集めるのは大変な作業でしたよね。

それから受理までに3回Rejectになりました。1回落ち、2回落ち……となってくると、自分たちの研究に果たして価値があるのだろうか、と自信がなくなっていくじゃないですか。石川先生がChestに投稿してRejectされて心が折れたことと同じで。そう考えると龍華先生の感想は頷けるような気がします。

研究のアイデアに応じた投稿戦略

原　「金属コイルによる気管支動脈塞栓術」という今回の研究のアイデアは、ほぼ世界初に近い話題なんですよ。しかし、欧米の雑誌ではアジア人が著者だと世界初のアイデアをテーマにした論文は非常に受理されにくいんですよね。

デリケートな話ですが、欧米の医学雑誌は白人を中心に動いていることも多く、アジア人が世界初の研究を発表するのは、やはり良く思われないのですよね。

私はAmerican Heart Associationでいくつか賞を獲得して、海外の人との交流がありますが、やはりアジア人は差別されます。アジア人が目立ちすぎてはいけないという雰囲気が確実にあるんですね。欧米の雑誌に投稿するのであれば、目立ちすぎない程度に主張するといった体裁にしないと受理されにくく、実は今回のテーマで受理されるのは非常に難しかったと思います。

石川　そうなんですか。

原　患者さんの治療法を改善する非常に良い研究結果でしたが、今回の論文はおそらくBMJ Openくらいのレベルの雑誌にしか受理されないかな、という感覚は最初から持っていました。

例えば、今回の研究はインターベンションの手技をテーマにしていたため、Radiologyという放射線科で一番Impact Factorの高い雑誌に投稿し、結局Rejectにはなりましたが、査読者からは非常に好意的なコメントが多かったですよね。

なぜかというと、Radiology誌はBlind Reviewで、査読者は誰が投稿したのかわからないため、著者がアジア人とは知らなかったからだと考えています。

石川　ああ、なるほど。そういった背景が色々とあるんですね。Double Blindなんですね。

原　そう、Double Blindなんです。そうすると論文の内容だけで評価されるため、Radiology誌ではコメントが好意的だったのだと考えています。

Double Blind
著者、査読者ともに相手が誰だかわからない査読のシステム。Single Blindだと、著者は査読者が誰かわからないが、査読者は著者が誰かわかる。

海外の雑誌で論文が受理されるためには、そのような戦略も考えて、白人が受け入れやすい形で表現することもテクニックの1つです。研究を行って海外で発表しようと考えている人は必ず意識して下さい。

ただしインターベンションというテーマは、アジア発で世界で勝負できるテーマの1つではあるのですね。今回取り上げた「喀血に対するコイル治療」はこれから**トレンド**‣になって確実に普及していくと思います。今回はBMJ Openということで雑誌のレベルはそこまで高くはありませんでしたが、将来的に引用数はかなり伸びると思います。

‣**極意五の七**
☞極意本 54 頁

石川　Open Access Journalの場合は引用されやすそうですね。

原　そうですね。BMJ OpenはOpen Access Journalで誰でも無料で閲覧できるため、確かに見てもらいやすいですよね。

臨床研究でキャリアアップしたい先生方へのメッセージ

原　最後に、臨床研究でキャリアアップしたい先生方へのメッセージをいただきたいのですが、まず龍華先生からお願いできますか？

龍華　もし臨床研究を行いたいと考えているのであれば、まず日本臨床研究学会へ一度連絡してみてはいかがでしょうか？

原　ははは（汗）。

龍華　原先生が適切なアドバイスを下さって、その後に具体的な道筋が見えてくるのではないかと思います。臨床医の研究に費やせる時間は限られているため、そのなかでいかに効率的に最短の時間で研究を完結させるかが重要だと私は考えています。それが原先生のご指導を受けることで、必ず可能になると思います。

原　ありがとうございます。ご指摘の通り、多忙な臨床医が効率的に研究に取り組むことができるよう時間効率を重視して支援させていただいております。ただし支援する人の選定はかなり厳しく行っていますので、私が思わず支援したいと思う内容がメッセージに込められていなければスルーされる可能性も高いです。そのあたりはご理解の上でご連絡いただければと思います（笑）。

石川先生はいかがでしょうか？

卒後30年でも諦める必要はない

石川　私は本当に極端な例で、医師歴が30年で年齢も58歳になるのに、これまで発表した英語論文はゼロという状況だったんですね（苦笑）。それでも臨床では第一線の仕事をしていて、このままでは無冠の帝王で終わってしまうのでないかと焦燥感に駆られておりました。

私自身の人生の問題だけではなくて、日本の医師がこれだけ立派な仕事をしているのにその成果を論文という形で海外へ発表できていないことにも不甲斐なく思っていました。一方で、この4～5年の間で急激に中国やインドなどの日本以外のアジアの国の論文数が伸びてきていることを目の当たりにして、日本発の論文を書かねばならない気持ちはあったんですね。

そのように思いつつも、長らく実現できていなかったのですが、今回、原先生との出会いによって、ようやく形にすることができました。原先生は私たちの研究を「ダイヤモンドの原石」と表現して下さいましたが、いよいよ「ダイヤモンドの宝石」に磨き上げられる段階に入ったと実感しております。

医師歴30年で初めての論文ですから……（笑)、皆さんも諦めずに取り組んでいただきたいと思います。

原　ははは（笑)。

石川　今回がゴールではなくてようやくスタートしたと心から思っていますし、アイデアも豊富に持っていますので、今後も原先生にご指導いただきながら次々と論文を発表していきたいと思っています。私で発表できるくらいですから、皆さんも日本臨床研究学会の門戸を叩かれて……原先生に支援してもらえるかどうかはハードルもあるようですが、頑張って下さい。

原　石川先生は謙遜されておられますが、東京大学出身で大阪大学に編入で入られて英語力も非常に高く、58歳という年齢にしては色々な物事に対して非常に柔軟でいらっしゃって……LINEを使われますよね？

石川　はい。Facebookもですね。

原　そうそう。LINEもFacebookも使う58歳の医師……臨床に限らず色々な方面で新しいことに挑戦し続けている石川先生のような方がいらっしゃることが驚きでした。

「30年かかった」と話されましたが、Never give upで7年前に開始して書き始めた論文が、それから7年後の今、受理されたのは、やはり不屈の精神があったからこそです。繰り返しになりますが、**臨床研究を進める上で、コツコツ前進させること、諦めない心が非常に大切**なんですよね。

極意二の五
☞極意本17頁

最後に私からのメッセージです。金属コイルを使用した喀血治療は今後必ずトレンドが来て、世界標準の治療手法になると確信しています。海外へ留学する医師は帰国後の働き方を見据えて留学することが多く、まだ日本に輸入されていない新しい医療機器の手技を学び、帰国後に日本でのパイオニアとなり国内でその分野を引っ張っていくという戦略を取ることが多いと思います。

今回の超選択的気管支動脈コイル塞栓術に関しては、石川先生の施設がパイオニアで世界のトップをリードしていくことになると思います。もし、呼吸器内科や放射線科の先生で喀血治療のインターベンションに興味があり、その分野でパイオニアになる、トップをとりたいと思う方がいらっしゃったら、私でもいいですし、石川先生でもいいのでぜひご連絡下さい。石川先生の施設にモチベーションの高い医師にたくさん集まっていただき、さらに研究実績を積み上げていきたいと思っています。

連絡先
本頁下部。

石川　私たちの施設のホームページに研修プログラムが載っておりますので、是非ともご検討お願いします。

岸和田盈進会病院のホームページ
URL は本頁下部。

原　本日は、石川先生、龍華先生どうもありがとうございました。

（対談日：2017 年 1 月 23 日［第 2 回］）

石川先生の E-mail　h_ishikawa@eishinkaihsp.or.jp
日本臨床研究学会　https://www.japanscr.org/「お問い合わせフォーム」
岸和田盈進会病院のホームページ　http://www.eishinkaihsp.or.jp/

石川先生・龍華先生からのメッセージ

研究について思っていた通りだったこと

石川：同じデータを用いても、論文をより確実にアクセプトにまで持ち込む技術・ノウハウというものが存在します。ただし経験と情熱に裏打ちされた原先生のそれは、想像をはるかに上回る水準のものでした。

龍華：論文になるまで、コツコツデータを集める努力と忍耐力はやはり必要でした。

研究について思っていたことと違ったこと

石川：統計学について長年頭を悩ませていましたが、一年前まで悩みの種だった統計学は、重要ではあるが臨床研究のごくごく一部分にすぎないことを、この1年間の論文投稿までの作業を通して痛感しました。

龍華：コツコツやってもモノにならないかもしれないと思っていた仕事が実際論文になったので、正直驚きました。

臨床研究でキャリアアップしたい先生方へのメッセージ

石川：私は30年の臨床経験（市中病院のみ）のうち、ライフワークである喀血のカテーテル治療に17年前から打ち込んできました。年間症例数も累積症例数も、また仕事の質も世界一であると自負しています。日本の呼吸器の世界ではかなり知名度も上がってきましたが、英語論文が一本もないことを恥じ、苦痛にさえ感じてきました。しかし、なかなか打開策が見当たらず、ほとほと困惑しておりました。原先生は私たちの喀血・肺循環センターの仕事を「ダイアモンドの原石」と表現して下さいましたが、原先生のプロフェッショナルなご指導により研磨された私たちは、いよいよ本物の光り輝く宝石への最初のステップを踏み出しました。すでに複数の臨床研究が現在進行中です。これからも原先生に強力なブレーンとして大所高所からご指導賜り、次々と論文を出していく所存です。

龍華：忙しい臨床実務のなかでは研究に使える時間は限られていましたが、その貴重な時間を活用し成果を出すためには日本臨床研究学会からの支援は非常に有用でした。私たちもまだ論文化したいテーマはありますので、今後も日本臨床研究学会と原先生にはお世話になりたいと思います。

複数の臨床研究が現在進行中

本書執筆時点ですでにもう1編の研究結果を投稿中であり、その他3つの研究プロジェクトが走っている。

Case 5のまとめ

臨床研究を完結させるために必要なマインドセット

□面識のない人に直接連絡を取って関係を構築していく行動力。

□わからないことがあれば他人に助けを求める謙虚な姿勢。

□Never give upの精神でコツコツと地道に取り組む。

□どの部分に時間を重点的に使うか、時間の配分について意識せよ。

研究資金

□研究資金を獲得する際には、企業・患者さん・研究者全員にメリットがあるような、三方一両得となる枠組みを考える。

□研究をする上で必要な物品を最低限揃えるためには資金が必要となる。資金をどう準備するのかを研究者は真剣に考えなければいけない。

□企業から研究費を得て臨床研究を行うときは、利益相反（Conflict of Interest）を適切にマネジメントする。

□日本の臨床研究の教育では、研究資金の取り扱いや利益相反マネジメントについて十分な指導がされていない。

研究指導を潤滑に進めるために

□研究指導では、研究を進める上での細かなニュアンスや進行状況の確認など、注意すべきポイントが数多くある。

□そのため、テキストベースで指導するよりも、情報量の密度が高く正確な意思疎通を図ることのできる会話ベースでの指導が相応しい場面が多い。

□効率的に論文を書き上げるためには、研究者側の疑問点をタイムリーに解決することが非常に重要である。

データ収集のポイント

□どのデータをどれくらいの精度で収集するか研究前に考えておくことは、研究を最速最短で形にする上で極めて重要である。

□絶対に間違いがあってはいけない変数については、複数人でデータの確認作業を行う。

□研究の結果にほとんど影響を及ぼさないようなデータについては、確認作業が大雑把でも問題はない。

□データの研究結果に与える影響度に応じて確認作業の精度をコントロールする考え方を、Risk Based Monitoringと呼ぶ。

□「データがあれば何とかなる」ことはない。アウトカムのあるデータをきちんと収集せよ。

□客観的な数値でデータを収集しておくとエンドポイントの設定を柔軟に変更することができるため、研究デザインに幅を持たせることができる。

□データの収集は、まず少数例でそのデータの変数設定と解析可能性を検証した上で、実際の収集に入る。そうすれば収集のやり直しなどの二度手間を避けることができる。

□データ収集は地道にコツコツと行うしかない。この作業に関しては効率化を図ることは難しい。

臨床研究に取り組む姿勢

□患者さんに良い治療を提供するために臨床研究を行うという大原則を忘れてはいけない。

統計解析

□統計解析に費やす時間は研究全体から見るとわずか１割にも満たない。

□基本的な手法として、要約統計量の計算、二群比較の検定（名義変数と連続変数について）、オッズを計算するロジスティック回帰分析、ハザードを計算するコックス回帰分析、そしてイベント率を推定するカプランマイヤー法の５つの手法を使えれば論文を書くことができる。

□臨床医が統計解析の理論や数式を習得する必要はない。どのような場面でどういう手法を用いて解析をすればよいかさえ知っていれば論文を書くには十分である。

海外雑誌に投稿するために

□欧米系の雑誌では、アジア人のみが著者で世界初のアイデアをテーマにした論文は非常に受理されにくいことを覚えておく。

□残念ながら世界は白人第一主義で回っていることが多い。目立ちすぎない程度に研究結果を主張するといった体裁にするという戦略も論文受理には有効である。

査読

□査読とは、どうすればその論文が良いものになるかという視点で著者への助言を行う作業である。

□『論文の批判的吟味』という言葉が独り歩きして「否定することが査読だ」と誤認している査読者が日本では特に多い。

Column ▶ 時代の流れをつかむ

正義が勝てるようになってきた

肩書でなく実力で勝負できる時代になってきたことと同じメカニズムで、最近は既得権益保持者が悪事を情報統制等を用いて組織内部でもみ消すことが難しくなってきて、結果として正義が勝てる時代にも移行しつつあります。

医療業界でいうと、子宮頸がんワクチンの安全性を検証する発信を続けてきた村中璃子先生が、日本において既得利権保持者から無視され、足を引っ張り続けられながらもイギリスの一流科学誌「ネイチャー」のジョン・マドックス賞を受賞した話などからも読み取れます。

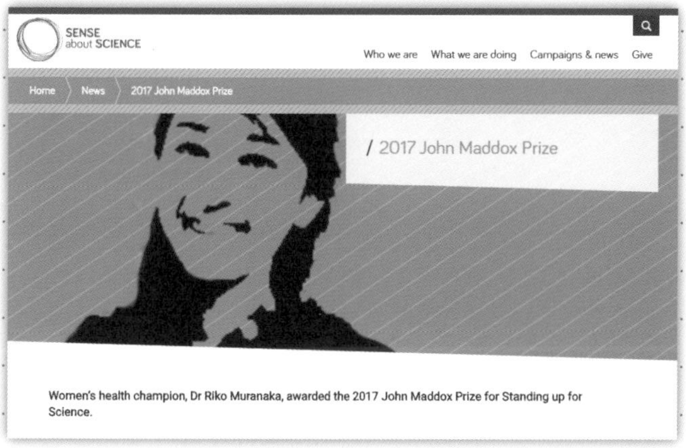

（http://senseaboutscience.org/activities/2017-john-maddox-prize/ より）

声を上げることで正しい人が勝てる時代、医学的に正しいと信じる信念を持っていれば、たとえ最初は権威から否定されようとも最後には勝てる時代です。

ぜひ Never give up の精神で臨床研究を続けて、正しい医療を発信し続けて下さい。

Case

6

論文に症例数はどれだけ必要か？

nが20でも通るんです

水谷 一輝（みずたに・かずき）

論文投稿時の所属　大阪市立大学医学部附属病院循環器内科

経歴　2006年大阪市立大学卒業　研究開始時医師11年目

研究開始時点での英字論文経験　原著論文0編、症例報告1編、Letter 0編

今回の掲載雑誌　Circulation Journal（日本循環器学会英文誌）[Impact Factor(2016)：3.544]

論文詳細　Mizutani K, Hara M, Ishikawa H, Nishimura S, Ito A, Iwata S, Takahashi Y, Sugioka K, Murakami T, Shibata T, Yoshiyama M. Safety and efficacy of simultaneous biplane mode of 3-dimensional transesophageal echocardiography-guided antegrade multiple-inflation balloon aortic valvuloplasty in patients with severe aortic stenosis. Circ J. 2017;81:748-754.

論文受理までの経過

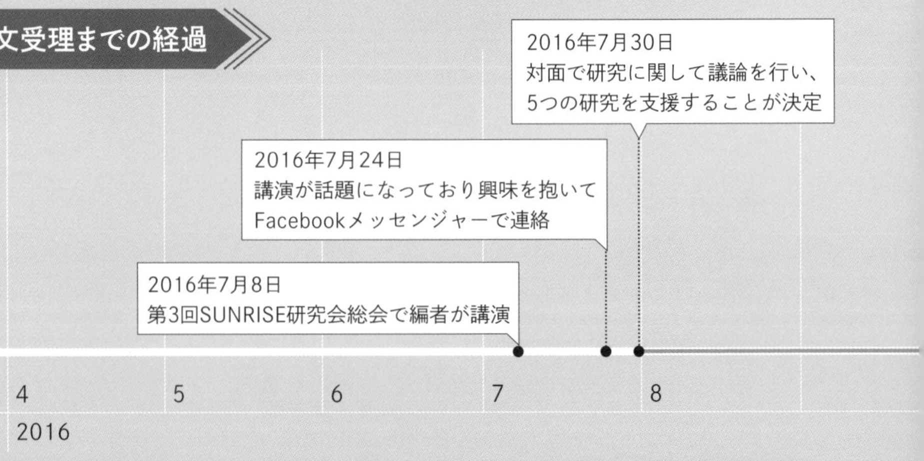

2016年7月30日
対面で研究に関して議論を行い、
5つの研究を支援することが決定
2016年7月24日
講演が話題になっており興味を抱いて
Facebookメッセンジャーで連絡
2016年7月8日
第3回SUNRISE研究会総会で編者が講演
4
5
6
7
8
2016

内容　大動脈弁狭窄症の治療法に、経皮的大動脈弁バルーン形成術（Balloon Aortic Valvuloplasty: BAV）というバルーンを膨らませて弁を広げる治療がある。

今回の研究では、BAV の施行にあたり、ゆっくりと何度も風船を膨らませる形で施行した場合の短期予後と長期予後を 20 例で検証し、既存のエビデンスデータに比べて治療成績が優れている可能性を報告した。

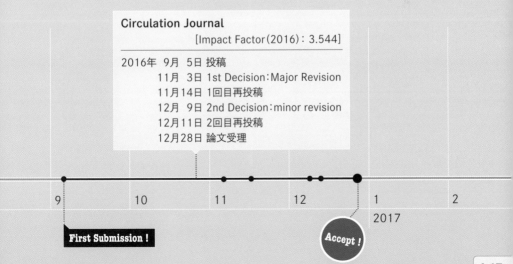

Circulation Journal
[Impact Factor(2016)：3.544]

2016年　9月　5日 投稿
11月　3日 1st Decision：Major Revision
11月14日 1回目再投稿
12月　9日 2nd Decision：minor revision
12月11日 2回目再投稿
12月28日 論文受理

原　今回は、大阪市立大学医学部附属病院循環器内科の水谷一輝先生にお話をお聞きします。水谷先生、簡単に自己紹介をお願いします。

水谷　私は2006年に大阪市立大学を卒業し、現在医師11年目になります。大学院には行かず、ずっと臨床一筋で過ごしてきました。近年は特にカテーテル・インターベンション、経皮的大動脈弁置換術（Transcatheter Aortic Valve Implantation: TAVI）や経皮的冠動脈形成術（Percutaneous Coronary Intervention: PCI）に従事しています。日々臨床データの収集などをしてはいましたが、なかなか論文として発表することはできませんでした。

原　水谷先生は循環器内科のバリバリのカテーテル・インターベンショニストで、臨床能力は非常に高いものの、今まであまり機会に恵まれず、論文を書くことができなかったのですね。しかし、昨日論文が受理されましたね！おめでとうございます（笑）。

水谷　ありがとうございます（笑）。

原　今回の論文は症例数が20だったのですが、この症例数でImpact Factor（2016）が3.544点のCirculation Journalに受理されたのは、比較的珍しいことだと思います。後ほど話題に挙げますが、研究のアイデアに新規性があったからこそですね。

支援のきっかけ

SUNRISE研究会の講演

メールマガジン
「臨床研究の立ち上げから英語論文発表までを最速最短で行うための極意」。
URLは本頁下部。

原　私と水谷先生の出会いについてお聞きします。私は臨床研究と英語論文をテーマとしたメールマガジンを発行しており、通常はメールマガジンの読者から連絡がきて研究の支援をするパターンが多いのですが、水谷先生はメ

http://study.rcommanderdeigakutoukeikaiseki.com/

ールマガジンの読者ではなく、私と全く面識がないにも関わらず直接連絡を取ってきたのでしたよね（笑）。

水谷　そうですね。2016年の7月に開催されたSUNRISE研究会の総会で原先生が講演されたのですが、衝撃的な内容だったと翌日Facebook上で話題になっていたのですね。私は講演を聴いていなかったため、「何が起こったんだろう」と興味をかきたてられて先生に連絡を取りました（笑）。

SUNRISE（サンライズ）研究会
若手循環器内科医のキャリアを総合的に支援することを目的に設立された団体。
2016年の日本心血管インターベンション治療学会内で総会が開催された。
そのときの講演のレポートが研究会のホームページに掲載されている。URLは本頁下部。

原　その講演では、世界で勝てる研究とはどういう戦略に基づいて行われるべきかとか、研究結果を現場に届けるためのノウハウとしてどのような方法があるのか、といった話をしました。通常、SUNRISE研究会では講演の動画を公開するのですが、私の講演については、あまりにも刺激的な発言が多すぎて「今回は公開できない」ということになりFacebookで若干話題になっていたのですよね（一同、笑）。

行動力の重要性

原　水谷先生は面識のない人へメールやメッセージを送ることに抵抗はなかったのですか？

水谷　そうですね。学会などでも興味を持った人には、目上の先生でも外国人でも、気軽に話しかけることができる性格です。留学志向も少しあったため、日本の学会に来ている外国人に突撃してメールアドレスを聞くといったこともよくしていました。

原　いいですね。そういった**面識のない人に直接連絡を取って関係を構築するという行動力は、臨床研究を成功させるために必要なんですね**‣。

‣**極意二の二**
☞極意本13頁

http://sunrise-lab.net/report/page_r17.html

面識のない人に連絡を取って断られたとしても嫌われたとしても関係性はゼロのままですよね。逆に関係が構築できたらプラスになります。

そういった「何かに挑戦するたびに得たものを自分にプラスする」という加点マインドを持って、貪欲に行動すること、面識がない人とでもネットワークを築いていけるような能力を身に付けることが研究を進める上で非常に大事なんですね。

水谷先生から連絡が来て一週間ほど後に実際にお会いし、SUNRISE 研究会での講演内容について私から説明させてもらいました。そのときに先生の持っていた色々なアイデアを聞かせてもらったのですよね。

研究テーマの選定

水谷　5つほど研究のアイデアをお話ししたと思います。

原　そうでしたよね。水谷先生のアイデアを聞いたとき、考えながら臨床をしていることがうかがえる、卓越したアイデアだなと驚嘆したことを憶えています。論文になるようなアイデアは、臨床で1人1人の患者さんに対してどのような治療が最適なのかを常に考えていないと絶対に出てこないのですね。先生はアイデアの宝庫だなと感じたのですが、そのうちの1つが今回の研究テーマですよね。

水谷　はい。経皮的大動脈弁バルーン形成術（Balloon Aortic Valvuloplasty: BAV）の研究ですね。

原　でも実は、この「BAV」のアイデアだけは自信がなかったんですよね？

水谷　そうですね（苦笑）。「これは少し微妙なんですよ」と言って最後にこの話をしたことを覚えています。

原　その理由については後ほど詳しくお聞きしたいと思います。いずれにせよ、色々なアイデアを聞いて研究を支援することが決まったのですが、まず「進めやすいものから始めよう」ということで症例数が少ないこのBAVのアイデアから取り組みました。

その後の経過は、2016年の8月7日に教授に論文発表と私の支援に関する許可を取り、約1か月後の9月5日に1回目の投稿をして、Reviseには時間がかかり約4か月後の12月28日に受理されました。

研究について思っていた通りだったこと

メンターの重要性

原　今回の研究で思っていた通りだったことはありますか？

水谷　研究と論文作成の支援をしてくれる環境があって、さらに**メンターが付いてくれることは非常に重要**‣だと改めて思いました。

‣極意三の一
☞極意本20頁

原　なるほど。メンターになってくれる人はなかなかいませんよね。

水谷　正直な話、今の職場の自分の診療科の上司のなかにはいませんでした。

原　論文を書くためのメンターが、ということですよね。

水谷　はい。他の組織や他の診療科でとても尊敬できる先生はいらっしゃいましたが……。

原　さすがに違う組織、診療科では研究の相談まではできませんからね。研究を始めたいと思っても教えてくれる人がいないため頓挫してしまうといったケースは非常に多いと思います。私も色々な先生を支援していて感じますが、メンターが見つからないことに皆さん苦労されています。

効率的に研究を進める、論文を書き上げる上では、やはりメンターがいるということは重要です。また、メンターを１人に限定する必要はありません。現在メンターがいたとしても、なってもらえるような人を常に探すのがよいと思います。

新規性があればｎが少なくても論文になる

新規性
FINER でいうところの New に相当する。
☞極意本 38 頁

原　もう一点、事前アンケートにあった「新規性があればｎが少なくても論文化できる」ということも、思っていた通りだった点としてコメントをしてくれていますね。

水谷　そうですね。以前から論文を読む習慣があって、この論文では何を言いたいのか、どのような新しいことを言っているのかが Introduction で必ず記述されていたため、何か新しいことを取り上げればきっと論文にできるのではないかと思っていました。

ただ、自分がしている臨床のなかの何が世界から見て新しいのかは、日々考えてはいましたが、答えは見つかっていませんでした。

原　なるほど。「新規性があればｎが少なくても論文化できる」という感触はもともとあったけれども、自分の行っている臨床行為において新規性のある点が何かまでは明らかではなかったということですね。しかし、新規性があったとしても、今回の n=20 はかなり少ない印象がありますけれども……（苦笑）。

水谷　ははは（笑）。

原　n=20ですよ。20例で原著論文を書けると思っていたということでしょうか？

水谷　そこは正直な話、思っていませんでした。この数でよく……先輩からは予後のような一般的なことを検証しても、インパクトは全くないよとも言われていました。

原　そうですよね。それが普通の感覚だと思います。ちなみにどれくらいのnがあったら論文化できるという感覚だったのでしょうか？

水谷　雑誌に掲載されるとしたら、少なくともn=100は必要だろうというイメージでした。

原　なるほど（苦笑）。n=100ですか。

私のメールマガジンでも書いていますが、**30例のデータを集めることができれば、それなりのレベルの雑誌は狙える**‣と考えています。もちろん、研究のコンセプトが極めて明確で**臨床的な意義が非常に高い**‣ことが条件です。

‣**極意五の三**
☞極意本43頁

‣**極意五の二**
☞極意本40頁

20例ではやはり少なく、20例を切ると論文化はなかなか厳しい印象があります。

水谷　なるほど。

原　一方、n=100は必要ありません。これから研究を始める先生にもこのことは知っておいて欲しいと思います。

ちなみに、循環器領域で2016年度のImpact Factorが最も高いJournal of the American College of Cardiology（JACC）の責任編集者の講演動画を見たことがあるのですが、そのなかで「nが何例以下ではダメですか」という質問に対して「著者の数よりnが少なかったらダメですよ」と編集者は答えていました……（笑）。

2016年度のImpact Factor
循環器領域ではJACCが19.896点でトップ。次点がEur Heaert Jの19.651点となっている。

Case 6

水谷　ははは、なるほど（笑）。

原　それは極端というか、半分冗談で言っていた話ですが、私は30例あれば論文化できると考えています。

研究について思っていたことと違ったこと

原　研究について思っていたことと違ったことには何がありましたか？

客観的に見ると新規性があった

水谷　若干繰り返しになるかもしれませんが、自分が普通だと思っていたことを他者に客観的に見てもらうと、何かしらの新規性に気付いてもらえることがある、ということですね。

原　そこは意外に盲点なんですよね。

「これは当たり前だ」と思っていても、調べてみると当たり前で「ない」ことは非常に多いです。エビデンスについても同様で、日常臨床で当たり前に行っていることを調べてみると意外にエビデンスが「ない」のですね。

今回の研究で取り上げたBAVは、大動脈弁狭窄症の患者さんに対してバルーンを膨らませて狭窄した弁を広げるという治療法で、1980年頃から行われており決して新しいものではありませんよね。では、どこに新規性があったかと言うと、バルーンを一気に膨らませるのではなく、少しずつバルーンを膨らませて弁を柔らかくしながらゆっくりと拡げていくMultiple Inflationという手技のディテールの部分なのですね。

最初の面談で研究アイデアの相談を受けたとき、水谷先生が「少し微妙なんですよ」と話をされていたのは、どのような理由があったのでしょうか？

水谷　Multiple Inflation は私たちの施設では当然のごとく行っている手技だったんですね。そこに価値があるのかな？と思っていました。

原　そうなんですね。私がその手技の話を初めて聞いたときは、非常に新規性が高いと感じました。そして実際に調べてみると、この手技に関するエビデンスもデータもありませんでした。

ですから、臨床研究に興味がある先生方には、**当たり前と思っているようなことでも、意外とエビデンスがない**ということを知っておいて欲しいと思います。

例えば、治療中に上司の先生がチラッと「これをこうしたら上手くいくんだよね」という発言をしたとして、その時に「本当かな？」と疑問を抱いたら、それを研究課題にして論文を書く価値は十分にあると思います。

実践極意
“日常臨床で当たり前に行っていること、当たり前と思われていることでも、意外とエビデンスがない”

また、日本で当たり前と思われていることが、世界視点で見ると当たり前ではないことも多くあります。例えば、iPhone で電子決済が可能になり、モバイル決済云々と海外で話題になったことがありましたが、日本ではその 10 年以上前から「おサイフケータイ」といって携帯電話で電子決済ができていましたよね。

水谷　携帯電話の防水機能なんかもそうですね。

原　日本は言語の壁があるために様々な分野で独自の発展をしていて、良くも悪くも「ガラパゴス」状態なんですよね。

研究デザイン

原　今回の研究のデザインについてお聞きしたいのですが、当初のデザインはどのようなものだったのでしょうか？

水谷　もともとは、BAVを行った患者さんの予後を見る単施設の前向き観察研究として「何回バルーンを拡張するか」などの詳細は決めずに申請書を提出して、研究を始めました。ただ、研究として調べる限りは臨床データも必ず正確に収集しようと決めていたため、フォローアップが中断しないよう治療前から治療後までずっとデータを取るようにしていました。

原　なるほど。倫理審査を通した時点では、今回の研究で主張すべきポイントを具体的には想定していなくて、とりあえず予後だけをフォローアップする単施設の前向き観察研究として研究を開始したという形だったのですね。

その研究を今回論文に仕上げたわけですが、論文では次のような結果になりました。

- 大動脈弁狭窄症の患者さん20名を対象として、患者さんに対するBAVの合併症を含む短期予後と1年予後を調査するという単施設前向き観察研究として研究を行った。
- 結果としては、有症候性の合併症率は0%で、1年後の生存率が84.0%、生存率の95%信頼区間の下限値でも64.9%であった。
- 直接比較はできないが過去のBAVの治療成績に関する報告よりも、95%信頼区間の下限値で比較しても良い結果となった。
- 手技の方法論として、バルーンを複数回にわたってゆっくりと徐々に拡張していく点に新規性があった。

PICO・PECO

原　研究のデザインを考えるときには、PICO・PECOやFINERをよく意識するのですが、水谷先生はその言葉を聞いたことがありましたか？

水谷　いや、聞いたことはなかったですね。

原　あれ、なかったですか？（汗）　支援中に説明をしませんでしたでしょうか？（苦笑）

水谷　いや、なかったですね（笑）。

原　では、ここで簡単に説明させてもらいますね（汗）。

PICO《ピコ》・PECO《ペコ》▸というのは、研究のデザインを明確にするための必須項目を表していて、各文字はそれぞれ次のことを指しています。

▸**極意五の一**
☞極意本 37 頁

P は Patient（患者）で「対象となる患者さんはどういう人か」。
I/E は Intervention（介入）／ Exposure（曝露）で「どのような治療介入（I）または曝露因子（E）が存在するか」。
C は Comparison（比較対象）で「比較対象となる患者さんはどういう人か」。
O は Outcome（アウトカム）で「評価軸としてのアウトカムは何か」。

今回の研究では、それぞれどうなりますか？

水谷　次のようになりますね。

P は大動脈弁狭窄の患者さん。
I/E は BAV を Multiple Inflation ですること。
Comparison はなし。

Outcome は総死亡（all-cause mortality）と合併症の発症頻度（complication rate）。

原　研究開始時にデザインを設定することは非常に重要なんですね。ですから「PICO・PECO を考えよう」とよく言われます。

今回の研究では Comparison がなしのため、すでにデザインとしてはスタンダードから外れてしまっています。しかし、ここで発想を変えて、Multiple Inflation BAV の治療成績に関する単純な疫学データですら全くエビデンスがない状態だったため、逆に「十分に価値がある研究になるはずだ」という前提で研究を始めたということですね。

FINER

▸極意五の二
☞極意本 40 頁

原　FINER《ファイナー》▸の方は、良い研究の条件として使われます。

F は Feasible で「実行可能であること」。今回の先生のアイデアを聞いたときに、施設症例数が 20 例であったため、20 人分のカルテデータを見直せば研究として走らせることができると考えて、作業量が少ないという意味で非常に簡単に研究を行うことが可能と判断しました。作業量的には全く大変ではなかったですよね？

水谷　そうですね。

原　非常に容易に実行できるので、F は非常に高かったということです。

I は Interesting で「興味深いこと」です。BAV の成績は、過去 20 年ほど全く改善していませんでした。そのため、改善させる方法として、今回の Multiple Inflation という手技は非常に興味深いと考えました。

N は New で「新規性があること」です。バルーンを何回もかけて徐々にサイズアップしながらゆっくりと拡げていく Multiple Inflation という手技は、私の知る限りでは誰もしていなかったため非常に新しいと思いました。

E は Ethical で「倫理的かどうか」です。これは倫理審査が通っているため問題はありません。

最後の R は Relevant で「社会的な必要性が高いこと」です。これが非常に重要なのですが、「社会的な必要性」では理解が難しいため、「研究をする上で臨床的な意義（Clinical Implication）が高いかどうか」と解釈するとわかりやすいと思います。

つまり、患者さんの予後がその研究で良くなるのか、研究結果を日常診療に応用したときにどれだけの患者さんを救えるのかを考えて研究を行うべきということを意味し、臨床系の研究ではここを最も意識しなければいけません。今回は研究結果として、Multiple Inflation という手技の合併症が非常に少なく、総死亡も過去の報告と比べて低くおさえられていました。したがって、非常に Relevant な、Clinical Implication の高い研究であったということです。

実は、最初に先生のアイデアを聞いたとき、PICO・PECO でいうところの比較対象はないが、FINER を十分に満たしていると直感的に理解できたため、このアイデアの論文は受理される可能性が非常に高いと確信して最初の研究支援案件として取り組もうと考えたんですよ。

水谷　そうだったんですか。

原　研究するときには、この PICO・PECO と FINER を必ず意識して欲しいと思います。

世界で勝負するための戦略

原　さらに、論文を発表する上で世界で勝負するための私の個人的な戦略があって、「World Trend」「World Niche」「Strength of Japan」▶という3つのキーワードを意識していつも研究を行っています。

▶極意五の七
☞極意本54頁

「World Trend」は「世界的なトレンドかどうか」という意味です。世界的に流行している話題の方が研究に興味を持ってもらいやすいです。本研究開始時点ではTAVIが世界的にトレンドの治療となっていたため、TAVIへのブリッジとしてのBAVやステント留置前の処置としてのBAVはTAVIに関連付けることでトレンドに乗せることができると考えました。

「World Niche」は「医学的には重要だが、世界的に取り組んでいる人が少ないニッチな領域であるかどうか」という意味です。そういう意味ではMultiple Inflation BAVは誰もやっていないわけですから非常にニッチですよね。

最後は「Strength of Japan」で、これは日本の強みを上手く利用する戦略をとるという意味です。今回使用した「イノウエ・バルーン」は、Multiple Inflationが可能な日本発の特殊なバルーンでした。

イノウエ・バルーン
もともとは経皮的僧帽弁バルーン交連切開術に使用されてきたバルーンカテーテルだが、大動脈弁領域でも用いられている。

このように、若干無理矢理に結び付けた感じはありますが（笑）、今回の研究は3つのキーワードを満たすため、この研究の論文は受理まで持っていきやすいだろうと私は思いました。

論文の書き方

原　論文の要素にはIntroduction、Methods、Results、Discussion などがありますが、今回書いてみて思ったことは何かありますか？

水谷　最も印象に残っているのは、Introduction の重要性を強く認識できたということです。

原　やはり Introduction が最も重要ですよね。「Discussion が一番大事」と言う人の方が多いとは思いますが、私は**「Introduction でその論文の 9 割が決まる‣」**と考えています。「Introduction でいかに自分たちの主張を伝えつつ読者の興味を引くか」という点は非常に重要です。

‣極意十一の二
☞極意本 130 頁

水谷　確かに私も論文を読むときに、Introduction で興味を引かれなかったら最後まで読まないですからね。

原　そうですよね。私は論文の査読依頼を受けることも多いのですが、Introduction を読むだけでその論文の質をほぼ完全に判断できると考えています。

どこまで深く過去の文献を読み込み、自分の論文が過去のエビデンスのパズルのピースのどの部分を埋めるのか、位置づけを明確に意識して Introduction を書いているかどうかで、著者が研究のことを十分に理解しているかいないかが、ほぼ完全に把握できてしまいます。

水谷　今回指導を受けて、Introduction を書く時点で、研究に関連する論文をどれだけ読み込めているかが非常に重要であることを理解しました。

原　Introduction を書くときには、Discussion の大まかな構成も考えておくのがよいと思います。Discussion に記載する内容の話題を Introduction に伏線として少し含ませておくと、論文全体としてまとまった感じが出ますので査読者に好印象を与えやすいと思います。そういった意味でも Introduction は非常に重要です。

医学英語のハードル

原　水谷先生は、論文作成における医学英語の問題にどのように取り組まれているのでしょうか？

水谷　もともと英語は好きではあったのですが、だからといってスラスラと医学英語の単語が出てくるわけではありません。そこで、ウェブのWeb LSD検索語入力というツールをよく使っています。

Web LSD検索語入力
https://lsd-project.jp/

原　「ライフサイエンス辞書」のツールですね。これを使うとどのようなことができるのですか？

水谷　使いたい単語を入力すると、それが使われている過去の論文の文章が出てきます。それを参考にして英文を作成しています。その後は、**英文校正会社にチェックをしてもらっています**。

極意十二の一
☞極意本143頁

論文の投稿から受理まで

原　論文を1つ目の雑誌に投稿してから最終的にいずれかの雑誌に受理されるまでには、一般的に半年から1年ほどの時間がかかります。投稿してから初回の査読結果の返事が返ってくるまでの期間は通常約1～2か月です。ある程度のレベルの雑誌の掲載を目指す場合は、最初に投稿した雑誌でそのまま受理されることは稀で、4～5つの雑誌に投稿してようやく1年後に受理されるのが、標準的な流れになると思います。

今回は幸運にも、最初に投稿した雑誌に受理されてしまいましたけどね（笑）。

水谷　そうですね（苦笑）。全くの想定外でした。

投稿手続きが面倒

原　論文作成後の投稿から受理までの過程で何か感じたことはありますか？

水谷　雑誌の投稿規定にはじまり、投稿時のウェブサイトでの入力手順など、形式的な面について全く知識がなかったことを痛感しました。

原　ははは（笑）。その辺りの作業は面倒ですよね。

水谷　面倒くさかったです（笑）。

原　論文の本質とは違うそういった形式的な部分でつまずく人は非常に多いですね（苦笑）。

雑誌への論文投稿は、最近ではほぼ電子投稿で行われていて、各雑誌が提供する投稿用のウェブサイトで必要事項の入力や各種ファイルのアップロードを行います。また、雑誌ごとに投稿規定が定まっており、その規定に合う形に論文のフォーマットを調整しなければいけません。

先ほどお話ししたように、標準的には4～5つの雑誌に投稿することになるのですが、雑誌によって投稿規定が微妙に違い投稿サイトの構成も違っているんですよ。

水谷　そうなんですね。今回は1回目の雑誌で受理されたため、雑誌ごとに違いがあるとは知りませんでした。

原　それから、海外の雑誌は意外に大雑把なところがあり、投稿のためのルールが書いてあるAuthor Instructionの記載内容と実際の投稿サイトのInstructionが微妙に違うことがあります。よく矛盾しているんですよ（笑）。

Author Instruction
投稿規定。

水谷　そんなことがあるんですか（驚）。

原　几帳面な日本人からすると海外の雑誌のウェブサイトは

いい加減なんですよね。ですから私たち日本人は非常に混乱してしまいます。

投稿作業で大切なことは、**「わからなければ適当に書いて投稿してしまう」ぐらいの気持ちで臨む**ことですね。というのは、投稿した後は、まず雑誌編集部が投稿規定に沿って論文をチェックし、もし不備があれば「ここが間違っているから直して下さい」といった指示がくるんですね。その指示に従って修正すればいいだけなのですよ。

極意十二の三
☞極意本 149 頁

水谷　なるほど。その方が効率的かもしれませんね。

原　もちろん私が指導する場合は、ウェブミーティングで投稿画面を共有しながら適宜指示を出して投稿作業を一緒に行います。しかし、そのようなメンターがいない場合には、よくわからなかったらとりあえず提出してしまうというのも 1 つの手だとは思いますね。

投稿結果はいつ返ってくる？

原　2016 年の 9 月 15 日に投稿して、結果が返ってきたのが 11 月 3 日でしたよね。

水谷　約 2 か月弱ほどかかりました。

原　今回、Circulation Journal に投稿した理由の 1 つは、ホームページに平均査読期間が 13 日と書いていたからなんですよね。しかし、ふたを開けてみると 3 倍以上の期間待たされてしまいましたよね。「13 日で返ってこないじゃないか」という……（苦笑）。水谷先生はどう思われましたか？

水谷　やきもきというか……非常にもどかしかったです。これで Revise ならまだ我慢できますが、2 か月待たされて

Rejectだったら最悪だなと思っていましたね。

原　そうですよね（苦笑）。メールマガジンにも書いているのですが、私は3か月待たされてRejectされたことがあります（笑）。

水谷　今回よりも長いですね（笑）。

原　しかも、Rejectの理由がたったの2行だったんですね。「nが少ない」と「新規性がない」とだけ書かれていました。

水谷　ははは（笑）。

原　3か月待った割にはフィードバックが雑じゃないかと……（苦笑）。それだけのコメントであれば「15日で返せるんじゃない？」と思ってしまいますよね。

もちろん、査読者は無償でボランティアで査読を行ってくれていますから、その点はリスペクトしなければいけません。ただ、投稿した側としてはその雑誌が公表している査読期間内に返事がくることを期待してしまいますよね（苦笑）。

先ほど少し触れましたが、私も査読を行っていて、このような自分の経験がありますから、査読依頼が来たときには3日以内に返事を行うようにしています。ただ、3日だと速すぎるのか「しっかり査読しているのか？」と編集部に疑問を持たれることもありました（苦笑）。

水谷　本当に読んでいるのかと（笑）。

原　そうです（笑）。ところが最近では「この論文を3日以内に査読できますか？」という連絡が来るようになりました。私の査読がいつも速いため「彼に依頼すれば2～3日で査読してくれる」といくつかの雑誌に思われるようになったということです（苦笑）。

水谷先生は、今は論文を投稿して査読をしてもらう立場ですが、先生が将来査読をする立場になったときには、研究者のことをリスペクトして欲しいと思います。医学の発展という共通の目標のために、研究者は論文を発表して、査読者は査読を行っているわけです。そして研究者は査読者にもなりますし、逆もまた然りです。そのことを強く心に刻んで、**研究者も査読者もお互いにリスペクトし合わなければいけない**ですよね。

‣極意十四の二
☞極意本 180 頁

今回、査読結果が出るまでの間はどうされていましたか？

水谷　本当にやきもきして不安でしようがなかったですね。

原　実は私は雑誌編集部へクレームの電話を何回か入れていたんですよ、先生の名を騙って……（笑）。

水谷　そうだったんですか（苦笑）。

原　もちろん、**丁寧に状況を確認する形で行いましたよ。このように返事が遅いときには、返事が返ってくるまでの間じっと待ち続けなければいけないというわけではありません**。

‣極意十二の六
☞極意本 157 頁

特に海外の場合は、先ほどもお話したように、結構大雑把な部分があるため、確認すると「忘れていました」という返事がくることも珍しくないんです。

水谷　なるほど。

原　こういったケースでは丁寧に相手の立場を敬いながら、誠実に自分たちの主張をすることも必要だと思います。

Revise のテクニック

原　初回の査読結果は Major Revision でしたね。

論文が受理される場合、一般的にまず Major Revision となりその対応次第で受理の判断が行われる、という流れになります。いきなり受理されたり初回の結果通知で minor revision の返事がくることは非常に稀です。

Major Revision では、編集者からのメッセージのなかに必ず「現段階の論文では受理できない」と記載されていますが、その文章を見て落ち込む必要はありません。**Revise 過程で適切に対応すれば、受理される可能性は非常に高い**‣のです。

Major Revision の返事がきたとき、水谷先生はどのように思いましたか？

水谷　Reject ではなく Major Revision になったことは非常に嬉しかったのですが、査読者からのコメントを読んで、これに適切に返事をできる自信は、正直なところなかったですね。

原　ははは（苦笑）。どのようなコメントでしたか？

水谷　まず、先ほどお話があったように「n が少なく、比較対象がない研究に妥当性はあるのか？」という指摘がありました。それから「TAVI が主流となった時代に BAV をテーマとした意義の説明が不十分である」とも指摘されました。

原　「なぜ BAV のような前時代的な治療を取り上げたのか？」といった指摘が入りましたよね。それに対してどのように回答すればいいのか自信がなかったわけですね。

Major Revision
大幅な論文の修正を求められること。

minor revision
求められる論文の修正の量が微小なこと。

‣**極意十三の一**
☞極意本 161 頁

水谷　はい。実際、自分もTAVIを施行していますので「確かに」と思ってしまいました（笑）。

原　今回の査読者の指摘は正論でしたよね（苦笑）。

論文が受理されるまでの過程で、初学者は投稿≒ゴールと考えている人が多いのですが、**投稿自体はまだ折り返し地点に過ぎません**‣。実は投稿後のRevise作業がとてつもなく大変なんですね。そして、このReviseにおける返答の内容が受理の鍵を握るため、様々なテクニックが必要になります。

‣**極意十三の一**
☞極意本 161 頁

Revise作業の経験が乏しい人の返答のほとんどは、次の2パターンに分かれます。まず、査読者のコメントを絶対視して修正依頼にすべて盲目的に従うパターンです。日本人は非常に真面目なため、このパターンが多いような印象があります。もう1つは、査読者に何を言われても自分の意地を通してすべて反論するパターンです。しかし、どちらのパターンでも受理に至る可能性はあまり高くないと思います。

私の考える理想的な対応は、可能な限り査読者の修正依頼に従う方向で調整しつつ、自分が譲歩できない部分は「丁寧に」持論を主張するのがよいと考えています。**査読者に納得してもらえるよう「丁寧に」「好戦的にならない」ように返事を行う**‣ことがテクニックとして大事です。

‣**極意十三の二**
☞極意本 164 頁

今回のRevise作業を経験して、水谷先生は「ああ、こうすればよいのか」と理解が深まったのではないかと思います。

水谷　査読者へのこちらからの返答で「あなたのコメントのおかげで論文の内容が非常に良くなりました」という感謝

のコメントを入れました。

原　そのように相手をリスペクトしていることをアピールしましたよね。加えて、譲歩できない部分については、**相手に納得してもらえるように慎重に文章表現を考えました**‣。

‣**極意十三の三**
☞極意本 168 頁

「比較対象がない」という指摘に対しては、「臨床研究では最初にPilot研究があり、その研究で出た知見を用いて比較群を設けながら前向きにClinical Questionを検証するのが一般的です。まだ、この論文の位置づけはMultiple Inflation BAVに関するPilot研究の段階なんです」と主張したのですよね。「だから現時点では比較対象はいりません」と。

Pilot研究
本試験の前に予備的に行われる試験のこと。

Case 6

水谷　はい。これで納得してもらえました。

原　「nが少ない」という指摘に対しては、まず「ご指摘の通り20例は少ないです」といったん肯定した後で、「20例とnが少なくアウトカムの1年生存率の95%信頼区間が広いという結果ではあるが、その下限値ですら過去の報告よりも治療成績が良い」といったような内容にDiscussionを変更して上手く切り抜けることができましたよね。

水谷　「TAVIの時代になぜBAVを？」との指摘については、「TAVIの時代だからこそ、TAVIにつなげるためのBAVを再評価すべきだ」と返答しました（笑）。

原　もはや、無理矢理感満載の返事でしたが、なんとなく納得してしまいそうな物言いをしましたよね（笑）。また、Circulation Journalは日本循環器学会の雑誌であったため、「BAVで使用するイノウエ・バルーンという日本の素晴らしいデバイスがまた脚光を浴びるかもしれない」

と、日本人の感情に訴えかけることも少し述べて、査読者や編集者が思わず「確かに」と頷いてしまいたくなるような工夫をしましたね。

正直な話、私はどこまで納得してもらえるのか、難しい気はしていたのですが……（笑）。

水谷　上手く納得してもらえましたね（笑）。

原　Major Revision に対しそのような形で返答して、1 か月後の 2016 年 12 月 9 日に minor revision で戻ってきました。minor revision では論文を 2 行ほど修正して、3 週後の 12 月 28 日に受理の通知がきました。

支援全体の感想

原　今回、日本臨床研究学会の支援全体を通して、どのような感想を持ちましたか？

水谷　やはり支援をしてくれる環境が大変ありがたかったです。今までは、論文を書きたいという気持ちがあっても、絶対に書かねばならないというほど切迫した状況ではなかったため、少しでも自分の中に甘えが出たら、すぐに作業が止まってしまっていたのですね。

実践極意
“研究を着実に進めるためには、短期的かつ具体的な目標を設定して指導せよ”

今回、「いつまでにこれをしよう」と**短期的かつ具体的な目標を設定しながら指導していただいたことで、着実に書き進めることができました**。このような環境は非常に素晴らしいと思います。

原　ありがとうございます。今回、論文作成期間は 1 か月で、非常に短かったですよね。水谷先生のようなスピードで作業が進む人も結構珍しいのですけれども（笑）。

水谷　いえいえ（苦笑）。

原　今回、特に論文を書かなければならないという状況ではなかったというコメントがありましたが、それにも関わらずなぜ先生は研究を始めたのですか？

水谷　本当に、これについては理由がないんです。ただ「やりたかった」というだけで……（笑）。

原　「そこに山があったから登った」みたいな感じですね（笑）。「やらなくていい」と認識しながら「でも、やる」というマインドはすごく面白いですよね。

そして「やらなくてもいい」と認識しつつも、現在３～４つの研究を同時に進めていて、アウトプットをどんどん出していこうという先生の姿勢は大変素晴らしいですよね。

臨床研究でキャリアアップしたい先生方へのメッセージ

原　最後に、臨床研究でキャリアアップしたい先生方へのメッセージをお願いします。

水谷　臨床研究をしたいけれども始められない先生方は、私が以前抱いていたような「多分自分にはできないだろうな」という気持ちで、自分で限界を決めてしまっているのだと思います。また、指導してくれるメンターが身近にいないことも研究に取り組むことができない理由だと思います。

日本臨床研究学会は、原先生をはじめとして臨床研究を支援する環境を整えてくれていますので、先生方にやる気さえあれば臨床研究を成功させるという目標を必ず達成できると思います。ぜひ頑張って研究に取り組んでいただきたいと思います。

‣極意二の五
☞極意本 17 頁

原　やる気と「Never give up」という諦めない気持ち‣を持って欲しいですね。水谷先生、今日はありがとうございました。

（対談日：2016 年 12 月 29 日［第 1 回］）

水谷先生からのメッセージ

研究について思っていた通りだったこと

自分が興味を持って研究したことに新規性があれば n が少なくても論文化できるということはある程度思った通りでした。

研究について思っていたのと違ったこと

自分が日常で自然とやっていて、新規性がないと思っていることでも実は論文化する価値があるアイデアがあり、そのようなことが日々の臨床にたくさん埋もれているという事実です。

臨床研究でキャリアアップしたい先生方へのメッセージ

Made in Japan のデータをどんどん創出して、一緒に日本の臨床研究を盛り上げていきましょう！

Case 6 のまとめ

加点マインドと行動力の重要性

- □「挑戦するたびに得たものを自分にプラスする」という加点マインドを持って貪欲に行動すること、面識がなくても人とネットワークを築いていくこと、そのような行動力が臨床研究を成功させるために非常に重要である。

On the Job Training とメンター

- □持続的かつ効率的に研究を進め論文を作成するために、メンターを見つけて支援を受けられる環境を手に入れよう。
- □研究を着実に進めるためには、短期的かつ具体的な目標を設定して指導せよ。

研究課題の見つけ方

- □臨床で 1 人 1 人の患者さんに対してどのような治療が最適なのか

を常に考えていないと、論文化できるようなアイデアは生まれない。

□「これは当たり前だ」と思っても調べてみると当たり前で「ない」ことが非常に多い。自分が疑問を抱いたことに自信を持とう。

□日本で当たり前と思われていることの多くは、世界視点で見るとそうではない。そのようなことは研究課題となりうる。

PICO・PECO

□ P：Patient（患者）：対象となる患者さんはどういう人か

□ I／E：Intervention（介入）／ Exposure（曝露）：どのような治療介入（I）または曝露因子（E）が存在するか

□ C：Comparison（比較対象）：比較対象となる患者さんはどういう人か

□ O：Outcome（アウトカム）：評価軸としてのアウトカムは何か

FINER

□ F：Feasible：実行可能であること

□ I：Interesting：興味深いこと

□ N：New：新規性があること

□ E：Ethical：倫理的かどうか

□ R：Relevant：研究をする上で臨床的な意義（Clinical Implication）が高いかどうか

研究デザイン

□PICO・PECO、FINERを意識して研究をデザインする。

□FINERのなかで最も重要なのがR：Relevantである。その研究で患者さんの治療成績がどれくらい改善するのかということを意識せよ。

□世界で勝負するためには「World Trend」「World Niche」「Strength of Japan」という3つのキーワードで戦略を立てる。

□30例あれば問題なく論文化が可能である。

Introductionの重要性

□Introductionでその論文の価値の9割が決まる。

□エビデンスのパズルのピースのどの部分を埋めるのか、自分の研究の位置づけを明確に意識して、読者の興味を引くIntroductionを書く。

論文の投稿から受理まで

□一般的に１つ目の雑誌に投稿してから最終的に受理されるまで半年から１年ほどの時間がかかる。

□ある程度のレベルの雑誌を狙う場合、最初に投稿した雑誌でそのまま受理されることは稀で、４～５つの雑誌に投稿してようやく受理される。

□投稿時、投稿サイトでの入力手順や、投稿規定に論文を合わせるといった形式的な面でつまずく人は意外と多い。

□投稿規定のチェックを雑誌編集部に任せてしまうのも１つの手である。

□査読結果の通知が遅いときには、丁寧に催促してもよい。

Revise

□論文が受理される場合、一般的にまずMajor Revisionとなりその対応次第で受理される。いきなり受理されたり初回の結果通知でminor revisionとなることは非常に稀である。

□Major Revisionでは、Reviseで適切に対応できれば、受理される可能性は非常に高い。

□Revise作業は、論文作成に匹敵する労力を求められる。投稿は受理までの折り返し地点に過ぎない。

□Reviseにおける返答の内容が受理の鍵を握る。返答では、可能な限り査読者の修正依頼に従う方向で、論文を調整しつつ、自分が譲歩できない部分は「丁寧に」持論を主張する。

Column ▶ 編集担当者のつぶやき

出版 3.0

出版業界における新たなトレンド

近年様々な分野で起こる変化を第 X 次産業革命（Industry X.0）をもじって表現することが増えています。出版業界も例に漏れず出版 3.0 という言葉が生まれ、これは主に「本を売る」ためのプロモーションに SNS を利用して読者をどんどんと巻き込んでいく手法を意味します。

例えば検索にヒットするよう、書名にキーワードを多く入れて説明的で長いタイトルにする手法や（ん、…？）、SNS を利用してカバーデザインを読者の方に決めていただく（あれ、……？）、内容の一部を出版前に公開してしまう等の手法が用いられるようになってきました（……！！）。そうですね（笑）。もうお気づきの通り本書でもこのような手法が使われています。

ちなみにカバーデザインは 3 案からお気に入りのデザインを Facebook 上で投票して頂き、その結果を著者、編集担当者の好みに関わらず採用しています。したがって、極意本のデザインは原先生が投票した案とは違っており、まさにデータを素直に解釈したという意味で「**極意七の四**です！（強引ですが、笑）」。もちろん、このアイデアを考え実行されているのは原先生で世の中のトレンドを捉える力（**極意五の七**）に加え、その発想力と行動力にはいつも驚嘆するばかりです。この試みは、おそらく、医学書業界では非常に珍しいのではないでしょうか（某出版社が驚いていたという話を小耳に挟みました）。

今回の書籍制作過程は私にとって苦労も多かったのですが、まさに原先生にハンズオン形式で指導を受けているように感じられ、対談者の先生方のお気持ちや、苦労したからこそ得られる達成感を味わうことが出来ました。本書の制作に関われたことに感謝するとともに、応援して下さった方へこの場を借りて御礼申し上げます。　（編集担当者 K）

Case 7

多施設共同研究はこう進める！

目視で確認できない規模のデータを適切に扱うために

水谷 一輝（みずたに・かずき）

論文投稿時の所属　大阪市立大学医学部附属病院循環器内科

経歴　2006 年大阪市立大学卒業　研究開始時医師 11 年目

これまでの英字論文経験　原著論文 2 編、症例報告 1 編

今回の掲載雑誌　Journal of the American Heart Association（JAHA）
[Impact Factor（2016）：4.863]

論文詳細　Mizutani K, Hara M, Iwata S, Murakami T, Shibata T, Yoshiyama M, Naganuma T, Yamanaka F, Higashimori A, Tada N, Takagi K, Araki M, Ueno H, Tabata M, Shirai S, Watanabe Y, Yamamoto M, Hayashida K. Elevation of B-type natriuretic peptide at discharge is associated with 2-year mortality after transcatheter aortic valve replacement in patients with severe aortic stenosis: insights from a multicenter prospective OCEAN-TAVI registry. J Am Heart Assoc. 2017;6:e006112.

論文受理までの経過

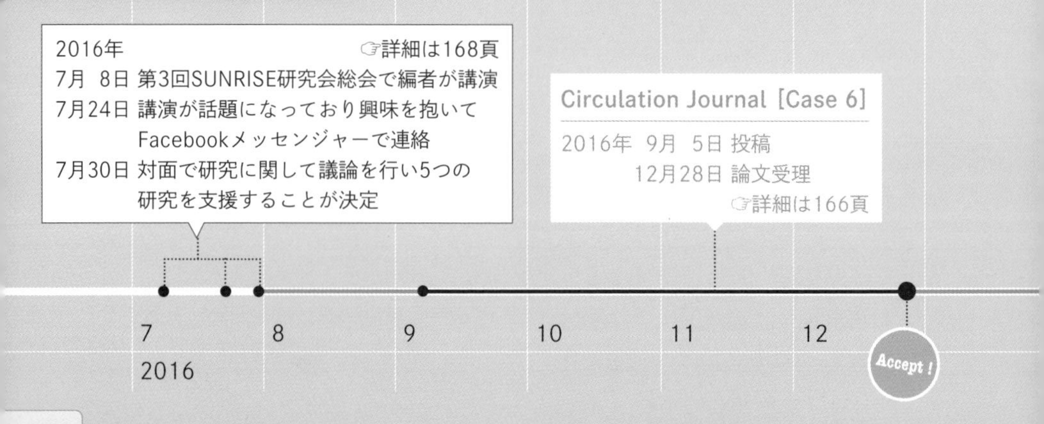

2016年
☞詳細は168頁
7月 8日 第3回SUNRISE研究会総会で編者が講演
7月24日 講演が話題になっており興味を抱いて Facebookメッセンジャーで連絡
7月30日 対面で研究に関して議論を行い5つの研究を支援することが決定
Circulation Journal [Case 6]
2016年 9月 5日 投稿
12月28日 論文受理
☞詳細は166頁
7
2016
8
9
10
11
12
Accept !

内容　経皮的大動脈弁置換術後の総死亡イベントに対して、退院時の脳性ナトリウム利尿ペプチド値がどのように関連しているのかを、多施設前向きレジストリーである OCEAN-TAVI Registry の 1094 人の患者データで検証した。

Circulation: Cardiovascular Interventions
[Impact Factor(2016):7.198]

2017年2月26日 投稿
3月 2日 Rapid Rejection(Editor's Kick)

Circulation: Cardiovascular Quality and Outcomes
[Impact Factor(2016):4.524]

2017年3月 3日 投稿
3月15日 Reject with Transfer Recommendation to JAHA

Journal of the American Heart Association(JAHA)
[Impact Factor(2016):4.863]

2017年3月15日 投稿
4月10日 1st Decision:Major Revision
5月30日 再投稿
6月 2日 論文受理

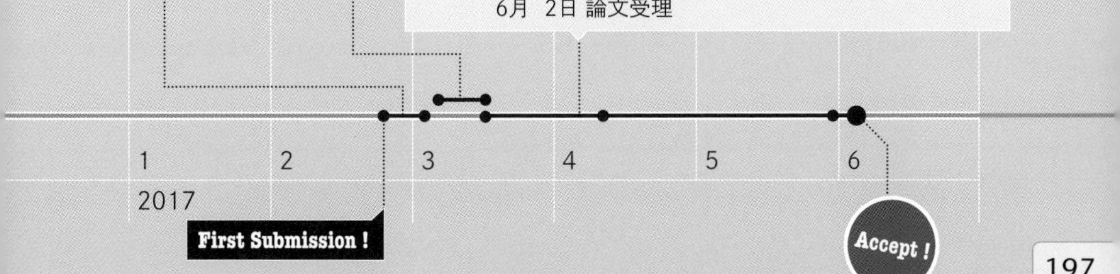

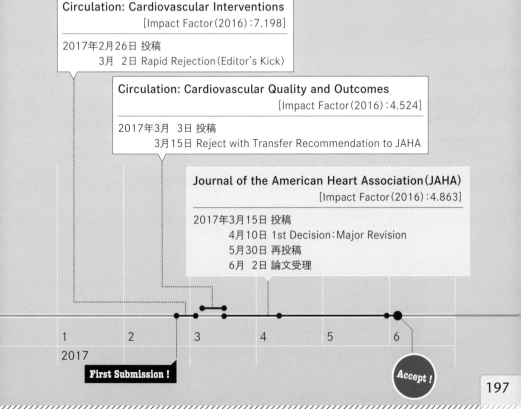

原　今回は前回（Case 6）に引き続き、大阪市立大学医学部附属病院循環器内科に所属されている水谷一輝先生にお話をお聞きします。

今回受理されたのはJournal of the American Heart Association（JAHA）というAmerican Heart Association（AHA）が発行しているOpen Access Journalで、Impact Factor（2016）は4.863点あり、120以上ある循環器系の雑誌の中でも比較的上位にランキングされる雑誌です。

今回の論文の内容を簡単に説明していただけますか？

水谷　今回の論文では、経皮的大動脈弁置換術（Transcatheter Aortic Valve Implantation：TAVI）後の総死亡をPrimary Endpointにして、それに対して退院時の脳性ナトリウム利尿ペプチド（Brain Natriuretic Peptide：BNP）値がどのように関連しているのかを、日本の多施設前向きレジストリーであるOCEAN-TAVI Registryのデータセットを使い、1094人の患者さんのデータで検証しました。

原　2016年の7月に水谷先生と初めてお会いしたときに、5つほど臨床研究のアイデアを聞かせてもらいましたが、そのうちの1つですよね。前回（Case 6）が先生の1編目の原著論文でしたが、半年経たないうちに、今回早くも2編目の論文がJAHAに受理されましたね。

Open Access Journal
紙媒体での出版を行わず、オンライン上のみで発行され、無料でアクセスできる雑誌。

Primary Endpoint
解析で使用するアウトカムのうち最も興味のあるエンドポイント。

OCEAN-TAVI Registry
大動脈弁狭窄症に対して経カテーテル的大動脈弁留置術が検討された患者の診療・予後調査のための前向きレジストリー研究。慶應義塾大学の林田健太郎先生が責任者となって進められている。

水谷先生と初めてお会いしたとき
詳細はCase 6参照。
☞本書168頁

投稿先をどう決めるか

原　今回の論文の最初の投稿は2017年の2月26日で、Rapid Rejectionが2回あった後、JAHAにTransferされました。

水谷　最初は、AHAが発行しているCirculationの孫雑誌であるCirculation: Cardiovascular Interventionsに投稿し、

Rapid Rejection
論文投稿後に編集者の判断で査読に回されることなくRejectされること。Editor's kick（エディターズキック）とも呼ばれる。

Transfer
同じ系列の雑誌への投稿を推薦されること。

次にCirculation: Cardiovascular Quality and Outcomesに投稿しました。

原　今回の研究テーマは、TAVI後におけるBNP値の臨床的意義に関するものなのですが、BNP値は一般的には心不全領域の疫学研究でよく使われるバイオマーカーで、一方TAVIはインターベンション系の話題です。今回は、両方が組み合わさったテーマで、疫学系、インターベンション系のどちらの雑誌にも若干受理されにくいようなテーマでした。

しかし、Circulation: Cardiovascular InterventionsやCirculation: Cardiovascular Quality and Outcomesに出せば「上手くいけばJAHAにTransferされるかもしれない」と考えていたのですよね？

水谷　そうですね。

原　Transferとは、例えて言うと紹介状付きで病院を受診するようなもので、ある程度顔が利くというか、Transfer先の雑誌に論文が受理される確率が高くなるのではないかと考えています。

今回のように、ある雑誌に受理されるのは少し難しいと考えられるような場合でも、その関連雑誌へのTransferを想定してあえて少しレベルの高い雑誌に投稿する、という戦略を取るのも論文受理のための1つの有効な方法かと思います。

Transferは通常、単に「この雑誌に投稿してはどうか」という推薦をもらうだけのことが多いです。しかし今回は、受け取ったTransferのE-mailから推測すると、Circulation: Cardiovascular Quality and Outcomesの編集者がJAHAの編集者に「この論文はどうか」と話を通してくれて「これは結構面白そうだ」というやりとりが両誌の間であったようでした。そのため、通常のTransferよりも受理される可能性が高いと判断し、JAHAにそのまま投稿しました。

2017年の3月15日にJAHAへの投稿が完了し、4月10日にMajor Revisionの返事が返ってきて、5月30日に再投稿、6月2日に論文が受理されました。論文の受理、おめでとうございます。

水谷　ありがとうございます。OCEAN-TAVI Registryからの論文は、ヨーロッパ系の雑誌に多く掲載されており、レジストリー自身の認知度はヨーロッパでは高いもののアメリカではまだまだ十分ではないかもしれないなと感じていました。そのため、当初はAHA系の雑誌に受理されるのか疑問はあったのですが、最終的にJAHAに受理されて嬉しかったです。

原　確かに、今回のようなTAVIをテーマとする研究は、ヨーロッパ系の雑誌や、アメリカでもAmerican College of Cardiology（ACC）系の**雑誌に好まれる傾向**があります。

‣極意十二の二
☞極意本145頁

そのような背景があるなか、今回なぜAHA系の雑誌に投稿したかというと、他の診療科の先生にとってはAHAとACCでは、AHAの方がまだまだ知名度が高いように思われたからです。すなわち、多少Impact Factorが低くてもAHA系の雑誌に掲載された方が水谷先生のキャリア戦略的には良いだろうということで、今回はAHA系に投稿しました。そのような裏話がありました（笑）。

支援全体の感想

原　前回（Case 6）の研究は、研究初学者が最初に取り組むべき、症例数の少ない単施設の観察研究でした。通常であれば、次のステップとしては単施設でも規模がもう少し大きい研究か、多施設で規模が小さい研究に取り組み、その後、ある程度の規模の多施設前向き研究に取り組むということが一般的だと思います。しかし、今回水谷先生は一足飛びで、それなりに規模の大きい、多施設の前向き観察研究の論文に取り組んでもらいました。

水谷先生は、単施設の前向き観察研究と、比較的規模の大きい多施設の前向き観察研究の 2 種類の研究を経験されたわけですが、その比較を中心に今回の日本臨床研究学会の支援全体を通してどのような感想を持たれたのか教えていただけますか？

Case 7

データクリーニングのテクニックが求められる

水谷　多施設と単施設では、データマネジメント‣の大変さが全く異なりました。皆さんもデータマネジメントにはマイクロソフトのエクセルを用いることが多いと思います。私が最初に経験した単施設の研究では、症例数が 20 例であったため特にテクニックがなくとも時間さえかければ目視のみで問題なくデータのクリーニングができました。しかし、今回は症例数が 1000 例を超え、変数も 500 項目以上存在したため、テクニックなしに目視のみで努力を重ねるだけでは、適切に処理することは正直無理だと感じました。

‣極意七の一
☞極意本 74 頁

研究開始時点ではデータクリーニングに必要なエクセルの基本テクニックがまだまだ未熟でした。レジストリーのデータから最終的な解析対象としてどのデータを残すのか、どのようにクリーニングするのかなど、データの扱い方を細かく指導してもらえことが大変勉強になりました。

原　今回研究をしてみて、**データ処理の経験が不足している研究者は多施設のデータを扱うべきではない**と感じていただけたと思います。データの数が多すぎて、1つ1つの項目を目視で確認できず、そのような方法では必ず間違いが起きるからです。

実践極意
“多施設研究のデータは経験豊富な研究者が処理すべき”

具体的にどのようにするのか、各変数同士のロジカルチェックを行う場合で考えてみましょう。1つのエクセルシートに性別の情報と閉経の有無の列があったとして、男性のデータであるにも関わらず閉経がありとなっているような場合、ロジカル的に正しくなく、データ内に矛盾が生じていますよね。**データクリーニングでは、このようなデータ内の矛盾をエクセルのフィルタ機能を使い、色々な変数同士で確認していきます**‣。

‣**極意七の二**
☞極意本 77 頁

そのようなデータクリーニングの作業を通して、例えば身長が 2 m 50 cm を超えているなどといった明らかな間違いを洗い出していきます。そして、**クリーニング作業を誰が行っても同じ結果になるよう、作業の記録を 1つ1つ、すべて残していきます。基礎研究で言うところの実験ノートに該当する、再現性を担保するための作業です**。このような作業をして初めて、きちんとしたデータセットになります。

実践極意
“データクリーニングの記録は必ず残し、誰が行っても同じ結果を再現できるようにする”

この作業が多施設のデータを扱う上で極めて重要であるため、この過程については指導を受けることが非常に望ましいのです。経験不足の人が処理したデータでは、信頼性が非常に低くなっている危険性が高く、そのデータを用いて解析を行った場合間違った結果が出力されてしまうなどのリスクを伴います。また、データクリーニングの作業を記録しなかったせいで、他の人が同じ解析結果を再現できないといった事態も非常に多く生じています。最悪の場合、研究データの捏造を疑われる事態にもつながります。

水谷　そうですね。やはり自分が解析するデータセットが正しいのか、他人に検証してもらう必要があると強く思いました。

原　そこが多施設と単施設とで最も違うところですね。OCEAN-TAVI Registry は、非常にモチベーションの高い医師が参加していますよね。入力変数は 1 症例当たり約 500 項目もあり、データセットには全体で概算ですが 500 項目 × 1600 例の 80 万個のセルがある、それなりの規模のデータベースです（ただし、BNP 値のデータが記載されているのは 1000 例強）。

解析用データセットの作成過程では、この 500 項目の変数のうちどの変数を研究に使うのかというところから整理していきます。使用する変数が決まったら、どの変数に対してロジカルチェックをかけるのかなどを次に考えます。

今回の研究全体の作業時間の多くの部分を、データのクリーニングや整理、解析用データセットの作成に費やしたのではないでしょうか？

水谷　そうですね。このクリーニング作業を今回の 1600 例のデータセットで行う前に、一度試験的に 1000 例ほど登録されている段階で行いました。そのときは作業に 1 か月を要しました。その経験を踏まえて、今回の 1600 例のデータセットでクリーニング作業を行いましたが、それでも 2 週間はかかりました。クリーニング中は何度も途中で失敗に気付き、作業をやり直すことがありました。

原　今回は、水谷先生の作ったデータセットと、私が作ったデータセットが完全に一致することを確認してから、ようやく解析を始めました。それくらい慎重に扱わないと、誤りが出てしまいます。そしてデータセットそのものに加えて、解析結果も同様に他人に検証してもらわなければいけません。

▸極意七の一
☞極意本 74 頁

研究について思っていた通りだったこと

原　研究について思っていた通りだったことには、どのようなことがありましたか？

World Niche

水谷　前回（Case 6）の研究で原先生の指導を受けてから、研究の World Niche である部分をできるだけ意識するようになりました。今回の研究で言うと、バイオマーカーは欧米などでは、日本ほど日常臨床で積極的に測定されていないため、これを使えば強くアピールできるとアイデアの段階から考えていて、最終的に受理に至ったことは思い通りでした。

原　なるほど。World Niche という戦略を上手く使えたということですね。

研究をデザインする上での基本的な概念に、PICO・PECO▸や FINER▸といったものがあります。

さらに、世界で日本のデータで勝負するためには、世界的なトレンド（World Trend）をおさえること、世界的にニッチな領域（World Niche）を選ぶこと、それから、日本の強み（Strength of Japan）を使うこと、この 3 つを意識して戦略を立てる▸ことが重要です。

▸極意五の一
☞極意本 37 頁
▸極意五の二
☞極意本 40 頁
▸極意五の七
☞極意本 54 頁

今回の研究で言うと、バイオマーカーの領域はStrength of Japanでもあり World Nicheでもあります。実際のところ、TAVI後のBNP値のデータを扱っている過去の論文は、どれくらいの数があったのですか？

水谷　想像していたよりもかなり少なかったです。無作為化割り付け試験の後解析で入院時のBNP値を扱ったアメリカの論文はありましたが、今回の研究のように退院時のBNP値を使って長期予後を見たという内容の論文はありませんでした。

後解析
そもそも研究開始の段階で想定していた内容とは異なる解析を行うこと。

原　そうなんですよね。実際に調べてみると自分の予想と違っていて驚くでしょう（笑）。

TAVI後のBNP値の結果を扱った論文は4～5編くらいしか存在せず、ほとんどは200例以内で、500例を超える研究は確か1編だけだったように思います。加えて、ほとんどが入院時のBNP値に注目した研究で、退院時のBNP値に注目したような論文はほとんどありませんでした。

BNPは左室の拡張末期圧など、ストレスに応じて心筋細胞から放出される物質です。TAVIの術後だと左室のストレスは術前に比べて明らかに減っているはずですので、入院時のBNP値で退院後の予後を予測するのは若干ナンセンスですよね。過去の文献はそのような見方ができていなかったということです。それが今回AHA系の雑誌で論文が受理された理由の1つだと思います。

ガラパゴス日本

原　日本は本当に検査が好きな国です。多くの検査が日常的に行われているため、あまり意識されていない人も多いと思いますが、バイオマーカーをテーマにした論文は実は海外で受理されやすいのです。BNP 以外でも、例えば高感度 CRP（High Sensitive C-Reactive Protein: hs-CRP）値なども海外ではほとんど測定されていません。なんらかの疾患における hs-CRP 値の測定結果や推移だけでも比較的簡単に論文化できると思います。

今回は BNP 値を扱いましたが、同じ発想で継続的に論文化できますよね。

水谷　次は NTpro-BNP で同じ解析をする予定です（笑）。

原　その他にも、入院時の BNP 値や入院時の NTpro-BNP 値でも同じ解析ができますし、BNP 値と NTpro-BNP 値の比較でも論文化ができます。この発想だけでもこのレジストリーから５～６編、論文化ができるのではないでしょうか。

このような発想で発表された論文は、**切り口が少し変わっただけという意味でサラミスライス論文などと呼ばれます**。研究の概要を学ぶための題材として、私は初学者にこのような研究を経験してもらうことが多いです。また、研究をしていて楽しいか楽しくないかは別として、このような発想で継続的にアウトプットを出している研究者も多くいます。

実践極意
“論文を量産するために、同じデータを用いつつ切り口を少し変えて論文化するサラミスライスという方法がある”

原　ちなみに、水谷先生がレジストリーのワーキンググループで BNP の研究を提案したとき、周りの反応はどうでしたか？

水谷　院内の医師からもレジストリーのメンバーからも「あー、それ面白いんだ？」といった程度のレスポンスで反応は薄かったですね。

原　日本人の医師はバイオマーカーを日常的に使用しているため、まさか BNP をテーマに JAHA に通るような論文を書くことができるとは思わなかったのだと思います。まさにガラパゴス日本ですよね。

ガラパゴス日本
☞極意本 4.2 31 頁

水谷　そうです、そんな感じでした。ですから、レジストリーが立ち上がってからすでに3年が経過しているのに、BNPのデータは誰にも扱われていなかったのです。

原　なるほど。今回の論文でレジストリー関係者は驚いているかもしれませんね（笑）。

水谷　驚いていますよね。

原　私の個人的な意見を言うと、TAVI後のBNP値のデータを扱った論文が単に今まで報告されていなかったため今回受理されましたが、目新しいというほどの新規性はないと多くの人は感じるだろうなとは思いますけどね。

BNP値と予後の関連については多くの疾患群ですでに評価されています。そのため、どちらかと言うと今回の論文は愚直にKnowledge Gapを埋めにいったイメージです。

Knowledge Gap
現存するエビデンスの欠損部分を指す。

経験豊富な疫学者か、研究リテラシーがそれなりに高い人であれば、退院時の左室負荷が軽減した状態での評価という部分に関しては新規性があると思ってくれるでしょうけどね。

研究について思っていたことと違ったこと

原　研究について思っていたことと違ったことには、どんなことがありましたか？

多施設研究の大変さ

水谷　多施設データの取り扱いの大変さを甘く見ていました。

例えば、あるデータで疑わしい値が見つかったとき、それを裏取りするためには、そのデータを収集した施設に問い合わせをして、調査結果を待たねばならないことがありました。しかし、そのような作業までしなければいけないということを研究開始時点では全く予測できていませんでした。

また、BNP 値を含むデータは 14 施設で収集されていましたが、各施設で測定用のキットが異なることも判明しました。

原　バイオマーカーは測定キットによって値が若干変わるというイメージを日本の医師は持っていないことが多いように思います。他施設への問い合わせに関して、具体的に大変であった点を教えていただけますか？

水谷　返答が想像以上に遅かったことです。

原　どれくらい遅かったのですか？

水谷　メールだけでは返事がこないことが頻繁にありました。

原　それは当然なんですよ。メールだけでは返事がこないと認識しておいた方がよいです。特に一斉メールで送っておけば読んでもらえて返事がくると思っている人が多いのですが、ほとんどの人は一斉メールを基本的に読んでいません。

多施設共同研究をするときは、少なくとも個別に 1 人 1 人ケアをしないといけません。

水谷　それは勉強になりました。

原　私の場合は、例えば、日本臨床研究学会で会員全員へ連絡するときには、一斉メールを送った後、各先生方に個別でもメールを送っています。このように、1人1人に対してケアを行わなければ、なかなか返事をしてもらえません。

多施設共同研究では人をまとめる技術が要求されます。参加施設が増えてくると連絡などの問題が表面化してきます。そういった意味でも、多施設共同研究のレジストリーのデータは取り扱いが非常に大変ですよね。そのあたりのケアは全体会議などで周知しようとしてもなかなか一度では理解してもらうことが難しく、結局は、**主任研究者が1人1人の共同研究者に連絡を取るなどのケアが必要**になります。**研究を成功させるためには、他力本願ではダメなので主任研究者が中心となって努力しなければ研究は頓挫してしまいます**‣。

実践極意
“多施設共同研究では、主任研究者には研究参加者をまとめる技術が求められる”

‣**極意二の五**
☞極意本 17 頁

単施設で研究を行う際も、先輩や後輩に頼んで「○○のデータを取っておいて欲しい」と依頼しても、まずやってくれませんよね？（笑）

水谷　そうですね……。結局、自分で取ることが多いような気がします。

原　例えば、追加採血が必要なとき病棟スタッフに頼んでも、その人の業務の手間が増えるような場合はなかなかいい返答がもらえないことも多く、結局のところ自分で採血を取らなければならないといったケースも十分に起こりえます。また、臨床研究にエントリーできそうな患者さんは、自分で探して声をかけて自分の外来に入れてもらわないと、患者さんのデータの収集もなかなか進みません。そのような自分1人でもやり抜くといった気持ちに基づく努力がとても大事です。

既存エビデンスの裏取り

原　既存エビデンスの裏取りについても思っていたことと違ったことがあったようですね。

水谷　今回扱ったTAVI後のBNP値というテーマは、前回（Case 6）の単施設の論文のテーマよりも範囲が広いのですが、研究のテーマが広くなるに伴い関連する既存エビデンスの裏取りの重要性が増すということの認識が甘かったと痛感しました。

原　もう少し具体的に教えていただけますか？

水谷　まず、BNP値に関する論文はどの範囲まですでに報告されているのかという既存エビデンスの調査が甘かったと思いました。また、査読者からの質問に対する自分の返答の妥当性を証明するためのエビデンスの調査も不足しており、質問に対して自分の感覚で返答してしまうようなことが多くありました。その部分は大いに反省すべき点です。

原　確かに感覚で返事されていましたよね。例えば、今回の論文で言うと、患者さんの男女比について査読者から質問がありました。OCEAN-TAVI Registryのデータでは男性がレジストリーの患者全体に占める割合が30%程度でしたが、海外のPARTNER 2試験のデータでは男性の割合が50%ほどでした。男女比がなぜこれほど違うのかと聞かれたときに水谷先生は、「おそらくOCEAN-TAVI Registryの被験者の平均年齢が高齢だからではないですか」と根拠を検証せずに感覚で返答してしまっていましたよね。

しかし私はその質問に対して、本当にOCEAN-TAVI Registryの方が平均年齢が高齢なのかを調べてみました。その結果、OCEAN-TAVI Registry と PARTNER 2 試験の平均年齢にそれほど違いはありませんでした。

水谷　そうですね、2～3歳くらいしか違いはありませんでした。

原　その年齢差で20%もの男女比の差は絶対に説明できないと思いました。そういった査読者への返答1つをとっても、エビデンスの裏取りが不十分であったということですよね。

私が論文を書くときには、**文章の一文一文の妥当性・根拠を全力投球で調べます**。そこが水谷先生にはまだ少し足りなかった点で、思っていたことと違った点ですね。しかし、今回経験して論文を書くにはこのような感覚や作業が必要なのだと認識できたのではないでしょうか？

実践極意
"論文に記載するすべての文章の妥当性を検証せよ"

水谷　Revise をする際には1つの質問に対して、3行程度の分量で返事を書けば十分だと思い込んでいました。

原　**Revise は量ではなく返答内容の根拠となるエビデンスの裏取りをしっかりとして、根拠を示しながら Scientific なやりとりをしなければいけません**。学会発表でも同様です。質問を想定してあらかじめエビデンスの裏付けをしっかりと取っておいた状態で、質疑応答などで「このデータではこうです」と発言できるようになると、優秀演題賞などを受賞できるようになりますよ。

実践極意
"Revise 対応では、返答の裏取りをして根拠を示しながら Scientific なやりとりをせよ"

シンポジウムなどでも、レベルの高い人とそうでない人では、Scientific な裏付けをしっかりと取っているかどうかという点が圧倒的に異なります。そこまでできているのはシンポジウムで発表するほどの人であっても3分の

1くらいです。総会のシンポジウムでもそれくらいの人しかできていません。

水谷先生は今回でまだ2編目の原著論文ですよね。Revise作業を経てこのような感覚がつかめてくると、3編目くらいから論文の書き方の本質的な部分がおおよそ見えてくると思います。2編目ですでにこのような認識があるということは非常にいい傾向ですよね。5～6編と書いていくと、自分なりの書き方が身に付くようになるかと思います。

論文作成～投稿の実際

原　次は実際の論文作成から投稿までの過程ごとにお話を聞いていきたいと思います。

倫理審査の実際――研究がつぶれる？

倫理審査
☞極意本 5.6「倫理審査を通す」48頁

原　まず、倫理審査に関してですが、今回はOCEAN-TAVI Registryが提供した倫理審査書類を、自施設の倫理審査委員会へ提出するだけという形だったのでしょうか？
その場合、倫理審査書類を修正する必要はありましたか？

水谷　私の施設では、多施設共同研究に参加する際、他施設の倫理審査委員会の承認が下りている研究の場合は、その審査合格書の証明書と自施設での患者説明同意文書さえ作成できていれば迅速審査で承認が下りるようになっていました。そのためこの部分の苦労はありませんでした。

原　それは幸運でしたね。施設によっては一から審査をやり直して審査書類の修正指示を繰り返し受けた結果、いざ研究を開始するときには、倫理審査の申請時点とは全く別のプロトコールになってしまっていた、というような事態が少なからず発生しています。私自身は別のプロトコールになってしまうような、そこまでひどい案件の経験はありませんが……。

ここで、対談の際に常にオブザーバーとして参加していただいている日本臨床研究学会の玉城理事の意見をお聞きしたいと思います。玉城理事は日本の臨床研究に関して最も造詣が深いと私が考えている人物の１人で、もともとは東京にいらっしゃったのですが、ヘッドハントをして無理矢理大阪に来ていただきました。学会設立当初からずっと一緒に活動していただいています。

玉城さん、どうでしょうか？　研究自体がつぶれてしまうこともあるのでしょうか？

玉城　つぶれてしまうこともたまにありますね。ただしそのようなことになってしまう施設はある程度決まっています。私の経験上、うるさそうな施設、絶対言うことを聞いてくれない施設がいくつかあるのですよ。特に××大学です（笑）。

このようにプロトコールが変わってしまうような事態が予想される場合は、まずは倫理審査委員会が最もうるさい施設の審査を先に通しておきます。そしてそのプロトコールの内容を研究責任医師の施設に戻し、うるさい施設以外の施設で審査請求をかけていきます。つまり、研究責任医師の施設よりも、倫理審査委員会がうるさい施設で先に承認を得ることもあるということです。そこを通せば残りの施設はだいたい通ります。

もし残りの施設からうるさく指摘がきたら、「このようなロジックでやっています」と、適切に反論して指摘を潰すこともあります。

××大学
編集者判断で伏せ字にしました（笑）。このようなディープな話をタイムリーにお聞きしたい方は日本臨床研究学会のオンラインサロンにご参加下さい。伏せ字部分なしで無修正の原稿も閲覧可能なことが多いです。ただし、クレームが入った場合公開後数時間で原稿が非公開になることもあるようですので、そこはあらかじめご理解下さい（笑）。

原　倫理審査委員会は施設から独立した極めて強力な権限を持っているため、倫理審査委員会が下した決定は、原則的にはその後変更はできず、決定はテコでも動かないのです。したがって、倫理審査委員会から意味不明な素っ頓狂な発言や意見が出てきても、それが最終決定にならないように説得しなければいけません。

テコでも動かない
倫理的な部分に関係のない軽微な修正には応じてくれる。

多施設共同研究で大きな問題になるケースとしては、倫理審査委員会がうるさい施設が研究に参加していた場合に、その施設の倫理審査の過程で研究のプロトコール自体が変わってしまう可能性があるということなのです。そうならないためにも極めて慎重なケアが必要です。

倫理審査委員会に１人でも現場を知らない、委員として相応しくない場違いな人が混じっていると、その施設の倫理審査委員会はまともに機能しなくなるんですよ。

日本の臨床研究
日本臨床研究学会の公式 Facebook ページ。

玉城　「日本の臨床研究」という Facebook グループでもいつも言っていますが、臨床研究の指針などが多施設共同研究を想定して作成されていません。そのため、この指針が現場に大きな混乱をもたらしています。

原　国の定めた臨床研究に関する各種ガイダンスも多施設共同研究を想定して作られていませんよね。

玉城　ガイダンスを丁寧に読んでみても、多施設共同研究とは各施設における研究がまとまっているという解釈しかできないのですよ。

原　そうですね。ガイダンスで定められている様々なルールは、基本的に多施設共同研究を想定して作成されていないという事実を知らない委員が多いですし、その結果、施設内の標準業務手順書では多施設共同研究に対応できなくなっているのですよね。

話を戻しますが、とにかく、多施設共同研究を行う場合には、まず最初に、どこの施設の倫理審査委員会がややこしそうなのか、調べておくのが得策でしょうね。

玉城　万一、倫理審査委員会からプロトコール変更の指摘を受けるような状況になってしまった場合は、「この研究は多施設共同研究として承認されたプロトコールのため変更はできない」と倫理審査委員会からの指摘に回答することもあります。

原　そうですね。言われた通りにするのではなくて、反論することも大事だということですね。

玉城　反論して納得してくれればいいですけどね。

原先生が危惧されているように、プロトコールが変わってしまった場合、これはもう同じ試験とは言えません。交渉しても絶対譲らない倫理審査委員会があれば、その委員会の施設のプロトコールに合わせて、他の施設でもう一度最初から承認手続きをやり直すこともありえます。

原　そうするか、ごちゃごちゃ言ってくる施設はもう共同研究施設から外してしまうかですね。

玉城　うるさい施設は限られていますからね。ほとんどの施設はきちんと説明すればわかってくれると思います。

原　玉城さん、ありがとうございました。

玉城　うるさいのは、旧帝とナショナルセンター、それくらいです（モゴモゴ）。

Methods

原　研究デザインについては先ほどお聞きしましたが、実際に Introduction、Methods、Results、Discussion と論文を書くなかで、前回の単施設研究の論文と違う点として、各パートでどのようなものがありましたか？

水谷　今回はMethodsは書きやすかったです。というのは、TAVIのデータを扱った論文が多数報告されていたため、書き方などを参考にすることができたからです。

OCEAN-TAVI Registryのデータを用いた論文も15編ほど出ていましたので、そちらも大いに参考になりました。

書き方などを参考にする

参考にする場合、剽窃（ひょうせつ：他人の論文の文章をまるまるパクる行為のことです）とならないように注意しよう。

原　15編も出ているのですね。このレジストリーは3年前に始まったわけですから年間5編ペースですか。非常に活発にデータが使われているように思います。

Introduction―― エビデンスのパズル

水谷　Methodsに関してはあまり苦労しなかったのですが、Introductionでつまずき、原先生に2度、3度と修正していただいた記憶が鮮明に残っています。

原　そんなにしましたか？　私はあまり記憶に残っていないのですが……（苦笑）。

水谷　先ほど話したエビデンスの裏取りの部分ですね。例えば、BNP値に関する先行の論文が何例くらいのデータを扱いどれくらいの期間のフォローアップをしているのかといったことを調査、整理する作業に、だいぶ時間をかけました。

原　エビデンスのパズルのピースのどこが埋まっていてどこが埋まっていないのかの場合分けを、細かく確認していく作業ですね。

だんだんと思い出してきましたが、水谷先生が最初に書いたIntroductionでは、この部分がざっくりとしすぎていました。そのため、まずTAVI後のBNP値に関する論文の患者数やBNP値の測定時期など、詳細まで調査してもらいましたね。

水谷　そうですね。例えば最初に書いたIntroductionでは「○○の論文では症例数が少なく短期予後しか見ていない」としか記述しておらず、具体的な症例数やフォローアップ期間に関する記述は一切していませんでした。

原　なるほど。そのあたりは正確に記載した方がよいです。例えば、短期予後に関しても、30日以内の死亡率なのか、入院中の死亡率なのか、それとも7日以内の死亡率なのかで違いますからね。

Introductionは論文で最も重要なパートです。エビデンスのパズルのピースを意識して、埋まっていないところと埋まっているところを明確にしてから書き始めないと、その後の話を展開することができません。そして、Discussionで何を書けばよいのかということが、わからなくなってしまいます‣。

‣**極意十一の二、四**
☞極意本130、138頁

多施設共同研究のように、研究の規模が大きくなればなるほど、他のエビデンスとの差別化が難しくなります。それは、データの規模が大きくなると一般に収集できる変数の数が減り、研究で検証できることが減っていくからです。一方、単施設の研究であれば収集できる変数を工夫できるため、他のエビデンスと明確に差別化しやすいですよね。

ただ、今回のOCEAN-TAVI Registryでは各症例に対して500項目以上もの変数を収集しているため、少し例外的です。これだけの数の変数があるのは驚異的ですよね。私がOCEAN-TAVI Registryにガッツリ参加していたら、好き放題に論文を量産できます（笑）。

データの話になりますが、一般に、長期予後を取るようなレジストリーの場合、変数は200項目程度が上限だと思います。研究のデザインの段階で、データを取る項目を200くらいまでに絞らないと、現場の医師への負担が大きく、なかなかデータを収集してもらえないのですよね。

その観点では、500項目以上の変数のデータが約1600例揃っているOCEAN-TAVI Registryは参加者のモチベーションが非常に高いことがうかがえます。さらにデータの質も非常に高いと思いました。

日本人によるデータベースにおける入力ミスの発生率は、私の感覚だと2～3%ほどですが、OCEAN-TAVI Registryは1%ほどでした。今回の研究でデータのロジカルチェックを行いましたが、エラーはほとんど見つかりませんでした。

Discussion —— 疫学データの重要性

原　Discussionのパートはどうでしたか？

水谷　指導を受けて自分でも面白いと思える解析結果が出たのですが、それをDiscussionで魅力的かつ客観的に記述することはまだまだ難しかったです。

原　どのようにして、読者が面白く思えるような話にするかを熟考する必要がありましたね。

水谷　今回の解析で、「BNP値は、全死亡についても心不全の再入院率についても良い予測因子になる」という結果が出たのですが、そのことを誇大表示せずに客観的にアピールする方法が難しかったです。

原　それはなぜかというと、**臨床におけるあらゆる現象を考える際に基本となる疫学データを読み解く方法**を日本の医師は全く教育されていないため、結果として疫学データの良さをアピールすることが苦手になるからなのですよ。

実践極意
“医学において疫学データは、あらゆる現象を考える際の基本となる非常に重要な情報である。
しかしながら日本発の疫学データがほとんど存在しない”

どのような疾患でもよいのですが日本のガイドラインを読むと、日本発の疫学データがほとんど存在していないことをすぐに理解できると思います。ほとんどのガイドラインでは、引用文献に日本からの疫学データの論文が全く挙げられていないのですね。

医学において疫学データは、あらゆる現象を考える際の基本となる非常に重要な情報です。例えばTAVI後のBNP値がいくらなのかというだけでも大変重要なのです。しかし疫学データがないため、TAVI後のBNP値が200 pg/mLだったとして、それが高いのか低いのか客観的に判断ができないのです。

正常な人であれば100 pg/mLでも高いと判断できますが、TAVI後の200 pg/mLはどう判断すればいいのでしょうか。今回の研究では、生存リスクの層別分岐となるTAVI後のBNP値のカットオフ値は202 pg/mLという結果になりました。ということは、200 pg/mLだとTAVI後の患者さんに限ると、どちらかと言うと低リスク群に分類される値になります。

200 pg/mLは少し極端な例でしたが、例えばTAVI後のBNP値が150 pg/mLであったとき、水谷先生はそれが高いと思われますか？

水谷　日常の臨床では許容範囲かなと判断します。

原　そうですよね。患者さんのリスク的にはそう判断すると思います。しかし、その判断の根拠はありませんよね。この判断のための基準、すなわち疫学データが、特に日本からほとんど出てきていないのですね。その背景として、日本の医師が疫学について十分な教育を受けておらず、そこに価値があることを認識できていないことが挙げられると思います。

Discussionに話を戻しますと、基本的なことですが、Introductionで説明したエビデンスのパズルのピースを意識して、研究結果が疫学データであることをしっかりとアピールしたらよいだけなのです。しかし、それがアピールになるということに多くの人は気が付かず、何を書いたらいいのかわからず途方に暮れてしまうということだと思います。自分の研究結果を見て、面白みがない当たり前の結果だな、と思ってしまうのですね。

今回の論文の結果を最初に見たとき、水谷先生はどう思いましたか？

水谷　当然の結果だと思いました。BNP値が高い方が総死亡率が高くなるのは当然、心不全入院が増えるのは当然かなと……。

原　そのような感覚になりますよね（笑）。それは仕方がありません。しかし、過去のエビデンスのパズルのピースを紐解いていくと、実はその部分は全く明らかになっておらず、正確なことは誰も知らず、皆、感覚でなんとなく「高い」「低い」と言っているだけなのです。

日本の学会でもいわゆる「お偉いさん」と呼ばれる層は、基礎医学の業績で出世してきたような背景を持つ人が非常に多く、臨床において何がわかっていて何がわかっていないのかを認識できていないため、このような臨床上非常に重要となる疫学系のデータが評価される素地が日本ではあまりないのですよね。結果として悪循環に陥り、日本の疫学データはいつまで経っても日の目を浴びないという状況になってしまっているように思います。

水谷先生の、今のDiscussionでどうアピールすればよいのかわからないというのは、大変正直な意見だと思います。

共著対応

原　今回は多施設共同研究で、共著者に様々な施設の人が入っていますが、共著対応では苦労しましたか？

水谷　この件に関しては恵まれていて、苦労はほとんどありませんでした。多施設共同研究の論文であるため、自施設の教授をLast Authorにはしていませんが、問題は全くありませんでした。

原　自施設内でも問題は生じませんでしたか？

水谷　レジストリーへの登録作業を自分1人で行っていたこともあり、自施設内でクレームが出ることもありませんでした。

原　OCEAN-TAVI Registryのデータセットで、最初から100%完璧にデータが埋まっているのは、水谷先生が入力したデータだけだったという話を関係者から聞いたことがあります。それほど熱意を持って今回の試験に関わっていたということは、あらゆる発言や態度からも容易に想像できました（笑）。非常に素晴らしいと思います。

Case 7

Revise——査読者にはこう対応する

原　先ほどの話と重複するかもしれませんが、Revise対応で得た知識、学んだことはありますか？

水谷　Revise対応では、自分の文章である程度の内容は査読者に伝わる、2～3行書けばだいたいの意味が伝わると当初は思っていましたが、それでは全く不十分だということに気付きました。例えば、2行の質問が査読者から来たときは、その5倍の10行くらいの返事を書くつもりでいる方がよいと認識を改めました。

原　そこは単なる文章量の話ではなく、内容を踏まえてきちんと伝える、という意味での発言と思いますが、確かにモンスター級に高レベルの論文を量産している先生のなかにも「徹底的にクドい方がよい」と仰っている人もいます。私にはそこまでのイメージはありませんが、The New England Journal of Medicineなどに論文を何度も通しているような人はそのようなイメージを持っているのだなと思ったことがあります。

The New England Journal of Medicine
世界五大医学雑誌などと呼ばれる代表的な医学専門誌の1つ。臨床系では最もImpact Factorが高く非常に強い影響力を持つ。

日本では阿吽の呼吸で人の気持ちを察する能力が、要求されることが多いですよね。流行語にもなったKYという言葉もそこから生まれたものですし、「空気を読む」という言葉が生まれるほど、日本人は行間を読むことに慣れています。

KY
空気（K）が読めない（Y）を意味する言葉。

しかし、海外ではそのような行為は一般的ではなく、何かを伝えるときには、逐一詳しく説明してあげなければならないというイメージを私は持っています。ただ、それは量の問題ではなく、説明が2行で終わってもよいケースもあると思います。

その他、実際に査読者とのやりとりを通して思ったことはありませんか？

水谷　自分自身も想定していましたが、BNP値を中央測定施設で一括して測定していないことについて指摘がありました。

原　その点については、事前に対応策を準備していましたよね。測定キット間の誤差に関する文献を提示して乗り切りました。

それから、今回のJAHAでは査読者1と査読者2、さらに統計専門の査読者3の3名の査読者が付きましたが、査読者のコメントについては、どのような印象を持ちましたか？

水谷　表現は悪いのですが、査読者2は研究や統計解析についてほとんど知識がなく、理解していない人なのではないかというのが正直な印象でした。そのような人のコメントに対して、どう返答すればいいのか困惑しました。

原　そうですよね。査読者2のコメントは非常にレベルが低かったですね。

例えば、今回の研究では2年死亡率を15%と推定していましたが、死亡数自体は1094人中79イベントでした。その部分で、査読者2から「なぜ79イベントしかないのに15%になるのか？」という、カプラマイヤー法によるイベント推定の基本的な知識が欠如していないと出てこないような質問がきていましたよね（苦笑）。

ここで少し、日本の査読の現状に対する不満を述べたいと思います。これが日本人の査読者の場合、下手をするとここで話は終わりません。例えば、「79しか死亡イベントがないのに1094例で2年死亡率が15%だと計算するなど、この著者は計算能力がなく、この研究のデータすべてが信頼できない。よってRejectとすべきである」といったコメントが来ることすらあります（苦笑）。

日本人査読者の場合、今回の査読者2以上に低レベルの査読者がかなり高い確率で存在します。海外留学組の医師をはじめ、私たちの世代は本当にこのような査読者の質の問題に悩まされていることが多いです。日本の医療に貢献したいがゆえに、どうしても日本の雑誌に日本のデータで論文を出したいという気持ちがあるのですが、このような不毛なやりとりのストレスにさらされる危険を覚悟して投稿しなければなりません（涙）。

少し話がそれました（汗）。いずれにしても、指導の際いつも私は言っていますが、**どのような査読者に当たるかは完全に運次第です。対応が難しい、研究者に対するリスペクトのない査読者に当たってしまったときに、心を折られずに次のステップに進むことが大事**です。今回の査読者2とのやりとりを通して、水谷先生にはある程度のレベルの雑誌に投稿したとしても、査読者についてはやはり運の要素があるのだと感じて欲しいと思います。

極意十二の四
☞極意本153頁

論文全体を通して

原　論文全体を通しての印象は何かありますか？

多施設データは1人では扱えない

水谷　多施設データのクリーニングから解析、そして論文を完成させるまでの一連の過程を通して、非常に良い経験ができました。ただ、今回経験したからといって、今後も同じクオリティで1人でできるかというと自分はまだ全くそのようなレベルにはないと思います。

原　1人では絶対に無理ですね。特にデータの扱いに関しては私でも1人では心配になります。私も多施設データを扱うときには必ず複数人で**解析結果の Confirmation をしています**‣。ですから、多施設データを扱うときは1人ではできないというスタンスでいいのではないでしょうか。

‣**極意七の五**
☞極意本 86 頁

ファーストペンギンを目指す

水谷　ファーストペンギンという言葉が好きなのですが、今回飛び込んで良かったと思います。

ファーストペンギン
群れで行動するペンギンは、魚を獲る目的で海に飛び込む際に、安全を確認するため誰かが飛び込むことをじっと待つ。そして勇気あるペンギンが最初に飛び込んで初めて、群れ全体が海に飛び込む。このような最初に飛び込む勇気があるペンギンをファーストペンギンと呼ぶ。
☞極意本「Take Home Message」193 頁

原　どの点がファーストペンギンなのですか？　テーマの BNP ですか？

水谷　……裏話をしてもいいですか（笑）？

私はこの OCEAN-TAVI Registry に高い価値を見出し、自施設が参加できるよう施設内で交渉し、2016 年にレジストリーに参加することができました。実はそのときに自施設のメンバーからは、「レジストリーに参加しても、自分たちのデータを提供するだけで利点はない」と不満を言われたことがあったのです。

原　普通はそのようなマインドになりますよね。なぜかというと、そのように言う人たちにはそのデータを使って論文を書く能力がないからです。論文を書く能力がない人が多施設のレジストリーに参加してしまうと、心情的にはデータを吸い取られるだけになってしまいます。

水谷　周囲がそのような意見を持つなかで、多施設研究の世界に飛び込んでいく姿勢はファーストペンギンだったのではないかと私は思いました。

原　なるほど。危険だと皆が思っていても、果敢に挑戦する姿勢がファーストペンギンだったということですね。

水谷　最初に不満を言った人を共著者に入れているんですよ。今回論文が受理されて、その人に「ありがとう」と感謝されました（笑）。

原　その人は一生ファーストペンギンにはなれないですね（笑）。

水谷先生の施設のなかでは、多施設レジストリーに参加する先生はファーストペンギン扱いで、果敢に飛び込んでJAHAに論文が受理されたということですね（笑）。

水谷「500項目以上にも及ぶデータを登録するという大変な作業ばかりして何もいいことはないのに、馬鹿な奴だ」と最初は見られていたと思います。

原　水谷先生はこれからどんどん結果を出していきますよ。その人は共著者から外したらいいのではないですか？（笑）

水谷　今後はそうします（笑）。

原　非常に面白い裏話ですね（笑）。ありがとうございました。リスクを取らないとメリットもなく、美味しい果実にありつけないですからね。水谷先生はそこでリスクを取りにいったと。そこは大事ですよね。

でも、皆が論文を書けるようになれば、データだけとられてしまうなどという文句を言わなくなると思います。論文さえ書ければ、皆でその果実を共有できますよね。

今までそういう視点を私は持っていなかったのですが、日本で多施設共同研究が進まない1つの大きな理由はそれかもしれませんね。

水谷　そうだと思います。要するに元締めしか美味しい思いをしないと思われているんでしょうね。

原　皆さん、そういう感覚なのですね。私は「参加さえすれば論文を書ける！」と思ってしまうのですが、勉強になりました（笑）。

臨床研究でキャリアアップしたい先生方へのメッセージ

原　最後に、臨床研究でキャリアアップしたい先生方に向けてコメントをいただけますか？

水谷　日本臨床研究学会の支援実績が着々と積み上がってきて、支援体制のスキームはほぼ完成しています。やる気さえあれば、もう飛び込むリスクもほとんどないと思います（笑）。

正直に言いますと、研究を進める上でダークサイドもありますよね。臨床研究は自分の時間を削って取り組まねばなりません。それを克服してやる気がある人であれば必ず結果を手に入れることができることを日本臨床研究学会の実績が物語っています。

日本臨床研究学会の支援を受けて、皆さんは研究に取り組むべきだと思います。リスクはほぼなく、チャンスしかありません。

日本臨床研究学会の支援
学会の支援決定基準は非常に厳しいため、支援採択率は非常に低いことをご理解下さい。

原　水谷先生のモチベーションの高さがあるからこその発言だと思いますが、これくらい高いモチベーションがあれば論文を書くことができるということですね。

今回の論文は、水谷先生にとって２編目になりますが、現在作成中の論文が３編あります。私の感覚では、先生は未経験なこともまだ多くあるため、論文作成の１つ１

つの過程で時間がかかっていますが、今後は加速度的にスピードアップすると思います。

初学者にとって、まず1編目を完成させることに非常に苦労します。そして、その苦労ゆえに大半の人は2編目に進むことができません。日本臨床研究学会で支援した先生方でも半数は1編のみで止まってしまいます。しかし、そこを乗り越えることができれば、その後は急激に書き進めることができるようになります。

水谷先生は1人で、単施設の研究も多施設の研究もやり切りました。これからどんどん論文を発表されると思います。

水谷先生、ありがとうございました。

（対談日：2017年6月4日［第7回］）

水谷先生からのメッセージ

研究について思っていた通りだったこと

バイオマーカーを扱った大規模なデータの論文は欧米ではほとんど発表されていなかったため、今回の研究を「World Niche」「Strength of Japan」な領域としてアピールできたことは思った通りでした。

研究について思っていたことと違ったこと

データの扱いにおける慎重さ、本文の作成や査読者への返答においてしっかりと裏付けを取る必要性、それらについて自分の考えの甘さを痛感しました。

臨床研究でキャリアアップしたい先生方へのメッセージ

臨床研究から論文作成・受理までの過程で、取り組んでみて初めて自分に何が足りないのかを痛感すると思います。

そこを支援していただき、論文の品質と論文作成の効率性も上げてくれるスキームが日本臨床研究学会にはあります。

Case 7 のまとめ

研究デザイン

□World Trend、World Niche、Strength of Japan を意識せよ。

□Knowledge Gap を埋めるテーマを選べ。

単施設研究と多施設共同研究の違い

□多施設研究では一般に収集できる変数が限られてくるため、研究で検証できる項目が減ることが多い。

□単施設の研究であれば、収集できる変数を工夫できるため、他のエビデンスとの違いを明確に伝えやすい。

□多施設共同研究では施設間のやりとりなど人をまとめる技術が要求される。例えば、地道に 1 人 1 人に連絡を取るなどのケアが必要である。

倫理審査を通すために

□研究責任医師がいる施設よりも先に、倫理審査委員会がややこしい施設から審査を通しておくのもテクニックの 1 つである。

□残念ながら臨床研究に係る各種ガイダンスは多施設共同研究を想定していない。

データをどう扱うか

□ある程度の規模を超えるデータを扱うには、On the Job Training を受け、適切な処理テクニックを身につける必要がある。

□データクリーニングの記録は必ず残し、誰が行っても同じ結果を再現できるようにしておく。

解析結果の解釈

□エビデンスのパズルのピースを意識して、解析結果の価値を表現せよ。

□日本では疫学データの読み解き方が全く教育されていない。医学において疫学データはあらゆる現象を考える際の基本となる非常に重要な情報である。疫学データの重要性を再認識せよ。

論文を書く

□論文に書くすべての文章にはエビデンスの裏取りが必要である。

□アイデアを流用すれば、1 つのデータセットから、複数の論文を書くことができる。

投稿戦略を立てる

- □投稿時に Transfer があれば、受理される確率が高くなるケースもある。Transfer を想定した投稿戦略も有用である。
- □投稿雑誌の好みのテーマをおさえよう。

Revise

- □Revise 対応では、エビデンスの裏取りをしっかり行い、根拠を示しながら査読者と Scientific なやりとりをしなければならない。
- □海外の人は行間を読む習慣がない。Revise の返答は丁寧に書くよう心がける。
- □どのような査読者に当たるかは完全に運次第である。
- □対応が難しい、研究者に対するリスペクトのない査読者に当たってしまったときには、心を折られずに次のステップに進もう。

Column ▶ 時代の流れをつかむ

マルチタスクに必要な才能とは？

極意本では、業績のある教育者は複数のプロジェクトを同時にこなすマルチタスクが得意であるというお話をさせていただきました（☞極意本「3.2 適切なメンターとは」23 頁）。

マルチタスクにはいくつかのメリットがあり、例えば１つのプロジェクトが上手くいかなくても他のプロジェクトで業績を積み上げられるというリスク分散効果があります。

また、新しいイノベーションは様々な分野の境界領域で生じるため、領域をまたいでマルチタスクを行うことで、必然的にこのような革新的なアイデアに至ることも増えてきます。

今、世の中で推進されている兼業や副業なども AI に仕事を取って変わられた場合のリスク分散として、また、新しい価値の創出を意図したマルチタスク社会を目指した国の取り組みの一環として、行われています。

日本臨床研究学会では常時 20 プロジェクト程度の研究を動かしているため、マルチタスクのコツを聞かれることが多いのですが、マルチタスクはプロジェクトの律速段階を組み合わせて効率化する能力があれば可能で、その才能は多くの人が持っています。

例えば、料理上手な主婦が料理をする場合、何かを煮ている間に野菜を切ったりして 2 品も 3 品も同時に作ることがありますが、これがまさにマルチタスクです。
最終形態をクリアに想像しながら律速段階をうまく調整し、複数の作業をこなす能力。

臨床研究の話に戻すと、料理が得意な人はマルチタスクの才能に基づくプロジェクトマネジメントが適しているかもしれませんね。

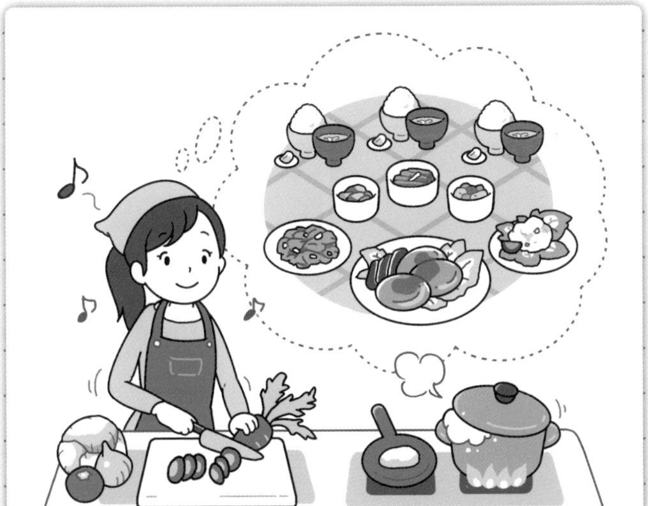

Case 8

2年間で4編の原著論文を報告するなかで見えてきた臨床研究の全体像

現場にはアイデアとデータが溢れている

市場 稔久（いちば・としひさ）

論文投稿時の所属　広島市立広島市民病院救急科 部長

経歴　2001 年岡山大学卒業　研究開始時医師 16 年目

対談時点での英字論文経験

原著論文 4 編（※すべて日本臨床研究学会支援案件）、
症例報告 4 編、Letter 1 編

本書出版時点では、J Clin Gastroenterol [Impact Factor(2016)：3.328] に論文が受理され、原著論文は合計 5 編になっている。

これまでの掲載雑誌

1）Circ J. 2016;80:1445-1451. [Impact Factor(2016)：3.544]
2）Am J Emerg Med 2016;34:2261-2265. [Impact Factor(2016)：1.494]
3）Vasc Endovascular Surg 2017;51:538-544. [Impact Factor(2016)：1.094]
4）J Stroke Cerebrovasc Dis 2017;26:2840-2848. [Impact Factor(2016)：1.517]

論文の詳細と内容　今回は、3)、4）の 2 編がほぼ同時に受理

3）Ichiba T, Hara M, Yunoki K, Urashima M, Naito H. Serial follow-up evaluation with computed tomography after conservative medical treatment in patients with symptomatic spontaneous isolated superior mesenteric artery dissection. Vasc Endovascular Surg. 2017;51:538-544.
症候性上腸間膜動脈単独解離症例の自然予後を CT でフォローした研究（n=27）。

4）Ichiba T, Hara M, Nishikawa K, Tanabe T, Urashima M, Naitou H. Comprehensive evaluation of diagnostic and treatment strategies for idiopathic spinal subarachnoid hemorrhage. J Stroke Cerebrovasc Dis. 2017;26:2840-2848.
特発性脊椎クモ膜下出血の 5 症例から疾患の診断、治療に関して包括的な提案を行った論文。

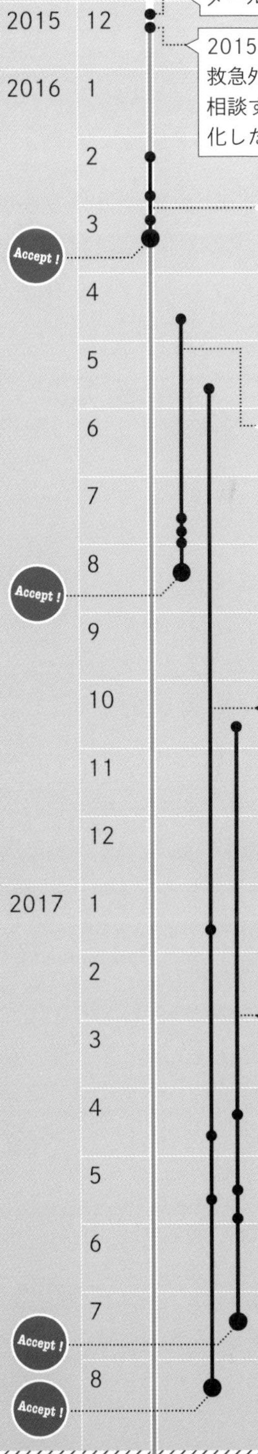

2015年12月3日
メールマガジンのお礼でダイレクトメッセージ

2015年12月5日
救急外来でもできる臨床研究のあり方に関して相談することとなり、Clinical Questionをリスト化した後、研究支援が決まる

1) Circ J [Impact Factor(2016):3.544]

2016年2月 7日 投稿
2月29日 1st Decision:Major Revision
3月 6日 再投稿
3月10日 論文受理

2) Am J Emerg Med [Impact Factor(2016):1.494]

2016年4月20日 初回投稿
… 3 Rejections …
7月24日 Am J Emerg Med 投稿
7月29日 1st Decision:Major Revision
7月31日 再投稿
8月 8日 論文受理

3) Vas Endovascular Surg [Impact Factor(2016):1.094]

2016年5月23日 初回投稿
… 6 Rejections …
2017年1月19日 Vas Endovascular Surg 投稿
4月22日 1st Decision:Major Revision
5月24日 再投稿
8月 8日 論文受理

4) J Stroke Cerebrovasc Dis [Impact Factor(2016):1.517]

2016年10月21日初回投稿
… 4 Rejections …
2017年 4月10日 J Stroke Cerebrovasc Dis 投稿
5月14日 1st Decision:Major Revision
5月29日 再投稿
7月 9日 論文受理

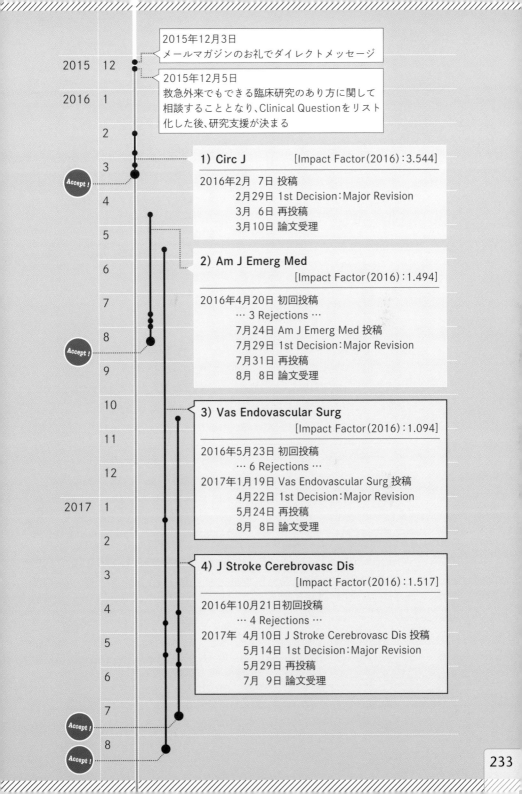

原　今回は、広島市立広島市民病院救急科部長の市場稔久先生にお話をお聞きします。簡単に自己紹介をしていただけますか？

市場　2001年に岡山大学を卒業し、そのまま岡山大学病院の麻酔科医局に入りました。それから広島市民病院に異動し、麻酔とICUを主に3次救急に約8年間従事しました。その後、10年くらいERすなわち救急の外来部門に従事しています。

原　ありがとうございます。実は、市場先生への研究支援は、日本臨床研究学会を設立する前から行っていて、今回の研究も含めて今まで4編の原著論文を支援しています。

今回は、Vascular and Endovascular Surgeryと、Journal of Stroke and Cerebrovascular Diseasesという2つの雑誌に、1か月の間にそれぞれ1編ずつ受理されました。簡単に論文の内容を説明していただけますか？

市場　1編目は、上腸間膜動脈の単独解離（Superior Mesenteric Artery Dissection: SMAD）をテーマにした論文です。皆さんも胸腹部大動脈の動脈解離については、その疾患概念をよくご存知だと思いますが、以前より上腸間膜動脈や腹腔動脈の単独解離症例が少しずつ報告されていました。当院でも上腸間膜動脈の解離を年間に数例、この10年間で50例くらい経験しており、最近ではこの疾患に遭うと「いつものが来たな」といった感じで、特に疑問も抱かずに診療していました。今回、原先生に助言を受けて、「上腸間膜動脈や腹腔動脈の解離について正確に理解できているだろうか」と自問し改めて調べてみると、疾患の自然経過など明らかになっていないことが多くあり、それを今回の論文で報告しました。

原　この論文はnが27例なのですよね。実は、市場先生は

1つのデータベースから3編の論文を書いていて、そのうちの1編が今回の論文です。**1つのデータベースから複数の論文を書くことを、サラミを輪切りしていくようなイメージで、サラミスライス論文と呼ぶことがあります**。

実践極意

“1つのデータベースから複数の論文を書く、サラミスライスと呼ばれる手法がある”

市場　もう1編は、特発性脊髄クモ膜下出血（Idiopathic Spinal Subarachnoid Hemorrhage: IS-SAH）をテーマとした論文です。IS-SAHは非常に珍しい疾患で、過去の論文では1例か2例の症例報告しかなかったのですが、当院では手術例を含めて5例の経験があったため、その症例と過去の報告のReviewを行い、それらを比較して診断や治療に関して包括的な提案を行いました。

原　こちらの論文のnは5例なのですよね。私は「**30例あれば論文が書ける**‣」と話していて、15～20例くらいが下限だという感覚を持っていたのですが、今回5例で原著論文として通ったため非常に驚きました。

‣**極意五の三**
☞極意本43頁

Case 8

支援のきっかけ

原　市場先生と私の出会いは典型的なパターンで、私のメールマガジンが発端ですよね。メールマガジンに登録いただいて、最後の講義が終わったときにメールを送っていただいたのでしたよね？

メールマガジン
「臨床研究の立ち上げから英語論文発表までを最速最短で行うための極意」。URLは本頁下部。

市場　最後に送りましたね。メールマガジンを全部読ませていただき、非常に勉強になり臨床研究をしたいというモチベーションが湧いたため、感謝の気持ちを伝えたかったのです。「ありがとうございました」といった内容のメールを送ったと思います。

ただ、メールマガジンでは「だいたい返事をしないので」と原先生は書かれていたので、返事はこないかなと思っていたのですけれども（笑）。

原　返事をするのは実際珍しいんですよ（笑）。極意本でも「**行動力がものすごく大事だ**‣」と書いていますが、とにかくアクションを起こせるかどうかが非常に大切なのです。

読者からメールをいただいたときは、そういった行動力を持っているかに加えて、きちんとした節度のある丁寧な内容であるか、つまり、**周囲に気遣いができる謙虚な姿勢を持っている**‣か、といった部分なども見極めているんです。市場先生からは、とても丁寧なお礼のメッセージをいただき、反応しないわけにはいかない内容であったため、返事をさせてもらいました。

極意本
『すべての臨床医に捧ぐ超現場重視型の臨床研究指南書　臨床研究立ち上げから英語論文発表まで最速最短で行うための極意』（2017年発行）。

‣**極意二の二**
☞極意本 13 頁

‣**極意二の四**
☞極意本 16 頁

救急外来でもできる臨床研究のあり方

原　以前の藤井先生との対談で、整形外科領域では臨床研究が少ないという話をしたのですが、救急領域も意外と臨床研究が少ないのですよね。

あまり良い方法とは言えませんが、各診療科の雑誌のなかで最も Impact Factor の高い雑誌の Impact Factor の値を参考にすると各診療科の学術的な活発度をある程度は判断できると考えています。

救急領域ではやはり Resuscitation などが最も Impact Factor の高い雑誌になりますか？

市場　そうですね。3次救急であれば Resuscitation、ER であれば Annals of Emergency Medicine で、両方とも 2016 年の Impact Factor は5点くらいですね。他の外科系と

藤井先生との対談
Case 2 を参照。
☞本書 46 頁

似たり寄ったりな感じだと思います。

原　なるほど。2016年のImpact Factorでいうと、学術的活動が活発な診療科であれば、やはり20点近くあり、各診療科のTop Journalの平均は12〜13点くらいになると思います。そういう意味では、救急領域はやはり臨床研究があまり盛んではない分野だと思います。

そのような背景があるなかで、市場先生は救急外来でもできる臨床研究のあり方を模索していました。先生からメールをいただいた後「とりあえず先生が持っているClinical Questionをリスト化して下さい」と私が返事をしたら、翌日にはリストが送られてきました（笑）。2日目には、リストについてウェブミーティングでディスカッションをして、「とりあえず1つずつ研究を進めて、論文という形で発表していきましょう」ということになり、研究支援が始まりました。

今回の2編を含めて、これまでに2年間で4編発表し、現在1編を投稿中、さらに1編を現在執筆されています。先生はまだまだアイデアをお持ちのようですね（笑）。

市場　そうですね（笑）。

原　今回の論文の受理までの経過を説明します。SMADの論文は、6つの雑誌にRejectされました。IS-SAHの方も4つの雑誌にRejectされています。市場先生はなかなか粘り強く「落ちたらまたボチボチ投稿して結果を待ちます」といった感じで、私以上に粘り強かったように思います（笑）。結果としてきちんと受理されるまで手を抜かず、とても辛抱強いなと感心しています。

Top Journal
ここでは、その診療科において最も権威があると考えられている雑誌という意味で使用している。

現在投稿中の論文
本対談中に投稿していた論文が、J Clin Gastroenterol［Impact Factor(2016):3.328］に受理された。

支援全体の感想

原　日本臨床研究学会からの支援全体を通した感想をお話いただけますか？

市場　支援がなければ、論文を書くことも受理されることもなかったと心から思っています。これは日本臨床研究学会の対談なので、ヨイショがあるかもしれませんが……（笑）。

原　ヨイショありますよ……（笑）。ヨイショしなくていいですよ（笑）。

論文がお蔵入りするのはなぜか？

市場　そうですね、まぁヨイショしてもいいんですけど……（笑）。

僕は大学院にも行っておらず、自分1人で臨床研究を行い論文を書く機会がほとんどなかったのですが、僕のような経歴の人は、原先生のように十分な実績のある方から支援を受けないと1人で研究を行い論文を書くことはできないと断言できます。

実践極意
“臨床医は日々の臨床業務で忙殺されるため、研究のモチベーションがなかなか続かない。共に取り組んでくれるメンターを探そう”

研究の内容の面でもそうですし、気持ちの面でも誰か一緒に取り組んでくれる人がいないと、日々の臨床業務がある中、モチベーションがなかなか続かないのです。

当然ですが論文が受理されるまでには、Reject されたり Revise で返事をしたり様々な過程があり、その過程のなかで、書いても発表に至らずお蔵入りになることが多いのではないかと思います。

原　市場先生が仰るように、お蔵入りするケースは非常に多いです。私に支援依頼をしてくれる人の多くが「実は論文は書いたことがあるのですが、1つか2つ雑誌に投稿してRejectされたため、心が折れてしまって、今、塩漬けになっているんです」と発言されます。

受理に至らずに塩漬けになる最大の原因は何なのでしょうか。市場先生はどう思われますか？

市場　う～ん。色々あって難しいのですが、最も大きい原因はそのような心が折れたときに、精神的な支援がないということでしょうか。Rejectされたときに原先生がサラッと「次の雑誌へいきましょうか」「引き続き頑張りましょう」と言って背中を押してくれたことは、僕にとっては非常に大きかったです。

学術的ロジックをトレーニングする必要性

原　なるほど。確かに精神的な支えが重要である点は同意するところです。ただしもう一点付け加えると、お蔵入りしている人が書いた論文は、学術的なロジックが完成していないという点も注目すべきかと思います。**学術的なロジックがしっかりとしていないと、せっかくアイデアが非常に優れていても査読者に興味を持ってもらえず「この論文はレベルが低く読む価値がない」と最初に判断されてしまい、論文が受理されずにお蔵入りすることが多い**のだと想像しています。

実践極意
“学術的なロジックが完成していないと、アイデアが非常に優れていても査読者に興味を持ってもらえず、読む価値がないと思われ、論文が受理されない”

市場　あぁ、そうですね。

原　ですから、まずは学術的ロジックの組み立て方のトレーニングを習得することが大切だと思いますね。そこができれば、後は諦めずにやり抜く覚悟だけあれば十分ですので、その後はサポートがなくても1人でやり切れるようになるのではないかと多くの先生を支援して思うところです。

市場　僕の経験から言うと、原先生に支援いただいて受理された論文では、僕の元の文章の99%は原先生に修正されてしまったという感覚なのですが……。

原　なるほど（笑）。

市場　学術的ロジックがないと言われればそれまでなのですが、自分としてはある程度頭の中でロジックを組み立てていたつもりなのですね。ただ、文章にしたときにストーリーとしてきちんとまとまらないとは思っていました。それは、自分の国語力の問題なのかもしれませんが、ただ教科書を読んだり講義を聞いたりするだけで、学術的ロジックの組み立てができるようになるとは、僕は全く思えなかったですね。

原　確かに**学術的ロジックの組み立て方はOn the Job Trainingで教わらないと、なかなか身に付けるのが難しい**‣なとは思います。

‣**極意七の三**
☞極意本80頁

市場　そうですね。例えば、心筋梗塞のカテーテル手技を教科書を読んだだけでできるのか、上司の開胸手術を見たから胸を切れるのかといったことと同じレベルのことだと思います。臨床と同じように、最初の数回はやはり指導しながら一緒に取り組んでくれる人が必要だと思います。

原　なるほど、なるほど。いや、まぁ、学術的ロジックを習得する過程では、英語の語学力もそのロジックの理解に必要ですから、英語という言語の問題も併せて二重苦だと思うので、どうしても敷居が一段高くなってしまいますよね。

少し話がそれますが、「99%直された感覚だ」ということを先生以外にも色々な人に言われるんですよ。自分としては、書いてあることをただ並び替えているだけではあるのですが（笑）。つまり、実は書いてある内容はほとんど修正していない、ということです。

市場　こんなことを言うと臨床研究の敷居が高くなるかもしれませんが、研修医時代はほとんどの人が挫折感や無力感を味わい凹まされていると思うのですが、今回久しぶりに研修医に戻った気分になりました（笑）。

結果を出すためにお互いを認め合う

原　ははは（笑）。そうですね、分かります（笑）。

ただ、それぞれ専門とする診療科があって、例えば循環器内科医の私が、呼吸器科や外科領域の患者さんを診ることがあったら、専門の科の先生へコンサルトせざるを得ないですよね？

市場　そうですよね、はい。

原　例えば、私は今、卒後13年目ですが、外科領域であれば外科の後期研修医の先生の方が知識も経験もあると思います。臨床であれば年齢など気にせずにコンサルトしますよね。同じように臨床研究でも、年齢など気にせず**お互いの専門領域を認め合えるような姿勢があれば、もっと臨床研究が広がっていく**‣のではないかと思うのですよね。

‣**極意二の四**
☞極意本16頁

市場先生は私より学年が4つ上ですよね。Case 5の石川先生と同じく、私よりも学年が上でも謙虚に私の話に耳を傾けていただける。ただ私は救急領域の知識はあまりないため、研究のテーマや内容については専門とする先生の経験やコンセプトを聞く必要があります。そのようにお互いの強みを相補的に活かすことができたから、このスピードで論文を発表することができているのだと思っています。

学年が上がるほど私の研究支援を嫌がる人が増えますが、それは下の学年の人に教えられたくない、という感情もあるからだと思います。

いずれにしても市場先生のアウトプットの量とスピードは、市場先生が臨床の最前線で長年取り組まれていた知見と、私の臨床研究に関する知見が相乗的に影響して初めて得られた結果だと思っています。

いつ論文を書くのか

原　市場先生は夜遅くまで臨床で忙しくされていると思いますが、研究の時間はどうやって捻出しているのですか？

市場　具体的に言うのは難しいのですが、暇な時間、無駄な時間を作らないということですかね。雑談やテレビを見ることはあまりせず、10分でも15分でもいいので、空いた時間は全部研究のために使うようにしています。極端な話、トイレに入っているときも色々考えたり、趣味がマラソンなのですが走りながら考えをまとめたりしています。若干病的だとは思いますが、少しでも時間が空いたら常に研究のための何かをしているという感じですかね。

原　なるほど。論文をコンスタントに発表している人の時間の使い方は、**隙間時間を細切れでもどんどん使う隙間時間派と、まとまった時間をどうにかして作る時間固定派の2種類に大別される**‣と私は考えています。市場先生は私と同じく隙間時間派ですね。例えば、治療が終わり

‣極意十一の五
☞極意本140頁

病棟のスタッフが患者さんをお迎えに来るまで少し待っている時間や、病状説明のために家族が来るまでの時間などに何かするという感じです。先生も隙間時間があれば3行でも文献を読みたいという感覚ですよね。

市場　そうですね。

原　やはり、臨床医が論文をコンスタントに書くためには、隙間時間を上手く使わないとなかなかできないですよね。

市場　特に急性期病院の救急科の医師であれば、なかなかまとまった時間を作ることは難しいように思います。それに、家族との時間や当然プライベートな時間も欲しいですから。研究のためにまとまった時間を捻出しようと思ってもなかなか難しいため、「今週は研究はできませんでした」となる可能性が高いと思いますね。

原　確かにそうですよね。

支援する立場からコメントすると、**臨床医の先生は日中は現場で忙しく働いているため、私は夜に指導することが多いです**。しかし、例えば22時から相談に乗ってくれるような深夜でも対応してくれる指導者はなかなかいませんよね。この指導者と研究者の時間が合わないことも、研究する時間を作る上での1つの問題だと思います。解決策として時差を利用して海外在住の指導者と組むという方法もあるかもしれませんが（笑）。

実践極意
“臨床医が研究を続けることができるよう、指導者は研究者の時間に合わせて指導を行うべし”

研究について思っていた通りだったこと

原　研究について思っていた通りだったことには、どんなことがありましたか？

原著論文の難しさ

市場　原著論文は症例報告よりもはるかに難しいということです。

症例報告は、独学で本を読んだ通りに書いて3～4編ほど発表することができましたが、原著論文はいくら本を読んでも書き方が全くわからなかったです。途方もなく難しいと思っていました。

原先生にも言われましたが、日本の臨床医は1つの症例をじっくりと丁寧に見ることは非常に得意だと思いますが、何例かの症例を集めて全体を俯瞰的に見て、そこから1つの結論を導き出すことは、臨床医特有の思考回路ゆえに非常に不得手なのかもしれないですね。それが症例報告と原著論文の難しさの違いなのかなとふと思いました。

本当に原著論文には手も足も出なかったのですよね。それでも書いてみましたが、予想通り99%の添削が返ってきました（笑）。

原　（笑）。

市場　Rejectもあってお手上げでした。最初の1編目だけはサラッと1回目の投稿で受理されたのですが、その後はすべて苦労したため、やはり原著論文は難しいなと改めて思い知りました。

最初の1編目
Circ Jの論文を指す。2月に投稿して3月には受理された。
☞本書232頁

原　なるほど。確かに1編目は順調にいきすぎましたね。

2016年の年始に取り組み始めて、そこから受理までの期間がわずか3か月程度だったと思います。

市場　そうですね。予想以上に速かったため「こんなものか」と一瞬思いかけましたが、やはりまやかしでした。原著論文は本当に大変です。

原　そうは言っても、市場先生は論文を2～3か月で書き上げて、その後6か月～1年くらいで受理されるという流れをコンスタントに続けていますよね。

コンスタントに続けて
本書233頁のグラフを参照。

市場　論文に取り組むようになってから、ちょっと毎日が濃厚すぎて時間の感覚が麻痺しているんですが……（笑）。

原　実際、今だと論文を発表するために数年かかるというイメージを市場先生は持っていないと思います。色々な未経験のことが次々に起きて時間が濃密になって凄まじく苦労して時間がかかった、という感覚にはなると思いますが、普通は大学院に行って4年間かけて学ぶことですからね（笑）。それを1年でやり切るようなペースで論文を量産しているわけですから感覚も麻痺してしまうのではないでしょうか。

症例報告との違い

原　事前アンケートで「英語原著論文は、症例報告の何十倍も難しかった」とありますが、私も同感です。やはり日本の臨床医は一例一例の症例を丁寧に見ることはできますが、まとまったデータを解釈することは極めて苦手です。

例えば、要約統計量が語りかけてくれることすらあまり理解できていない人が多いです。中央値や平均、分散といった要約統計量は、統計解析をしなくてもグラフで視覚的に見るだけで非常に多くの情報を得ることができるじゃないですか。トレーニングを受ける機会がなかなかないため、そういったデータの解釈ができないのだと思います。

医師としてレベルアップする、つまり**臨床能力を向上させるという観点から、原著論文は症例報告の10倍以上の価値がある**と思っています。もちろん文献を調べたり、論文の書き方を学ぶという点では、初めの一歩は症例報告でいいのですが……。若い先生には、症例報告はとりあえず1～2編書いたら卒業して、次は原著論文に挑戦した方がいいよ、といつも助言しています。

実践極意
"臨床能力を向上させる観点からは、原著論文は症例報告の10倍以上の価値がある"

もちろん症例報告には医学的価値があることは確かですが、今の日本では、症例報告やLetterが受理された程度の業績で「論文を出した」と満足してしまう人があまりにも多すぎるように思っていて、非常に残念なんですよね。臨床研究や原著論文の作成を通して、臨床医学の奥深さをもっと感じて欲しいと思っています。

研究について思っていたことと違ったこと

医学統計の知識が必要？

原　研究について思っていたことと違ったことには何がありますか？

市場　**原著論文を書くときに医学統計の理論の知識は必要ではなかった**‣、ということですね。論文を実際に4編書いてほとんどわかっていないと言うと怒られそうですが(笑)、医学統計の理論的な部分については未だにまったく理解していないというのが恥ずかしながら正直なところです。

‣極意六の一
☞極意本57頁

逆に、R▶に関してはだいぶ使い方に慣れたため、最低限の統計解析は自分でもできるレベルにはなりました。極端な言い方になりますが、我々のような臨床医が原著論文を書く上では、統計理論の知識は不要で、基本的な解析手法の使用場面とその場面に応じた実際の使い方を理解することと、解析結果をしっかりと臨床視点で解釈できることの2つくらいでいいのではないかと感じています。統計の教科書を何冊も読まないと原著論文が書けないということは絶対ないと思います。

▶極意六の四
☞極意本 63 頁

原　そうですね。スタンスの違いだと思います。医学統計や生物統計を専門にする人であれば、もちろん統計理論をマスターしていなければいけませんが、現場の臨床医にとっては超基本的な統計解析さえできれば、ある程度自分の Clinical Question を検証することが可能ですよね。

市場　そうですね。

原　どの因子が予後に影響しているのかくらいは自分で検証できますよね。論文化に当たってさらに複雑な解析をしたいということであれば、そのために理論を学ぶか、もしくは専門家に相談する必要があると思います。

市場先生の 4 編の論文のうち、2 編は要約統計量だけで検定も何もしていないですよね。

市場　そうですね。

原　つまり現場の臨床医が研究をする上では、検定すら必要なかったということですよね。検定をしなくてもかなりの部分まで真実に迫ることができると思っています。肝心なのはデータの解釈の部分です。

共著に統計担当者はいてほしい

市場　2編目の原著論文が雑誌に掲載された後、統計手法に関するコメントがLetter to the Editorとして読者から寄せられました。そのようなとき、生半可な知識で答えることは当然できません。正直なところ臨床医自身は統計理論の知識を持っていなくてもいいと思いますが、単純ではない、より複雑な解析手法を用いるような場合には、その解析手法の理論も理解している人を必ず共著者に入れる必要があるとも思いました。

原　なるほど、なるほど。

市場　複雑な解析をする場合には特にそうだと思いますが、統計理論がわからないからと適当に処理した解析結果や自動的にソフトウェアが出した解析結果を、検証もせずにそのまま論文にすることには非常に問題があると思います。

論文は世界中で読まれるわけですから信頼性について著者は責任を負わなければいけませんよね。

臨床医ができなくていいことと共著者に統計担当者がいなくていいこととは別の問題です。

原　そうですね。ある程度複雑な解析をするような場合には、その解析に相応するレベルの統計の知識を持った担当者が1人は共著者に入っていた方がいいのは確実ですね。

その点は論文で用いる統計解析手法や投稿する雑誌のレベルとのバランスですよね。例えば雑誌によっては、投稿条件でMPH（Master of Public Health）など、解析担当を担えるだけの資格を持った人が共著者に1人以上入っていること、と定めている雑誌もあります。

日本で統計のアドバイスを求めることができるのか

市場　僕から質問してもいいですか？

原　どうぞどうぞ（笑）。

市場　大学院に入らずに、アカデミックな機関とは接点がない立場の人が統計についてのアドバイスを誰かに求めることは一般的に今の日本で可能なんでしょうか？

原　それは結構難しいんですよ。私ですらそういう人に簡単にアクセスできるというわけではないんです。

市場　難しいんですよね、やはり。

原　はい。でも、今だとFacebookのグループで統計に関する色々なグループがあり、そこで質問を投げかけると反応してくれる人もいることはいますね。

私はいつも「とにかく動き出すことが大事だ」と言っていますが、「こんな簡単な質問をするなんて……」などと言われたら嫌だなと思って皆さん手が止まるのだと思うんですよ。

そこでポンッと質問を投稿する勇気さえあれば、誰かが助けてくれるのではないかと思います。ただ、気軽に質問をするのは簡単なことではないことも理解できますよね。難しい問題です。

市場　そうですよね。

原　そういった場合には、多く発言されている先生にFacebookのメッセンジャーで丁寧なダイレクトメッセージを送るのも1つの方法だとは思います。それも**1人に送って返事がこなかったから諦めるのではなく、4～5人に送ってみる、といった戦略**‣がいいかと思います。

‣**極意二の二**
☞極意本13頁

実際に私にもやはり質問が来るんですよ。私は丁寧なメッセージであれば返信しますし、「教えてくれて当たり前」といった態度のメッセージのときは無視します(笑)。

市場　ははは(笑)。

原　本当にそのような態度の人が多いんですよね。そのような人に教えないのは私だけではないと思います。

医学統計の勉強法について言うと、少し敷居が高くなりますが、英語ができれば、edXというサービスを使えばハーバード大学などの一流の大学での医学統計の講義を無料で受講することもできます。そういう意味では、英語の能力は持っていて絶対損はないと思いますね。

edX
edX(エデックス)とは、マサチューセッツ工科大学とハーバード大学が共同で設立したオンライン講義のプラットフォーム。多岐にわたる分野の大学レベルの講義を無償で提供している。
https://www.edx.org/

私も研修医の頃は自腹で統計のテキストを20万円分くらい買って、とにかくひたすら読みまくって、読んでいくうちに身に付くだろうという気持ちで勉強していました。もちろん英語はある程度できたので、先ほど述べたような学習コンテンツにアクセスすることもできました。

とはいえ、やはり最良の方法は**医学統計を理解している日本人の知り合いを見つける**ことです。

極意六の六
☞極意本67頁

市場　そうですね(笑)。

原　それが確実です(笑)。今回、市場先生がこの質問をしたのは、American Journal of Emergency Medicineに掲載された論文の統計手法に関して読者からLetterが来たからでしたよね?

American Journal of Emergency Medicineに掲載された論文
2編目の論文を指す。詳細は本書232頁。

市場　はい。

原　あれは言いがかりですよ、先生(笑)

市場　ははは（苦笑）。

原　なぜこんなことをわざわざLetterで質問するのか疑問に思って調べてみたのですが、このLetterの著者は同様の手法を用いた論文に手あたり次第にLetterを出して文句を書きまくっている人だったのですよ（笑）。ちなみに、私がLetterばっかり書いて英語論文の業績としてカウントする人があまり好きでない理由も、こういう粘着質な人がLetterの大量生産者に多いのが理由なんですけどね（笑）。

今回はたまたま先生が目を付けられて（苦笑）、言いがかりのようなLetterが来ただけということです。でも、確かにあのようなLetterが来ると驚いてしまいますよね。

市場　そうですね。それに答えるための十分な知識は自分にはなく、適切に対応できるのか自信はなかったです。

原　わかります。私が今回なぜLetterの質問に答えることができたかというと、実は過去に同じような内容のやりとりを査読者としたことがあったのですね。そのときは、数理統計学者と一緒に組んで論文を発表していたため、査読者の質問に答えることができました。

臨床研究をする上で、医学統計の知識を理論から勉強して身に付けなければならないと思っていたが、実際には医学統計の知識はそこまで必要ではなかった、ということが、先生の思っていたことと違っていたことですね。ただし、ある程度統計の知識のある人と組みながら研究を進めるのがよいということも含めたコメントであると。

市場　そうですね。医学統計の知識で立ち止まっている人は非常に多く、真面目な人ほど独学で勉強するためにたくさん本を買っていると思います。

原　そうなんですよね（苦笑）。

市場　たくさん本を買って、一生懸命勉強して、講演を聴きに行くよりも、一歩進んで原先生のような人にコンタクトを取る方が、効率的と言っては失礼ですが、リアリティが何十倍もあると思います。

臨床医にとっての時間の価値

原　先ほど「隙間時間を見つけないと研究はできない」と時間の大切さについてコメントされていましたよね。「自分にとって1時間はどれだけ価値があるのか」と、臨床研究を行う医師は時間の価値を意識しないといけませんよね。

市場　そうですね。

原　その観点では、目的を達成するために遠回りであるような方法を選ぶよりも、お金を払ってでも（笑）最速最短で達成できる方法をとる方がいいと思います。つまり、**自分に対して自己投資をするマインド**‣ですね。メールマガジンでは「投資マインド」と私は呼んでいます。これを書くと、お金を使わせて私のコンテンツを売ろうとしているのではないかというクレームが来る可能性もありますが……（苦笑）。

‣**極意二の三**
☞極意本 14 頁

市場　（笑）。

原　まぁ、本書の読者はそこまで短絡的な思考はしないと思います（笑）。自分の時間にお金を払って目的達成のためにショートカットをするという考え方は非常に大事だと思いますので、改めて認識していただければと思います。

研究デザイン

FINERのRを重視せよ

原　論文の書き方についてお話を伺いたいと思います。研究デザインはFINERと呼ばれるルールに従って考えるのが基本ですが、今まで4編受理されたなかで、Feasible、Interesting、New、Ethical、RelevantのFINERの5要素に関して感じたことは何かありますか？

▸極意五の二
☞極意本40頁

市場　僕はやはり臨床医であるため、臨床医が日々疑問を抱いていることにいかに訴えかけるかというRelevantの部分、すなわち原先生の言うClinical Implicationが最も重要だと思いましたね。論文のなかに臨床医が「あ、そうだよね、なるほど」と同意できるようなメッセージが1つでもあればいい。

▸極意五の二
☞極意本40頁

一方、Newの新規性に関しては、現場重視の臨床研究ではそれほど新しさはなくてもよいと思いました。もちろん、受理のされやすさという観点では、新規性や希少性は重要だと思います。

Feasibleかどうかの部分については実現できない臨床研究はもちろんダメですし、そもそも市中病院で気軽にできる研究は後ろ向きの観察研究に限られてくるだろうなとは考えています。

▸極意五の二
☞極意本40頁

原　私も同感です。日本では結局、大規模な無作為化比較試験（Randomized Control Trial: RCT）のような、皆で協力して行うような研究は医者の性格的にとても苦手じゃないですか。

市場　そうですよね。

原　ワールドカップやオリンピックのときはワーッと皆の一体感が高まることはありますが、医療分野でそのような一体感が起きるイベントはあまりないですよね。

市場　そうですね、実験的というイメージが強すぎるため、日本の医者が主導するようなRCTは相当ハードルが高いのではないかと思います。

原　日本から研究でアウトプットを出そうと思うと、やはり市場先生の言う通りClinical Implicationを前面に出すのがよいと思います。日本の臨床医は一例一例を非常に丁寧に見ているため、海外でのRCTの種となるような、臨床的に意義の高い研究課題を探すことは得意なはずだと考えています。私はいつも「相手の土俵で戦わずに自分の土俵で戦う方がいい」と言っていますが、**Clinical Implicationで勝負していくのが、これからの日本の臨床研究の戦略としては非常に重要**だと思います。

極意五の五
☞極意本47頁
極意十四の一
☞極意本177頁

ちなみに先生はFINERをもともとご存知だったのですか？

市場　自分が読んだ色々な本に載っていたので知ってはいましたが、結局頭で理解しただけで身には付いていなかったという……。典型的な頭でっかちのパターンですね。

原　わかります（笑）。今は座学の本ばかりなのですよね。

市場　本当に座学の本はたくさんあるのですが、ほとんど同じことが書いてあって、書いてある通りにやったらできるのかというと、全くできないんですよね。

原　そうですよね、確かにその通りと思います。

市場先生の論文はClinical Implicationが極めて明解ですよね。以前のAmerican Journal of Emergency Medicineに掲載された研究では、上腸間膜動脈の解離と急性塞栓の場合を比較すると、例えばCT上は両方とも100％閉

American Journal of Emergency Medicineに掲載された研究
2編目の論文の研究を指す。詳細は本書232頁。

塞で同じ所見でも、予後が全く異なりました。急性塞栓ではすぐに治療しないと結局はダメで、一方、解離の場合は、造影CT上血流がないように見えても保存的加療でいけるという、極めてシンプルな答えにたどり着いたんですよね。

論文の書き方

読み手の目線に立つ

原　論文はIntroduction、Methods、Results、Discussionの構成で書きますが、この辺の過程はどんな印象を持たれましたか？

市場　論文全体の話なのですが、ヨイショするわけではなく、原先生の書く論文はやはりとても読みやすくて、先生は現場の医師の視点で論文の構成を考えるのが非常に上手だなという印象があります。

最初から最後まで一連の流れでスッと読める論文、読者に非常に優しくてわかりやすい論文になっているということです。

原　なるほど、なるほど。

市場　当然のことですが、研究して結果だけ書いて自分の主張だけ述べても、読者が読んでくれないと意味がありません。自分の主張が上手く相手に伝わるように、読みやすい論文を書かなければ、やはり受理には至らないし、皆にも読んでもらえないし、結果として医療も良くならないということを全体を通して一番感じました。

原　読みやすさという点は、私はとても意識して書いているんですよ。極めてシンプルなメッセージを1つに決めないと読者にも査読者にもなかなか理解してもらえません。

データから出てきた結果を素直に解釈して、いかにシンプルに伝えるか。不要な情報を削ぎ落して、注目してもらいたい部分だけをきちんと一番目につくところに書いて、枝葉の部分は後ろへ持っていきます。

実践極意
"論文はとにかく、いかにシンプルに伝えるかが大切。不要な情報を削ぎ落して、注目してもらいたい部分をハイライトする"

文章量にも細心の注意を払い、最も伝えたいことには1パラグラフすべて使いますが、枝葉の部分で読みにくくなる部分は、1つのコンテンツを1行に圧縮するくらいの勢いで、1～2行で全部まとめてしまうようにしています。

それから、**ストーリー性を持たせることを意識して、読者である臨床医が自分の患者さんを診たときにどうするか、臨床の現場を想定できるような流れを論文のなかでも作る**ようにします。

▸極意十一の一
☞極意本 126 頁

シンプルさとストーリー性は徹底的に意識していますね。

ちなみに、査読者とのやりとりで、この査読者はきちんと丁寧に読んでいないな（笑）と思ったことが多々ありませんか？

市場　あります（笑）書いてあるのに、「書いていない」というコメントがあったり……。

原　査読者が査読に回ってきた論文を忙しいなかでパパッと見て、興味がなかったら机の上にでも投げて置いてしまってその辺に散らかっている、といった光景をイメージできるじゃないですか。

市場　できますね。査読者はボランティアで査読をしてくれているので、それが当然だとは思います。しかし、そのような査読者の目線を今まで自分は意識していなかったですね。

原　そういった意味で、読みやすい形にして、査読者が負担に感じないようにしてあげないといけないと思います。もちろん読者にもそうです。この部分は最も意識しないといけませんね。

共著問題

原　今回、共著問題は全く問題にならなかったですよね。

市場　はい。どの診療科の先生も一生懸命臨床をしていて非常に忙しく、研究のアイデアはおそらくたくさん持っているのですが、論文を書く体力が残っていないのだと思います。

そのようななかで、僕は論文を書かせてもらっている立場なので心から感謝しています。また、逆に病院の皆が論文を発表することに対して「ありがとう」とお礼を言ってくれるので、本当に嬉しいですね。

原　病院内の先生とそんな関係が構築できている、そのような雰囲気があるというのは素晴らしいですね。各科の垣根がないのですね。広島市民病院は研修先としてオススメですね（笑）。

広島市民病院は病床数はそれなりにあると思いますが、どのくらいですか？

市場　743床あります。そのため、教育病院的な側面ももちろんありますが、どの先生も臨床に忙しく、一生懸命患者さんを診ていて、親身なんですよね。優秀な先生も多いですし、いつも助けてもらい応援してもらっているので、本当に感謝の言葉しかありませんね。

原　色々な医師の支援をしている私からすると、そのような環境は信じられないのですよね（笑）。市場先生は周囲の先生方と真の信頼関係で結ばれているというか……なかなかそのような関係構築は難しいと思いますが、市場先生のお人柄の影響も大きいと思います。

市場　今回の対談の最初の方で Reject されても我慢強く頑張ったとコメントしていただきましたが、正直な話、共著問題に比べたら Reject の方が何十倍も楽かなとは思います（笑）。

原　確かに。それはそうですね（笑）。共著問題は本当に論文の本質ではない、苦労だけが必要とされる問題ですからね。

市場　Reject は「Reject です」と言われたら終わりで、次の雑誌に投稿すれば済む話ですが、共著問題は色々な話を聞くと非常に大変そうなので、この点に関してはとても恵まれていると感謝しています。

原　共著問題は若手医師にとっては自分ではコントロールできない部分が大きいですからね。Reject は自分の努力でどうとでもなるというか（笑）。

市場　自分が頑張ったらいいだけですよね。

原　そうですね（笑）。

Revise はこう乗り越える

原　今 Revise の話が出ましたが、市場先生はまだ Revise に苦手意識を持っているのではないでしょうか（笑）？

市場　めちゃくちゃ苦手ですね（笑）。

原　Revise について以前の藤井先生との対談のときに、

「**査読者には、どうしても納得できないことが必ず1つあって、基本的にすべての査読コメントはそれに基づいている。**査読者が何に不満を持っているのか、それを見極める作業がまず最も重要なのではないか。」

本書68頁「査読者は何を考えている？」参照。

といったコメントを藤井先生が言ってくれていたのですが、市場先生はReviseについて何か感じたことはありますか？

実践極意
"査読者にはどうしても納得できないことが必ず1つあり、基本的にすべての査読コメントはそれに基づいている"

Reviseはもう1編論文を書く覚悟が要る

市場　僕も間違ったイメージを持っていたのですが、総論的に言うと**Reviseはもう1編原著論文を書くくらいの覚悟を持って臨む必要がある**‣のではないでしょうか。

‣**極意十三の一**
☞極意本161頁

原　そのコメントは極めて核心を突いていますね（笑）。

市場　それこそ、「Reviseが来た、OK。適当に答えておけば、受理されるかな」と初めて投稿したときには思ってしまうかもしれませんが、Reviseでは論文を本当にもう1編書くくらいの気合いがないときちんとした返答はできず、受理に至らないと強く思います。

原　そうなんです。論文を書き上げたら皆終わったつもりになるじゃないですか。しかし、投稿後のReviseがさらに重要なんですよね。

市場　査読者からは、的確な質問もあれば意図が不明な質問もあって、色々な質問が来ますが、それら1つ1つに真摯に、根拠を持って答えないといけません。しかし、ついついなんとなく答えてしまう傾向が自分にはあったように思います。

1つ1つの質問に対して、論文を調べて根拠を持ってきちんと答えるという作業は、論文1編を書くくらいに匹敵する作業というイメージを持ちました。1つの質問に対して論文を何編も調べなければいけませんから。

その点に関して非常に意識が希薄だったと感じました。

原　なるほど。今のコメントからすると、もう1編論文を書くということは、投稿しても、受理まではまだ道半ばということですよね（笑）。

市場　そうですね（笑）。

原　初学者が投稿を終えると、マラソンでゴール直前に安心してしまって失速するようなイメージがありますが、実はゴールまではまだ半分あって、**ゴールのように見えたものは実はまだ折り返し地点でしかなかった**ということですね。そこで「まだ折り返し地点だ」と思い直してもう1回スピードを上げて、気持ちを切り替えて取り組まないとゴールできないよ、と。

極意十三の一
☞極意本161頁

市場　そうですね。せっかくいい査読者に当たってMajor Revisionで返ってきたのが、適切に返答をせずにRejectになってしまったら、時間も何もかもがすべて無駄になってしまいますよね。

原　そうですね。

市場　Reviseは並大抵ではない努力が必要だと4編論文を発表してようやくわかりました。時間がかかりました（笑）。

原　Reviseはゲームに例えるとまさに「ラスボス」ですね。非常に強力な敵ですが、これを倒さない限りクリアーはできません。Revise作業は体力も削られますし、精神的にも削られます。しかしここで落ちたら今までの苦労が全部水の泡になってしまいますよね。

市場　そうですよね。

原　そして、ゲームと違うのは、またレベル1というか、投稿作業から再スタートすることになります（笑）。

市場　雑誌のレベルを下げて投稿したからといって、その雑誌が受理してくれるとは全く限らないじゃないですか。

原　そうなんですよ。

市場　なので、幸運にも本当に良い査読者に当たったときは、いかに攻め続けられるかが極めて重要だと身に染みて感じました。

苦労度はImpact Factorの点数に比例しない

原　今まで受理された雑誌のImpact Factorは、Circ Jが約3.5点で、今回のIS-SAH（J Stroke Cerebrovasc Dis）で約1.5点、SMAD（Vasc Endovascular Surg）は約1点ですね。1点の雑誌でも苦労はそれほど変わりませんよね。

市場　はい。1点の雑誌でも非常に苦労しました。

原　Impact Factorが10点でも1点でも論文を発表する大変さは変わらないのですよ。

市場　臨床研究で非常に多くの業績を残している北村哲久先生も、**Impact Factorが1点でもReviseでは同じ労力が奪われることになる**‣と言われていましたよね。「なるほど、こんなモンスター級の先生でもそうなのか」と本当に反省しました。

‣**極意十三の一**
☞極意本161頁

原　そうなんですよ、これは皆さんにぜひ肝に銘じてほしいですね。Reviseの大変さと投稿はまだ折り返し地点でしかないということを（笑）。

市場　そうですね（笑）

原　初学者は特に投稿を終えると油断してしまいますからね。

ところで、Revise 作業は大変ですが、市場先生はかなり丁寧に対応されている方だと思います。例えば Revise 時に文献の追加があって、本文の途中に 1 個挿入すると、その後の文献のナンバリングがすべて変わりますよね。

市場　はい。リナンバリングの作業はとても面倒くさいですね。

原　EndNote と呼ばれるソフトで自動的にナンバリングしている人もいますが、自分の望むようにきちんとナンバリングされなかったり、色々な雑誌のフォーマットに完全に対応した形の引用パターンが個別に用意されていなかったりするため、私の指導では使っていません（私の使い方が正しくないのかもしれませんが……）。

そのため、私が支援している先生の話ですが、自力で Reference を作成している人は必然的にリナンバリングが非常に面倒な作業になるため、Revision 時に文献を追加しなければならない場合は、Study Limitation に文章を追加して該当する Reference 論文を文献リストの最後に付け足す形にする人が多いのですよ。

市場　あ～（驚）、そういう方法もあるんですね。

原　やはり途中に入れてリナンバリングするのは面倒くさいのですね。しかし、市場先生の場合は、途中に入れる必要があれば、そこに入れてきちんとリナンバリングしていますよね（笑）。

市場　僕はそこしかないんですよ（笑）。根性以外に自分には取り柄がないので、根性でリナンバリングしています（笑）。

査読者はここを見ている

原　市場先生の投稿書式を揃える能力は極めて高いと思います。指導する側からすると非常に楽なんです。1つ修正点があれば、それに関連して修正すべき点をきちんと調べて全部修正してきてくれますから。先生は、**Revise時には論文を最初から最後までもう1回全部読んでいます**‣よね？

‣**極意十三の四**
☞極意本 171 頁

市場　そうですね。Rejectも多く経験しているため、Revise時には、その都度Author Instructionを確認し、投稿した雑誌に掲載されている論文も参照して、自分が作ったチェック項目に従って、自分の論文の投稿書式が合っているか照合作業をしています。

原　そこまでやらないと市場先生の論文のクオリティにならないんですよ。私は論文を一瞥すればすぐにわかります。そこまでやっているかどうか。だいたいの人がやっていない（笑）。

市場　面倒くさいんですよ（苦笑）。

原　ですから、指導者の私がやらないといけないのですよ（汗）。受理されるためにはそのクオリティが必要なため、支援している先生から返ってくる論文を非常に面倒くさいのに私が修正しなければならない。「くそー（怒）！」と思いながらいつもやっています（苦笑）。

市場　プロフェッショナルな人たちは、そのようなディテールを見て、きちんとできているかどうかを瞬時に判別できるらしいと何かの本に書いてあったんですよ。

原　そうなんですよ。私が査読者であれば、著者が手を抜いてるかどうかは、返答を見てパッと一発でわかりますね。

市場　そうなんですよね。

原　ですから、**返答は真摯に丁寧に答えなければならないんです**。例えば、データを再収集しなければ的確な返答ができないような質問が査読者からあった場合、データに関して曖昧で適当な返答をすれば、「データを取りにいかなかったな＝手を抜きやがったな」とすぐにわかってしまいます。

‣極意十三の二
☞極意本164頁

このように、査読者からすると、せっかく自分の時間を割いて査読してこの論文がさらに良くなるようコメントをしているのに、著者がきちんと対応してこなかったら、不満に思わざるをえないじゃないですか。そうするとやはりRejectにつながるのですよ。

私も査読をする機会は多く、Major Revisionで返したときのコメントに対して著者からの返答がきちんとできていない場合でも「もう1回きちんと対応して下さい」といったコメントをして、比較的寛容な姿勢で査読に関わることが多いです。雑誌によっては他の査読者のコメントや評価を見ることができる場合もあるのですが、私の見る限り、**著者からの返答がきちんとできておらず明らかに手を抜いている感じがあると、それだけでRejectとする査読者がほとんどですからね**。まぁ当たり前の話ではありますが。

実践極意
“査読者が「この著者は手を抜いている」と感じると、Rejectと判定されてしまう”

医学英語は外部委託

原　医学英語に関してはどうですか？

市場　医学英語は全然ダメです。

原　ダメですか（笑）。どうやって克服しているのですか？

市場　これはお恥ずかしい話ですが、最後はもう英文校正業者に「お願いしまーす」と投げる、それしかないですね。自分としては医学英語も努力しているつもりではありますが、この点に関しては逆に開き直っていますね。

原　市場先生はやはり一貫していますよね。「**他人に任せることができる部分は任せてしまう**‣」というマインドは、臨床医が限られた時間のなかで研究を進めるためには非常に大事です。臨床研究で重要なのはコンセプトの部分ですから、英語に関しては開き直っていいと私も思いますね。

‣**極意十の一**
☞極意本 114 頁

データの解釈

有意差が出なくてもいい

市場　先ほどの「ストーリー性を重視する」ということに関連してお話ししたいことがあるのですが、結果を解析したときに有意差が出ないと論文にすることができないと僕はずっと思っていたんですよね。

原　なるほど、なるほど。

市場　ところが原先生は、「有意差が出ないことも面白いですよね。**なぜ有意差が出ないのかを考えましょう**‣」と助言してくれたんですね。仮説として論文のストーリーを作っていたとしても、そのデータをその仮説に合うように解析するのではなく、データを素直に解析して、それに合わせて学術的なロジックを修正していくことで真実に突き当たる、と。

‣**極意七の四**
☞極意本 82 頁

日本の臨床研究では過去多くの捏造問題がありましたが、僕も**有意差を出すことに執着する姿勢は正しくない**‣のではないか、と感覚的には思っていました。

‣**極意七の五**
☞極意本 86 頁

データをきちんと見てそのデータが語りかける真実に向

き合うことがいかに大事か、今回指導を受けて学べたと実感しています。

原　そうですね。データが語りかけてくるものをそのままきちんと解釈するという姿勢が重要ですね。

そして解析結果が、自分の予想に反してネガティブになったとしても、自分の予想と違うという真実が明らかになり、その理由を突き詰めていけば、データが語る真実に突き当たる可能性があるわけじゃないですか。私はその真実に行き着く過程が臨床研究の醍醐味だと思うのです。

しかし、研究リテラシーの低い人はやはり自分に都合の良いデータの論文しか引用しなかったりしますけどね。

市場　そうですよね。

原　私は自分の研究結果に関してそれを支持する論文も、その結果に否定的なスタンスの論文も、両方の研究をバランスよく引用するようにしています。

データをそのまま解釈して、なぜ自分たちの研究結果と一致する研究と一致しない研究の両方があるのかを考えていくと、ポジティブな結果とネガティブな結果を一元的に説明できる仮説が絶対に出てくるんですよね。

市場　なるほど。

原　つまり、同じテーマの研究でも、ポジティブな結果となる研究とネガティブな結果となる研究がありますよね。そこで、ポジティブになるのはこのような研究デザインだからポジティブになる、ネガティブになるのはこういう研究デザインだからネガティブになる、ということが、データをそのまま解釈すると見えてくるんですね。それは話としてとても面白いじゃないですか。

そうすると、論文のストーリーを、ポジティブなのはこういう理由だから、ネガティブなのはこういう理由だから、と先行研究をまとめた上で新しい知見へと展開していくことができる。そのようなストーリー性があるからこそ、読者に面白いと思ってもらえるのですよね。

プレゼンテーションも同じで、そういったストーリー性があるからこそ面白いと思ってもらえるのだと考えています。

市場　データを適切に収集して素直に解釈し、出てきた結果に対して真摯に向かい合うということは、研究を行う上で至極当然のことですが、やはり最も大事だということを心の底から思いました。

原　市場先生の仰る通り、それができないようなデータを解釈する能力がない人は、捏造に走ってしまうのだと思います。

市場　そうですよね。多くの論文では「p 値が 0.05 未満である」と書いてあるため、ついつい僕らのような研究初学者はそうなっていないと正しくないのかな、となんとなく思ってしまいます。

原　検定をしなくても色々なことがわかりますし、有意差が出なくても新しい発見が見つかる場合もあります。そのようなことが肌感覚で感じ取れるようになってくると、論文を読んだときにこれは捏造されているのではないか、怪しいのではないかということもわかってくるようになると思っています。

市場　そうなのでしょうね。最近は論文を読んで怪しいなと思うことがあります（笑）。

受理後に嬉しかったこと

読者からのフィードバック

原　論文が受理された後に嬉しかったこともありましたよね。ある有名な先生から、「素晴らしい内容の論文だから、別刷りが欲しい」という依頼が来ましたね。

市場　他にもある雑誌の編集の先生から腹部大動脈分枝の解離と塞栓をテーマとした記事の執筆依頼がきました。その先生とはお会いしたことがなかったため、おそらく受理された論文を読んでくれたのだと思います。実際に論文を読んでくれている人がいるんだと思って、嬉しかったですね。

原　**そのようなフィードバックがあると嬉しいですよね。意外に皆さん論文を読んでくれているんですよ**。Impact Factorが高い雑誌になればなるほど、反響も大きいです。

極意十三の六
☞極意本 174 頁

市場　書いて終わりではなくて、レスポンスをもらえると嬉しいですよね。しかも、その先生は非常に多くの論文を書いていて、そんな先生が自分の論文を読んでくれているのは純粋に嬉しかったです。

原　そうですね。ところで、査読者でもポジティブな人とネガティブな人がいますよね。今回のVascular and Endovascular Surgeryの論文では、査読者のコメントがすごくポジティブでしたよね。

市場　そうですね、はい。

原　「この論文すごくいい内容だな」みたいな（笑）。そんなコメントをもらえると嬉しいですよね（笑）。

市場　嬉しいです。査読者からのコメントには凹まされることの方が多いため、そういうコメントは嬉しいです。

原　あれほど好意的な答えが２名の査読者両方から返ってくることは珍しいですけどね。他の雑誌のときは酷評されたのに、急に絶賛されましたもんね（笑）。

海外と日本の違い

原　論文発表後のレスポンスの話ですが、海外の非常に著名な先生からメールが来ることもあります。

日本の場合、カンファレンスなどでも、若手が自分の意見を述べると「若いくせに生意気なことを言うな」と聞く耳を持たない人がちらほらいますよね。

私が海外で発表するときに最も好きな点は、年齢や役職の違いにかかわらず同じ目線で語ってくれて、ディスカッションができる点です。

そこが日本と海外で最も大きく違う部分だと思いますね。

日本で論文を通すためには色々な壁があると私はいつも言っています。市場先生は診療科の部長なので、今はどちらかというと、ある程度自分の好きなように行動できるじゃないですか。

市場　そうですね。

原　それがやはり５～６年目の医師だと、上司からバーンと「それは間違っている」などと言われたら、そこで研究が終わってしまうのですね。

臨床研究でキャリアアップしたい先生方へのメッセージ

原　最後に臨床研究でキャリアアップしたい先生方にメッセージをお願いします。

臨床医が研究をする意義

市場　僕と同じように、臨床医だけれども臨床研究をしたいと考えている人は大勢いると思います。臨床医ですから、臨床最優先で研究の時間をなかなかとることができないことはある意味仕方がありません。それでも研究をしたいのであれば、**自分にできることは自分で頑張ってする**‣、自分にできないことはできる人と一緒にする、というように割り切って取り組まないとなかなか研究を前に進めることは難しいと思います。

‣**極意二の五**
☞極意本 17 頁

自分が研究をしてみて感じたことですが、**市中の大きな病院には論文で発表するのに値する貴重なデータやアイデアが多数存在しています**‣。まずは1編、研究を進めて論文を発表できれば、先生方の次の世界が必ず開けてきます。そして、そのような**研究マインドを持った臨床医が増えれば増えるほど、日本の臨床研究はもっと盛り上がり医学の発展に寄与できるのではないでしょうか**。

‣**極意四の一**
☞極意本 30 頁

実践極意
“研究マインドを持つ臨床医が増えれば、日本の臨床研究はもっと盛り上がる”

「これができないから研究ができない」などと言わずに**「まずはやってみる」と行動**‣して欲しいと思います。

‣**極意二の二**
☞極意本 13 頁

英語も統計も苦手な僕ですら、2年間で論文が4編PubMedに載るようになりました。患者さんのためによりよい臨床をしようと頑張る気持ちがあれば、臨床研究もきっとうまくいくと思っています。

原　その通りですね。ありがとうございます。とにかく一歩を踏み出そうということですね。そして踏み出せば意外とうまくいくものなのですよね。

市場　そうですね。

原　事前アンケートで市場先生が書いてくれていましたが、**臨床研究をすることで臨床医の醍醐味を味わえる**‣ようになってきますよね。

‣**極意一の二**
☞極意本 5 頁

市場　そうなんですね。実は、今回の研究テーマであったIS-SAHの患者さんが、この論文を書いた後、外来に来たんですね。

原　来たんですか？（笑）

市場　来たんですよ（ドヤ顔）。その患者さんは、最初の診察の際、麻痺も何もなかったのですがあまりに痛がっていたため、「少しでも足に違和感があったら、また来て下さい」と言って帰ってもらったら、数時間後「足が痺れる」と言ってまた来られたんです。

原　すごい偶然ですね（驚）。

市場　上腸間膜動脈解離の患者さんもときどき来るんですね。しかも色々なパターンの患者さんが来て、論文を書くために自分も勉強したため、診療が以前よりも面白いし、自信をもって治療のマネジメントもできるようになりました。

それから、自分の病院にこの疾患の患者さんが来ているということは、他の病院にも来ていて、僕がそうだったように他の先生方もどう診療すればよいか困っているはずなんですよね。そのような先生方のために自分の論文が少しでも役に立ったらいいなと思って研究をすることも楽しいです。

原　研修医の頃は、診る疾患がすべて初めてじゃないですか。研究を行いながら臨床をすると、あのときのワクワク感が戻ってきませんか？（笑）

市場　そうですね、そんな感じがあります。「あ、来た！！」みたいな。

原　多くの若手医師から相談を受けてきたなかで、卒後6年目を過ぎて10年目くらいになると、診療がルーチン化してしまうことに悩みを抱える先生が多いという実感があります。「まぁこれくらいでできるかな」と思考が停止して、何も考えなくてもある程度診療をこなせるようになってしまうのですね。

私もこの気持ちはそれなりに理解できます。そういう視点で考えてみると、卒後1～2年目のときのワクワク感が臨床研究をすることで甦ってくるところも私が臨床研究が好きな理由ですね。臨床が楽しくなりますよね。

市場先生、今日はありがとうございました。私自身も非常に勉強になりました。

（対談：2017年8月18日［第9回］）

市場先生からのメッセージ
約2年で4編の論文を報告したことを踏まえて

研究について思っていた通りだったこと

英語原著論文を受理にもっていくのはやはり本当に大変でした。症例報告は何本か書いていましたが、原著論文は症例報告の何十倍も難しかったです。1人のデータをしっかり見て書く症例報告に比べ、まとまったデータを解釈し、議論を展開していく原著論文の作成には、数段上の経験とノウハウが必要だと思いました。

研究について思っていたことと違ったこと

言いすぎかもしれませんが、医学統計の知識は研究を行う上では思っていたほど必要ではありませんでした。自分で細かい点まで勉強する必要はなく、困ったら知っている人に聞けばいいくらいのスタンスでも、臨床医はいいのではないかと思いました。

臨床研究でキャリアアップしたい先生方へのメッセージ

4編英語原著論文を書いた後、その対象疾患の患者さんを診療する機会が何度かあり、論文を書く前には何となく診療していたのが、論文を書いた後に出会うと、根拠を持って診療することができ、非常に嬉しかったです。

言い方は悪いですが、何となくでも臨床はできるかもしれません。でも、一見わかっているつもりでも、実は、わかっていないことは、無限にあるのではないかと思っています。そこを、1つでも解決することができ、日々の臨床に生かすことができれば、臨床医冥利に尽きるのではないでしょうか。日々忙しく臨床を一生懸命している先生は、きっとたくさんの疑問を持っていると思います。その1つでも解決できたら、楽しいと思います。

Case 8

Case 8のまとめ

論文を大量生産する手法

□1つのデータベースから複数の論文を書く、サラミスライスという手法もある。

研究を成功へと導くマインドセット

□「とりあえずやる」「面識のない人にコンタクトをとる」そのような行動力が重要である。

□研究では様々な人と関わる必要がある。周囲に気遣いができる謙虚さを持とう。

論文がお蔵入りする理由

□Rejectされて心を折られてしまう。

□学術的なロジックが完成していないため、アイデアが非常に優れていても査読者に興味を持ってもらえず、読む価値がないと思われて、論文が受理されずにお蔵入りする。

研究のための時間の使い方

□隙間時間を細切れでもどんどん使う隙間時間派と、まとまった時間をどうにかして作る時間固定派の2種類に大別される。

□「自分にとって1時間にどれだけの価値があるのか」、時間の価値を意識せよ。

□目的達成のために他人の時間をお金で買って自分の時間を捻出したり、作業効率を上げてショートカットをするという考え方も重要である。

論文の価値

□医師としてレベルアップする、臨床能力を向上させるという観点から、原著論文は症例報告の10倍程度の価値があると編者は考える。

統計

□現場の臨床医が自分のClinical Questionを検証するためには、ごくごく基本的な統計解析さえできればよい。

□ただし、論文を書くうえで、使用した解析手法に相応する統計の知識を持っている人と組むのがよい。

FINERではRを重視する

□臨床医が行う現場重視型の臨床研究では、Relevantの部分、すなわちClinical Implicationが最も重要である。

日本の臨床研究の戦略

□日本の臨床医は一例一例を非常に丁寧に見ているため、海外でのRCTの種となるような、臨床的に意義の高い研究課題を探すことが得意である。

□Clinical Implicationで勝負するのが、これからの日本の臨床研究の戦略として非常に重要となる。

研究への姿勢

□有意差が出ないことにも意味がある。なぜ有意差が出ないのかを考えよう。

□データが語りかけてくるものをそのまままきちんと解釈するという姿勢が重要である。データを適切に収集して素直に解釈し、出てきた結果に対して真摯に向かい合う。

□データの解釈結果が、自分の予想に反してネガティブになったとしても、自分の予想と違うという真実が明らかになり、その理由を突き詰めていけばデータが語る真実に突き当たる可能性がある。その真実に行き着く過程が臨床研究の醍醐味である。

論文の書き方

□ メッセージを極限までシンプルに落とし込まないと、読み手が読んだときに理解してもらえない。

□ 査読者や読者がその論文を読むのに負担を感じないよう、臨床現場でのストーリー性、読みやすさを重視せよ。

Revise

□ 査読者には、どうしても納得できないことが必ず1つあって、基本的にすべての査読コメントはそれに基づいている。査読者が何に不満なのか、それを見極めることがReviseでは最も重要である。

□ 1つ1つの質問に対して、論文を調べて根拠を持ってきちんと答えるという作業は、論文1編を書くくらいに匹敵する作業である。

□ 投稿は論文受理というゴールまでの折り返し地点に過ぎない。

□ Reviseでは、1つ修正点があれば、それに関連して修正すべき点をきちんと調べて全部修正しよう。

□ Impact Factorが10点でも1点でも論文を発表する大変さは変わらない。

臨床医が研究をするということ

□ 市中の大きな病院には論文で発表するのに値する貴重なアイデアやデータが多数存在する。

□ 研究で得た知見を日々の臨床に活かせることができる、それも臨床研究の醍醐味である。

Case 9

特別対談

トップジャーナルにアクセプトされるには？

NEJMに3編通した男が語る論文作成の極意

北村 哲久（きたむら・てつひさ）

論文投稿時の所属　大阪大学大学院医学系研究科社会環境医学講座 助教

経歴　2006年岡山大学卒業

対談時点での英字論文経験　First authorとしてNEJMに3編の研究結果を報告、その他100編以上

今回の掲載雑誌　Journal of the American Heart Association（JAHA）［Impact Factor（2016）：4.863］

論文詳細　Kaneko H, Hara M, Mizutani K, Yoshiyama M, Yokoi K, Kabata D, Shintani A, Kitamura T. Improving outcomes of witnessed out-of-hospital cardiac arrest after implementation of ILCOR 2010 consensus: a nationwide prospective observational population-based study. J Am Heart Assoc. 2017;6:e004959.（本論文は原と対談者の北村先生の2人で指導を行った研究です）

論文受理までの経過

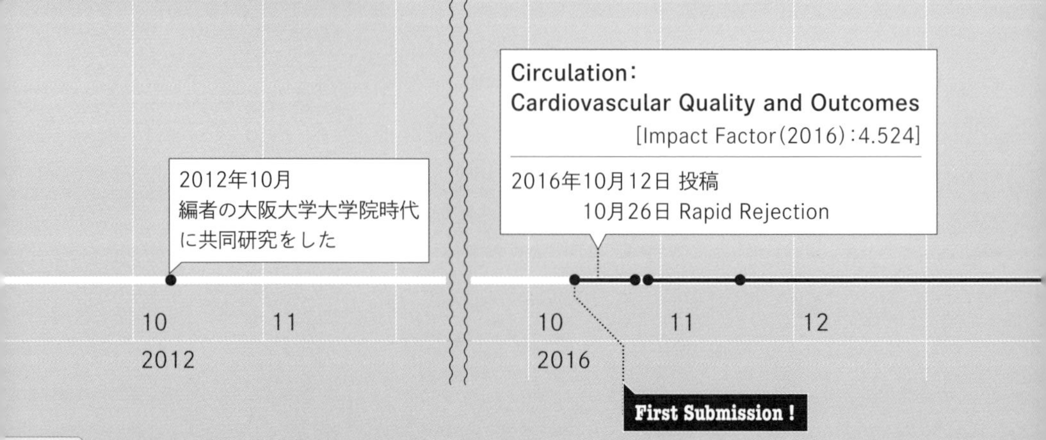

内容　ウツタイン研究と呼ばれる院外心停止に関する日本のNational Registry dataを用いて、国際蘇生連絡委員会の心肺蘇生ガイドラインが2005年版から2010年版になった際にどれだけ予後が改善したのかを241,990人のデータで確認した。

Journal of the American Heart Association (JAHA)
[Impact Factor(2016):4.863]

2016年10月26日 投稿
11月29日 1st Decision:Major Revision
2017年 1月18日 1回目再投稿
2月21日 2nd Decision:Major Revision
4月 1日 2回目再投稿
4月27日 3rd Decision:Major Revision
5月 6日 3回目再投稿
6月 1日 論文受理

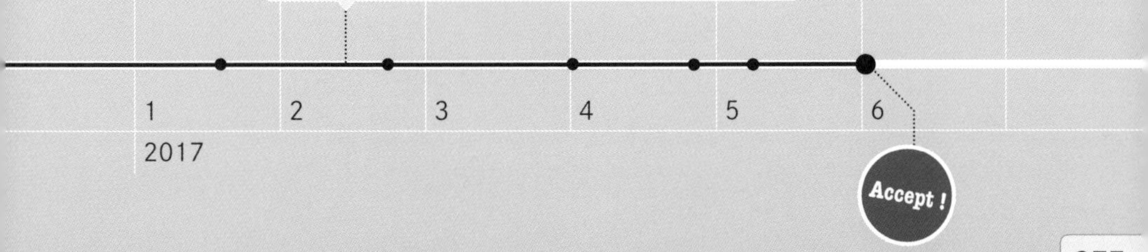

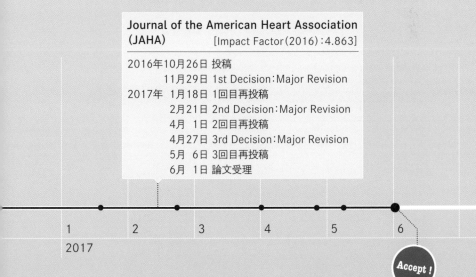

原　今回は、特別対談として、現在、大阪大学大学院医学系研究科社会環境医学講座助教の北村哲久先生にお話をお聞きします。北村先生は筆頭著者として The New England Journal of Medicine（NEJM）にて３編論文を発表、原著論文は100編以上あり、累計 Impact Factor は600点を超えていて、臨床研究界隈では「モンスター北村」と呼ばれています（笑）。

The New England Journal of Medicine
世界五大医学雑誌などと呼ばれる代表的な医学専門誌の１つ。臨床系では最も Impact Factor が高く非常に強い影響力を持つ。

今回は、今までとは趣向を変えて論文を大量に書いている人がどのような考えに基づいて研究をしているのか、そこを掘り下げていきたいと思います。そのため、今日は北村先生ご自身のお話を中心に進めていきます。本対談に際して日本臨床研究学会の会員から事前に質問して欲しい項目を送ってもらっていますので、その質問を絡めながら話を進めていきたいと思います。それでは北村先生どうぞよろしくお願いいたします。

北村　よろしくお願いします。

原　今回は、以前対談いただいた大阪市立大学医学部附属病院循環器内科の水谷一輝先生にもオーディエンスとして参加してもらっています。

以前の対談
Case 6（本書 166 頁）、**Case 7**（本書 196 頁）参照。

水谷　よろしくお願いします。

論文について

原　今回、私と北村先生で支援した論文が Journal of the American Heart Association（JAHA）という Impact Factor（2016）が約５点の雑誌に受理されました。

北村先生は以前より、ウツタイン（Utstein）研究と呼ばれる、日本の「院外心停止」に関する国家規模のレジストリーデータを用いた研究をされています。院外心停止に関しては日本でも「心肺蘇生ガイドライン」が発表されていますが、基本的には「国際蘇生連絡委員会（International Liaison Committee On Resuscitation: ILCOR《イルコア》）」と呼ばれるガイドライン作成委員会が発表した心肺蘇生と緊急心血管治療のための科学と治療の推奨に関わる国際コンセンサス（Consensus on Cardiopulmonary Resuscitation and Emergency Cardiovascular Care Science with Treatment Recommendations: CoSTR）と呼ばれる国際コンセンサスに基づいて作成されています。

そのILCORの国際コンセンサスが2005年版から2010年版になったときに、患者さんの予後がどれくらい改善したかということを、24万2千人くらいのデータで確認したのが、今回の論文の内容です。

出会い

原　北村先生、簡単に自己紹介をお願いできますか？

北村　僕はもともとは大阪大学の基礎工学部を卒業し、その後何を思ったのか京都大学の公衆衛生大学院へ進学して、人体のデータを扱う研究を始めました。やはりこのような人体のデータを扱う研究をするのであれば、医師になっておいた方がよいかもしれないと思い、当時医学部編入が流行っていたこともあって、岡山大学の医学部編入試験を受けてみたら受かってしまいました。そこから医学部へ編入し医師免許を取得し、医師のキャリアをスタートさせました。博士号は京都大学に戻って取得し、縁があって大阪大学に戻り、今は大阪大学の現職に就いて、原先生のような研究支援を大学に所属しながら行っています。

原　北村先生は岡山大学の医学部を2006年に卒業して、学年としては私の１つ下になるのですね。北村先生と私の出会いについて簡単に説明します。

私が大阪大学の循環器内科の大学院に入って２年目の2012年に、北村先生と共同研究を始めることになりました。その頃から北村先生は色々なグループの支援をされていたのですが、私たちのグループも北村先生に支援いただくことになったのです。それが最初の出会いです。

北村先生はこれだけアカデミックに卓越した業績を上げられていますが、人間的にも魅力があり周囲から非常に慕われています。今でも救急科で外来を続けていて誕生日には研修医からお祝いしてもらったりとか……（笑）。

北村　ああ、はい（苦笑）。

原　仲が悪い人たちの間に入って上手く緩衝剤になって仲を取り持ったりとか、そのような人間味あふれる先生でもあります。

NEJM1編目の論文が受理されるまで

原　北村先生は、NEJMで筆頭著者として３編の論文を発表されていますが、いきなり「パーン」とNEJMに通ったわけではなくて、下積みがもちろんあって、NEJMに通るようなデータを使用するために関係者から信頼を得るところから地道に研究に取り組まれてきたのだと思います。

NEJMの１編目の、ウツタイン研究のデータの論文が受理されるまでのお話を聞かせていただけませんか？

NEJMの１編目の、ウツタイン研究のデータの論文

Kitamura T, Iwami T, Kawamura T, Nagao K, Tanaka H, Hiraide A; Implementation Working Group for the All-Japan Utstein Registry of the Fire and Disaster Management Agency. Nationwide public-access defibrillation in Japan. N Engl J Med. 2010;362:994-1004.

下積み時代

北村　僕は初期研修を済生会千里病院で行ったのですが、済生会千里病院には古くから救命救急センターがあり、研修をしているうちに救急系の臨床研究に興味を持つようになりました。

初期研修を終えた後は、医学部に編入する前に在籍していた京都大学の社会健康医学系の教室へ戻ったのですが、そのときに、大阪大学の救急系で院外心停止レジストリーを研究していた石見拓先生が教室の助教として赴任してこられたんです。お互い救急系ということもあり「救急系のバックグラウンドがあるなら一緒に研究しようか」となったのが救急系の研究に携わったきっかけですね。

原　へぇ〜。

北村　当時、京都大学には平出敦先生（現：近畿大学医学部救急医学講座教授）がいらっしゃいまして、平出先生が「消防庁」の研究班を立ち上げた際、石見先生が分担研究者として研究班に加わることになり、僕も研究協力者として加わることになりました。

医学部編入前の2000年に京都大学の社会健康医学系で疫学研究に取り組み始めてその後論文をいくつか発表していたため、2008年に大学院に戻ってきた時点では、疫学的なバックグラウンドをすでにある程度持っていました。大学院には疫学を勉強するためではなく、もともと持っていた知識を研究に活かすために戻ったという感じです。

このような疫学的なバックグラウンドを持ち救急系の臨床の経験もある程度持つ人間として研究班に入ることに

なったのです。

原　なるほど。

北村　消防庁は2005年からウツタイン研究で院外心停止のデータを毎年約10万件ほど収集しており、当時の2008年には30万件分のデータが集まっていました。しかし、収集されたデータは、ほとんど有効に使われておらず、データクリーニングもされていないという状態でした。

自分が研究班に加わったときにそのような30万件ものデータが存在することが判明して、僕が**データクリーニングとデータの問題点の洗い出し**を担当することになりました。

極意七の二
☞極意本77頁

データをクリーニングして、行政や医療など様々な場面で活用できるデータとして公開することが研究班の目的の1つだったのですが、その活用事例としてまず論文を1～2編書いてみようか、ということになったのが、NEJM 1編目の論文の発端です。

原　なるほど。

北村　もう少し詳しく説明すると、1年くらいかけてひたすらデータクリーニングをして、並行してデータの収集方法について「このようにした方がよい」と消防庁とやりとりをしていた経緯があり、そのやり取りの結果、このデータで論文を書いてもよいと許可をもらったため「では自分が最初の1編目を書きます」となったんですね。

データを有効活用するために

原　はぁ（驚）。すごいなぁ。有り体《ありてい》に言うと、もともとは死んでいたデータだったということですよね。

北村　うーん、「死にかけて」いましたね（苦笑）。もちろん、データを単に掲載した報告書レベルのものは消防庁のホームページでもたくさん公表されていましたが、どう活用するのかという観点では、3年間収集し続けた30万件ものデータを論文化しようという発想はそれまで全くなかったようです。

原　要するに、臨床の現場と疫学がわかり、かつ統計解析もできる研究者がいなかったということですよね。論文を書くためには現場感覚と解析の両方の能力が必要じゃないですか。

北村　そうですね。消防庁などの行政機関は、報告書は当然書かなければならないため集計だけはするんです。何件あって、何人目撃者があったとか、心肺蘇生がされたとか、どれくらい助かったとか、そのような集計をした情報を公開していたんですね。しかし、集計したデータを使い解析して、何が問題になっていて、どのような解決点があるのか、ということを論文として報告する、というようなことは全くしていなかったんです。

運良くちょうどよいタイミングで、そのようなデータの収集・解析のスキルを持つ人間として自分が呼ばれて、研究に携わることができ、首尾よく発表に至ったというのが本当のところです。

原　なるほど、NEJMに通るような宝の山だったデータベースが全く注目されていなかったのですね。

北村　全く注目されていませんでした。あの全国データを用いて最初に書いた論文がNEJMに受理されたんですよ。

原　NEJMが最初なんですね（笑）。すごいなぁ。

日本はそのようなケースがとても多くないですか？　デ

ータベースはあるけれども、使いこなせる人がいないというパターン。

北村　使われていないデータは多いですね。人口動態統計データを筆頭に、国が持っているデータは非常にたくさんあります。人口動態統計については、それを使った論文をBritish Medical Journal（BMJ）で報告されている社会医学領域の先生がいらっしゃいます。

British Medical Journal
世界五大医学雑誌などと呼ばれる代表的な医学専門誌の1つ。

国レベルであれ、都道府県レベルであれ、行政機関が持つ様々な種類の膨大なデータを活用することには非常に大きな意義があります。しかし、国レベルのデータには容易にアクセスできないというのも事実です。単に「そのデータを何かに使わせて下さい」と依頼してもなかなか難しい。NEJMに通ったウツタイン研究のデータは、「研究班」に参加していなければ使えなかったと思います。

僕は大阪府の救急関係の色々なデータを扱っていますが、**扱えるようになるためには、消防のような行政機関として医療に関わる方たちと顔見知りになり人間関係を構築していくところから始めていかねばなりません**。

北村流実践極意
“データを扱うためには人間関係の構築から始まる地道な努力が必要である”

原　うんうん。

北村　ただ、一度信頼関係を築き上げて、データを有効活用した実績を上げることができれば、「何かデータが出てきたときに北村に言ってみたら、有効活用する手段を考えてくれるかもしれない」と思ってくれるため、色々と相談を受けるようになってきます。

成功した結果を1つ出すことで、データを提供する側と使う側のお互いにメリットが生まれ、その相乗効果をさらに生み出していくことができるかと思います。

水谷　おお～（感心）。

北村　人間関係の構築の重要性は行政データだけに限ったことではなくて、大学内で研究支援をするときでも同じなんですよ。

原　やはりデータの収集は本当に粘り強く取り組まねばならないですよね。例えば、北村先生の発言に「データクリーニングに1年かかった」とありましたが、データの一個一個について行政機関に確認をとる作業が必須であり、そのためには本当にクリーニングに1年間かける必要があったと思うのですよ。

北村先生はそのような苦労ができる人なので、データを使用できる許可も下りた。そして、データを扱うノウハウも持っていたため、NEJMに載るようなデータに目をつけることができた。

北村　そうですね、1つは全くの素人としてではなく、データを扱える疫学家として研究班に参加して、さらに当時は大学院生であったため十分な時間を割いてこの研究に従事できた結果、優先的に論文を書くチャンスを得ることができたんですね。

原　なるほど。そういう流れだったのですね。

研究アイデアの発想法

原　今回の対談にあたって、日本臨床研究学会のオンラインサロンの方で事前に北村先生への質問を募集したのですが、最も多かったのが「NEJMに通すために、どのように研究をデザインをして、テーマはどこから発想を得て

日本臨床研究学会のオンラインサロン
詳細は日本臨床研究学会のホームページでご確認下さい。
URLは本頁下部。

https://www.japanscr.org/

いるのか」という質問でした。先生は、何か独特の発想法をお持ちなのですか？

北村　えーと。最初はウツタイン研究のデータを使って4編の論文を発表したのですね。1つはNEJM、もう1つはLancet、次にCirculation、最後に蘇生専門の雑誌のResuscitation。

この4編はこのデータをクリーニングしている段階に着想があったんですね。

原・水谷　……（苦笑）。

原　「テーマとして」ということですか？

北村　「テーマとして」です。正直な話を言いますと、NEJMについては研究班のメンバーや消防庁の意向もあり、とにかく最初の論文として1編は、国家規模のレジストリーを用いた論文としてNEJMに載せることが命題だったんです。

原　NEJMに載せることがですか（驚）。

北村　ですから、「テーマありき」で書いたというよりも「どうすればNEJMに載せられるか」が問題だったのです。

ただ単に3年分の30万件というデータ量の大きさを強調しても絶対に載らないだろうということは、さすがに認識していたため、データのどこに着目すべきかを考えました。

原　へぇ～（驚）。

北村　収集項目を確認してみると「自動体外式除細動器（Automated External Defibrillator: AED）のショックの有無」という項目がありました。日本では2004年の7月から

Lancet
世界五大医学雑誌などと呼ばれる代表的な医学専門誌の1つ。

Circulation
循環器領域の3大Major Journalの1つ。AHAの発行する学術雑誌。Impact Factor（2016）は19.309。

一般市民がAEDを使えるようになって公共AEDの普及が始まっていたのですね。

原　はいはい。

北村　この一点に着目して「AEDの使用を人口ベースで普及させて効果があるかどうか」という論文を書けば採用してもらえるかなと思い、それをテーマにしました。

雑誌のニーズを把握する

原　テーマ選びを戦略的に行ったということですね。

北村　戦略的に行いましたね。やはり雑誌によって好みとするテーマに傾向があるように思います。NEJMやJournal of the American Medical Association（JAMA）は学会誌なんですよね。一方、Lancetは商業誌でNatureなどに近く、「面白い」論文、つまり購読者が増えるような雑誌が売れるテーマを好む傾向が恐らくあると思うんです。

Journal of the American Medical Association
NEJMやLancet、BMJと同じく世界五大医学雑誌などと呼ばれる代表的な医学専門誌の1つ。

水谷　なるほど。

原　これは面白いなぁ（笑）。はいはい。

北村　NEJMとJAMAは学会誌で、特にJAMAは「アメリカ人にとって利益があるかどうか」を考えて載せているような印象があります。JAMA系は僕は相性が悪く何度投稿しても受理されませんが……。

原　確かにJAMAはそんな傾向がありますね！

北村　NEJMに関しては、「普遍的な価値」と「社会的なHealth Policyに影響するか」を最も重要視しているような印象があります。

この論文で扱った、公共AEDの普及はアメリカから見れば実験的なんですよ。日本で公共 AED が普及した結果、院外心停止の患者さんの生存率が 2 倍になったという研究結果は、公共 AED の普及を Health Policy としてアメリカにも導入する根拠となるだろう、この研究結果は全世界で役立つだろうと NEJM 側は考えて、このデータの価値を見出してくれるのではないかと僕は思ったんです。

原　いやぁ、これはすごいなぁ。

北村　院外心停止の患者さんの生存率に関して、bystander CPR が有効であるとか、エピネフリンが有効であるとか、AED 以外を取り上げた先行研究は報告されていたのですね。しかし、AED を普及させるという試みは日本独自で、その結果これほど AED が普及しているのは**世界中で日本だけであった**‣ため、そこに焦点を当てて論文を書くことにして、思惑通り受理に至ったというのが自分の感想ですね。

‣**極意五の七**
☞極意本 54 頁

原　並外れて面白い話ですね。NEJM は Health Policy を重視して、JAMA はアメリカの利益を重視するというのは北村先生の分析ですよね。

北村　感覚ですけれどもね。

原　誰かに教えてもらったわけではないのですよね。

北村　そうではないですね。各雑誌の論文を読んでいて感じたことですね。例えば……日本では胃がんが多いですよね？

原　多いですね。

北村　胃がんをテーマとした論文は確かに Major Journal に掲載されていますが、胃がんの疫学研究を JAMA に投稿しても受理はなかなか難しいと思うんですよ。

原　なるほど。

北村　なぜかと言うと、アメリカ人は胃がんが少ないんですよ。そうすると、やはり胃がんがどうこういうよりも、乳がんや肺がんなどアメリカ人にもっと多いほうを、アメリカ人にとって意味があるという点で好むと思うんです。

水谷　うんうん。

北村　ですから、JAMAは自分のテーマ的には厳しいと思います。極端に言えば「アメリカ人にとって、日本人が胃がんで生きようが死のうが知ったことじゃない」と言われたら、「その通りです」と……（笑）。

原　そうそうそう（笑）。

北村　それは言いすぎかも知れませんが（苦笑）、JAMAはやはり「アメリカ人にとってどうか」が論文採択の判断基準なのですね。一方、NEJMはより普遍的な価値を好んで、「AEDの普及」という論文のテーマがHealth Policyとして全世界的にどのような影響があるのかという視点で論文を採用していると思います。

自分の論文がNEJM上では循環器分野でありつつもHealth Policy扱いになっているところを見ると、編集者の判断の背景にはそのようなNEJMの方向性があったのではないかなと思います。そういう意味で研究デザインをNEJMに合うように設定をして計算通りにいったかなと。

原　これは非常に大事なことで、**論文を書くときには「相手が何を求めているのか」を見極めて、それを提供するというマインドが必要**なんですね。

実践極意
“読み手のニーズを把握して論文を書く”

北村　そうですね。それが論文を書くための「センス」かもしれません。

原　この部分を意識している人は多くないですよね。今回JAHAに受理された私たちの論文も、雑誌の出版元であるアメリカ心臓協会（American Heart Association: AHA）の嗜好性を明確にして「この内容ならAHAが好むな」と2人でお互い確認してからJAHAに投稿したんですよね。

北村　そうですね。

原　今回の研究でILCORの2005年版から2010年版に変わる前後である程度予後が改善していたことが明らかになりました。AHAはもちろんILCORやCoSTRの作成で中心的な役割を果たしているため、今回の論文の結果は「AHAの活動のおかげで心肺停止患者の予後が良くなりましたよ」といった内容になるわけですね。そうなると、AHAは自分たちの活動に有利に働く論文をとても好みますので（笑）、おそらく受理されるだろうと見込んだわけです。

「相手が求めるものを提供する」という視点は、患者さんの治療でも同じですよね。「病気が治る」ということをゴールにして治療をするだけではなくて、「患者さんが求めるゴールは何なのか」という視点も持って治療を行わないといけません。

私はそこに臨床研究と臨床能力がオーバーラップする部分があると思っていて、「求めるものが何か」を推察できるかどうかが「センス」ですよね。

北村　ニーズを把握することは絶対に重要で、それは研究でも臨床でも同じだと思います。

研究デザインで何を重要視するか

PICO・PECO と FINER

原　論文を書くときには、基本原則として教科書的には PICO・PECO と FINER‣を満たすようにロジックを組むことが多いですよね。北村先生も PICO・PECO や FINER を意識しているのですか？

‣極意五の一
☞極意本 37 頁

北村　PICO・PECO は考えますが、FINER はそれほど重要視しませんね。特に FINER の N、「新規性」は、ほとんど重視していないです。

原　なるほど。新規性は重要視していないんですね。それはなぜですか？

北村　例えば NEJM で説明すると、2010 年に AED の論文が載り、2016 年にも AED の論文が載りました。2016 年の論文は実は観察期間を延ばしただけで、2010 年の論文で 3 年間だったのを 9 年間に延ばしただけなんですね。新しいかと問われたら正直な話、何も新しくないんですよね。自分でも新しいとは思っていません。

2016 年の AED の論文
Kitamura T, Kiyohara K, Sakai T, Matsuyama T, Hatakeyama T, Shimamoto T, Izawa J, Fujii T, Nishiyama C, Kawamura T, Iwami T. Public-access defibrillation and out-of-hospital cardiac arrest in Japan. N Engl J Med. 2016;375:1649-1659.

単に観察期間を延ばして日本の状況がさらにどう変化したのかを追跡した結果、既知の知見がより強固になったというだけなんです。

原　Health Policy の意思決定に際し、非常に有用な情報が追加されるというイメージですね。

北村　そうですね。新規性を考えて論文を出したわけではなくて、既存の研究の後追いをしても、やはりこれだけ普及したことによってこれだけ助かる人の上乗せ効果があったということを確証しているだけなんですね。しかし、僕はそれを NEJM は好むだろう、多分受理されるだろうと思って、もう一回投稿したのですね。

原　ははは、すごいなぁ（苦笑）。実は私も同じように考えていて、論文作成の経験が浅い人に言っても混乱するため、指導のときはあまり言わないのですが、FINER の Interesting と New は正直なところ言い方次第ですよね。

北村　まあ、そうですね（苦笑）

原　言い方次第でどうとでもなるため、確かにあまり重要ではないのですよね。

時代時代のエビデンスを作る

原　それでは、PICO・PECO と FINER 以外の要素として何を重要視しているのですか？

北村　う～ん、重要視、重要視……。僕は論文を書く上でテーマが二番煎じでも全く問題がないと思っていて、「何かの論文が出た」「アメリカのデータセットでこういう研究が出た」となったときに、後追いで論文を書いたこともたくさんあります（笑）。

上手く表現するのが難しいのですが、結局のところ、自分の論文が最終的にメタアナリシス、システマティック・レビューにさえ使ってもらえたらよいと思っているのですね。

メタアナリシス、システマティック・レビュー
共に複数の研究結果を統合し、より総合的な見地から分析・評価する手法を意味する。エビデンスのピラミッドの最上位概念。

原　なるほど。

北村　そういう意味では、新規性を全く重要視していないです。ある研究ではこうだった、こっちが良くてあっちが悪かった。別の研究ではこっちが良くてあっちが悪かった。一方自分たちの研究結果ではこのような結果だった、と論文を書いて世の中に発表していくことが大事だと思っています。

原　なるほどね。

北村　論文の価値は将来決まるというか……。**時代時代にシステマティック・レビューがなされて、そのなかでデータを統合する際に、自分たちのデータベースを使ってもらえるのであれば、１つのエビデンスを提供してそのエビデンスがガイドラインなどに間接的に引用されることになる**……そういったことを重視していますね。

原　うーん。

北村　**何かしらデータを持っていれば、それを論文として発表することに意義がある**と思います。

北村流実践極意

“時代時代のデータを論文で発表しエビデンス化することに意義がある。そのエビデンスは、後の時代のシステマティック・レビューのデータとして用いられ、ガイドラインを援用するものとなる”

例えば、今さら心筋梗塞で男性と女性の生存率を比較しても、それが新しいかと言われたら、すでに大量の論文で報告されていると思います。しかし、僕の場合はそれが新しくないからという理由で論文にしないということはない。ベアメタルステント時代の男女差があり、薬剤溶出性ステント時代の男女差があり、今後はおそらく生体吸収型ステント時代の男女差が出てくる。

それぞれその時代時代の男女差という基本的なデータをエビデンスとして出し続けていって、その時代時代でシステマティック・レビューなどでそのエビデンスが使われていけばいいのではないかと思っているんですね。

繰り返しになりますが、FINERは、特にNの部分は重要視しているわけではないですね。

原　なるほどね。メタアナリシスに使ってもらえるような研究という視点で論文を書くという発想は面白いですね。

私も研究を支援している先生から「僕の研究はすでに発表されているんです」と言われたときには「完全に重複する研究は存在しないから、進めていいんですよ」という話をよくするんですよ。

先ほどの男女差の話で言うと、ベアメタルステント時代と薬剤溶出性ステント時代では男女差はもしかすると何かが違うかもしれない、という前提に北村先生は立っているわけですよね？

北村　はい、そうです。

原　それは「全く同じ研究にはならないから」ということですよね？

北村　そうです。「全く同じ研究」ではないし、その時代時代の男女差のエビデンスを出しておかないと次につながっていかない、と考えているんです。

論文作成のTips

Introduction で Knowledge Gap を明確にする

原　そうですよね。そこは強く共感します。ただ、論文化するときに一工夫、必要になりますよね？

北村　そうですね、書き方には注意しなければいけませんね。特に Introduction での入り方は気を付けなければならないと思います。

原　例えば、北村先生はいつもどんな入り方をするんですか？

北村　過去のデータを並べつつも、ここの部分の「この時代」や「この集団」におけるエビデンスはまだ報告されていないといったことをよく書いたりします。おそらく、原先生と同じような感じで書いていると思います。

原　そうそう（苦笑）。

北村　若干誇張するような書き方はしますが……（苦笑）。

原　確かにとてつもなく似ているんですよ（苦笑）。表現は違いますが、私はIntroductionが最も重要なパートで、**「Introductionではエビデンスのパズルのピースを明確にして、埋まっていない部分を埋めればいい」**‣というように表現しています。

‣極意十一の二
☞極意本130頁

北村　そうそう。

原　完全に一緒ですね、本当に……驚くぐらい（苦笑）。北村先生も私と同じマインドで、それでNEJMやLancetに通してしまうというのがすごいですね。そこは私には真似できないな、と思います。

北村　実はNEJM以外の３つの論文に関しては、**時代のトレンドを意識して**‣事前にResearch Questionを明確にした論文なんですね。次の論文を見て欲しいのですが……。

‣極意五の七
☞極意本54頁

AHA Science Advisory

Hands-Only (Compression-Only) Cardiopulmonary Resuscitation: A Call to Action for Bystander Response to Adults Who Experience Out-of-Hospital Sudden Cardiac Arrest

A Science Advisory for the Public From the American Heart Association Emergency Cardiovascular Care Committee

Michael R. Sayre, MD; Robert A. Berg, MD, FAHA; Diana M. Cave, RN, MSN; Richard L. Page, MD, FAHA; Jerald Potts, PhD, FAHA; Roger D. White, MD

（Sayre MR, et al. Circulation 2008;117:2162）

［抜粋］
This “call to action” for bystanders does “NOT” apply to unwitnessed cardiac arrest, cardiac arrest in children, or cardiac arrest presumed to be of noncardiac origin.

北村　2008年に、心肺蘇生法について、大人に関しては人工呼吸を省いた「胸骨圧迫のみ」でよいとするStatement（前頁論文）がCirculationで発表されました。そのStatementの最後のところ、このCall to Actionの部分ではNOTが大文字で強調されていますが、要するに「目撃されていない心停止、子供の心停止、そして非心原性心停止には胸骨圧迫のみでよいという話は適用されない」と書いてあるんですね。

Knowledge Gapと雑誌のニーズを組み合わせる

北村　つまり僕が何を言いたいかというと、StatementのKnowledge Gapを攻めにいくためにこの3つを埋めにいけばある程度のレベルの雑誌に載るということを前提に、この3つをそれぞれ1つずつテーマにして評価した論文を作ったんですよ。

原　わかりますよ（笑）！！　ムチャクチャ面白いですね、これは。北村先生は本当に戦略的ですね（笑）。

北村　そこで、Lancetは子供の、Circulationは非心原性の、Resuscitationはいわゆる非目撃例の心停止にデータの対象を絞り、3つの論文を書き、それぞれの雑誌に投稿したんです。

原　これも私がいつも言っている「ガイドラインにはここが（エビデンスが）ないと書いてあるからそこを埋めにいけ」と同じですね。シンプルに（笑）。

北村　そうですね。ですから各雑誌に投稿した論文のIntroductionでは「こういうエビデンスがなく、ここがKnowledge Gapです」と主張して、意図的に攻めにいったのですね。

ちなみに、子供にデータの対象を絞った論文をなぜLancetに出したかというと、候補としてはヨーロッパの雑誌であるLancetとアメリカの雑誌であるJAMAを当然考えたのですが、その論文が「子供にとっては、人工呼吸があった方が比較的よい」という結果になったからなんですね。アメリカでは、当時から「心肺蘇生法は胸骨圧迫のみでいい」というキャンペーンを張っていた。一方、ヨーロッパの方は、心肺蘇生法のガイドラインの作成委員会のメンバーは基本、麻酔科系で、人工呼吸肯定派の方が多かった。

麻酔科系
ヨーロッパの集中治療医や救急医は麻酔科ベースの医師が多い。

そういった背景があったため、「人工呼吸が有効だ」という結果が出た論文はヨーロッパに投げた方が多分評価されるだろうと考えたわけです。

原・水谷　なるほど（感嘆）。

北村　そう考えて、子供の論文はLancetに出したんですね。

Circulationに出した論文の方は、「胸骨圧迫のみ」と「人工呼吸あり」で差がないような結果になったため、そういう意味では胸骨圧迫の種別の解析などをして、若干胸骨圧迫寄りなイメージが出るように意識はしました。

ヨーロッパは人工呼吸がよい、アメリカは胸骨圧迫のみでよいという、ヨーロッパとアメリカの違いに着目する。僕はこの分野が専門なので、雑誌に投稿するときの考え方の例としてこれを挙げましたが、他の分野でも同様の考え方ができると思います。

例えば、最近のTAVIで意見が分かれる部分があったとすれば、ヨーロッパではどう思われているのか、アメリカではどう思われているのか、といった点に着目して書き分けてもいいのかもしれませんね。

投稿戦略の重要性

原　北村先生は投稿戦略において、相手のニーズに加えてトレンドを非常に正確に把握していますよね。どこでどのような流れがあるから、どこで好意的に評価されるかということを相当意識しているのですね。

北村　特にImpact Factorが10点以上の雑誌に出すときは、自分の論文がどの雑誌に合うのかについては熟考しています。

原　なるほどね。

北村　とにかく、持っているデータを発表しないということは非常によろしくないと思っているんですね。どのようなデータでもFINERに関係なく、新規性などに関係なく、論文にして出す。そして特にImpact Factorが高い雑誌を狙う場合は、多少戦略を立てているという感じですかね。

原　多少どころではないと思いますけどね（苦笑）。このような「どの雑誌にどのようなテーマを出すのか」といった投稿戦略▸についてここまで深い議論ができる人を、私はほとんど知らないです。

▸**極意十二の二**
☞極意本 145 頁

北村先生やオランダのフローニンゲン大学に留学していた友人の末永祐哉先生、それから極意本の書評を書いてもらった本多通孝先生くらいとしかこういった議論を私はできないのですが、北村先生の周囲にはこのような話ができる人がいらっしゃるんですか？

北村　自分の分野であれば京都大学にいた頃の上司の先生や、その分野分野では専門家は必ずいるのでその先生方に話はします。でも、全体論としての戦略として話したことはあまりないですね。

原　実際は、北村先生の頭の中でムニョムニョ考えて、「じゃあこの雑誌から出しますわ」と結論だけ伝えて、「はい、OKです」と承認を得るといった感じですか？

北村　そう。そのパターンが多いですね（笑）。

原　今回のような感じで「今度の論文はどの雑誌に出す？」といった議論はあまりしていないということでしょうか？

北村　そうですね、あまりしないですね。ただ、他の色々な領域で論文の相談を受けることがあるため、相談を受けたときにはとにかくその人にそのテーマに関する状況を聞くようにはしています。現状がどうなっているのかは知りたいと常々思いますね。やはり自分の専門外の領域ですと、世界的な流れを知らないことが多いですから。

原　そうそう。

北村　どのようなテーマが評価されていて、どのような雑誌に載っているか、ということだけであれば、テーマを知らされたときにPubMedで検索して調べることはよくあります。

原　わかります、わかります。10年目未満の医師だと、トレンドまでしっかりと把握していない人が多いですよね。

北村　ああ、それはそうだと思います。

原　私も指導の際、その分野のトレンドがどうなっているのかを知らないと戦略が立てられないため、依頼者にトレンドを尋ねるのですが、やはり10年目以上でないと世界的なトレンドまではなかなか把握していないんですよね。

単施設でImpact Factor 10点以上の雑誌を狙えるか

原　北村先生は多施設研究だけでなく単施設研究の支援もしているのですか？

北村　単施設研究の支援もしていますよ、個人レベルで受けることもたまにありますね。

原　「単施設研究でMajor Journal、つまりImpact Factorが10点以上の雑誌への掲載は、今のこの時代でリアリティがありますか」という質問があったのですが、いかがでしょうか？　Major JournalといってもさすがにNEJMは難しいと思いますが……。

北村　リアリティ……まあ、NEJMで単施設研究の論文を見たことがあるかと言われると、見たことはありませんね……（苦笑）。しかし、Impact Factor 10点超えに関しては不可能ではないとは思います。20～30症例の論文がCirculationでも載ることがありますから。しかし**多くの場合は、疾患概念を変えるような場合ですけどね**。

Circulation
循環器領域の3大Major Journalの1つ。AHAの発行する学術雑誌。Impact Factor（2016）は19.309。

原　そうですね。

北村　新しい疾患概念を生み出すような内容であれば載るとは思いますが、単純に「何人を治療して良くなった、良くならなかった」というような内容であれば、やはり10万～20万といった万単位のデータを収集する必要があると思います。

実践極意
“Top Journalへの論文受理を目指すのであれば疾患概念を変えるような研究が必要である”

原　わかります。徹底して突き詰めた内容の……例えば、データは30例だけども、全ゲノム解析をして疾患の特定遺伝子まで攻めにいくくらいのレベルじゃないと……。

北村　そうですね。

原　さすがに厳しいですよね。しかし、**Impact Factorが10点程度の雑誌であれば、単施設研究でも少し面白い知見があり珍しいModalityを使ったような内容なら「届かない範囲じゃないかな」**という感覚を私は持っていますが、どうですか？

北村　いや、それは通るのではないですか。そういった内容であればデータが何十例くらいでも掲載されているのを見たことがありますからね。「どの論文だ？」と言われると困るんですけど……（苦笑）。

実践極意
“Impact Factor 10点程度の雑誌であれば、単施設研究でも十分に狙える”

自分の分野であれば常にImpact Factorが10点以上の雑誌に載せたいのですが、数十症例だから載らないと思ったことはないですね。「この内容だったら、この数十症例で勝負できる」と思って出すことはありますので……載るか載らないかはわからないですけど。

原　ははは（苦笑）。わかります。私もだいたい同じ感覚ですね。「10点は単施設でも狙えるよね」という……。

北村　それは狙えるんじゃないですかね。

Impact Factorが低くても労力は同じ

原　北村先生はImpact Factorが1点でも大事にしますよね。1点の雑誌でも大事にするのがすごいなと思うんですよね。

北村　NEJMに載って「Impact Factorが70点超えていてすごいですよね」などと言われるのですが「いやいや、そうじゃなくて、それだったら1点の雑誌に70回載せる方がすごいと思う」と返答して「だから頑張れ」と鼓舞することがあります（笑）。

原　なるほどね（苦笑）。

北村　Impact Factorが1点と言っても、**NEJMのReviseをするときと1点の雑誌のReviseをするときで、労力はなんにも変わらないですからね。同じエネルギーを割いてReviseをしています。**1点の雑誌でも言いたい放題言われることがありますから（笑）。

実践極意
“論文が受理されるまでの労力は雑誌のレベルに比例しない。Impact Factorが1点の雑誌でも、10点の雑誌でも大変である”

原　論文を書く労力は、どの点数の雑誌に出しても原則的に同じですよね。

北村　そうですね。投稿するときにいつも思うことは「良い査読者に当たればいいな」。ただそれだけです（苦笑）。

原　ふふふ（苦笑）。

北村　掲載するかしないかは相手が決めることですから、自分はチャレンジすることしかできない。10点以上の雑誌に載る価値がある論文と自分が思えば、その雑誌に投稿するマインドが大事かと思います。

原　そして、1点だからといって疎かにせずにきちんと出す。

北村　疎かには絶対しないですね。

論文を書くために才能は必要か

原　次は私が一番面白いと思った質問で、「論文を書くために才能は必要か？」という質問が来ています（笑）。

後天的に獲得できる（北村）

北村　才能はですね……「後天的に獲得が可能か」という意味だと思いますが、私は可能だと考えています。

自分が日頃していることは、少なくとも NEJM や Lancet、JAMA にどのような論文が掲載されているのか常にチェックして、**世界的なトレンド**‣を常に把握するようにはしています。中身を読むことはほぼありませんが……。

‣**極意五の七**
☞極意本 54 頁

原　タイトルで何が流行っているのかをチェックするような感じですね。

北村　そうですね。そういう形で必ずリサーチして、**どのような話題が今興味を持たれているかを常に把握して、掲載されている論文のタイトルやテーマを見て、自分たちのデータで同じようなことができるかを常に考えています**。そういったことはおそらく後天的にできることだと思います。

北村流実践極意
“現在のトレンドを把握するために、Major Journal に掲載されている論文のタイトルやテーマをチェックし、自分たちのデータで同じようなことができるかを常に考える”

原　後天的に獲得可能な部分であると。ただ、同じように雑誌を見ていても、トレンドに気付かない人も多くないですか（苦笑）？

北村　確かに多いですね。トレンドよりも自分の興味を優先してしまう人が多いんですね。多くの人は「自分はこのデータを持っているからこれを論文にしたい」と考えるのですが、僕はそう考えることはほとんどなくて、「このデータがあってこの項目を使えば、こういう結果が得られてこの雑誌に載せられるだろう」と考えて論文を書くことにしているんですね。いまや「興味でテーマを選ぶ」ということはないです。

原　ははは（笑）。

北村　**「勝てるテーマ」を明確にするために自分ができることは何か。それは、今のトレンドと Knowledge Gap をおさえる**ことな

北村流実践極意
“雑誌に掲載されるテーマを明確にするために、今のトレンドと Knowledge Gap は常におさえておく”

のですね。NEJMなどのMajor Journalや専門分野の雑誌、ガイドラインなどには必ずKnowledge Gapの話が出てきます。

自分が持っているデータからそのGapを埋めることができる、トレンドになっているテーマの解析を行うことができる、そんなテーマが見つかればすぐに論文を書く。そのような流れで書くことが多いですね。

原　なるほどね。

北村　トレンドとKnowledge Gapをおさえる能力は後天的に獲得できるとは思いますが、これを常日頃からコツコツするのは相当な暇人じゃないとできないので(笑)、その意味では才能が必要なのかもしれません。

才能は必要である(原)

原　私はセンスが必要だと思いますよ(苦笑)。「才能必要派」ですね、完全に。支援依頼が多数私にくるのですが、面談するときに依頼者にセンスがあるかどうかを注意深く意識して話を聞いて、例外ももちろんありますが、基本的にはセンスがある人しか支援しないんですよ。

北村先生は「このテーマならいけるな」と明確にしてからしか攻めないと言っていましたが、私は人に対してそれをしているんですね。「この人だったら論文を書くことができるな」と明確に思わないと支援をしない。

北村　なるほど。

原　というのは、「対労力効率」を最大化したいじゃないですか。

北村　僕の場合、原先生と少し違うのは、どこどこの教授から

「論文を書けないけども博士号を取らせたいから手伝ってくれ」という依頼が少なからずあって（笑）、義務が発生しているため、才能の有無にかかわらず書かせないといけない（笑）。

原　なるほど、わかります（笑）。

北村　それが良いか悪いかは置いておいて、僕は大学の教官でもあるため、学生に博士号を取らせるという絶対的な使命があるんですよね（苦笑）。

原　わかります（苦笑）。

北村　学生の能力は置いておいて、とにかくやらねばならない。例えば、原先生の場合だと「3か月かかってできればいいな」と思われたとしても、僕の場合は「この人だったら1年かかるな」と思うこともあって、1年かけてでもとにかくやらさないといけないため、忍耐力を持って取り組んではいます（苦笑）。

原　ははは（苦笑）。いや、私も、モチベーションが非常に高く性格も素晴らしい依頼者であれば、才能がなくても指導するんですよ。そういう場合は1年かかってもしょうがないとは思っているんですが……。

そういう意味では、北村先生の方が色々なレベルの人を、恐らく自分の選択ではなくて上からの指示でサポートしなければいけないという……。

北村　いや、指示じゃなくて、僕の助教としての立ち位置の問題ですね。選べるときと選べないときがあります（笑）。

それでも、僕の支援でその人が仮に1編論文を書いたことで（臨床の現場に戻って2度と論文を書かないこともあると思いますが）、周囲の人に「北村という論文や研究を手伝ってくれる人がいるよ」と口コミで僕の存在が広がれば、支援件数が増えることで研究の幅が広がるかもしれない。そのための先行投資的な意味もあるんで、義務と言っても実はあまり苦痛ではないのですね。

水谷　神だ、神（笑）。

原　まさに神ですね……私とは違います（笑）。

「仮」にですね、「この人は本当にどうしようもないな」「指導したことを何もしてこないし、これでは自分が書くしかないな」といったことになったら北村先生はどうするんですか？

北村　えーっと……「僕が頑張ります」と（笑）。

原　ああ、やっぱりそうなんですね（笑）。

北村　まあ、そこまでひどいことになったケースはないですけど。

原　ああ、そうなんだ（感心）。

北村　大学内の支援のため、「博士号を取ろう」と思っている人が多いんですね。「最低限」のことはできます。

指導時に注意していること

北村　指導するときには注意していることが大きく２つあって、先ほどの忍耐力に通じますが、**怒らないことと、目標設定を明確にすることです**。

北村流実践極意
“指導時には、決して怒らず、目標設定を明確にする”

僕が指導するときは１～２週間ごとに依頼者と打ち合わせをするようにしているんですね。

原　ああ、そんなに丁寧にしているんですね。

北村　依頼者の多くは臨床の現場の先生であるため、僕は「仮に一切何も進んでいなくても、2週間に1回は僕と喋ってださい」と伝えているんです。

現場の先生は忙しいため作業が進んでいないことも少なからずあるのですが、進んでいないときは「すみません、先生。今週は進んでいません。全く何も手を付けられていません、現場が忙しかったんです」と言われることが多いんですね。

その場合は、それで問題はなくて「じゃ、先生、次回までにこの前言っていたことをできますか」と前回の指導内容を再度確認して、「それでは、次の2週間後にまた話しましょう」というようにして、地道にコツコツと指導する。このとき一番注意しているのが、自分が怒らないことなんですね（笑）。

原・水谷　（笑）。

北村　ここで「お前何でヤラへんねん、この2週間もあったのに」と言い始めると、現場の先生は困ってしまうのですね。依頼者が実際に忙しいことはこちらもわかっているので、そこは怒らない。僕と話している時点で本人は反省していて自分ができていないことを理解しているため「じゃあ、次頑張ります」と返答されることが多いです。

もう1つは、目標設定をある程度明確にしてあげることですね。「全部書いてきてね」ではなくて、「じゃあ先生、Introduction だけだったら2週間で書きましょうか」と**目標を具体的に設定して、面談の間隔を開けすぎない**‣。

‣**実践極意**
☞本書 **Case 6** 190頁

その他にも実はあって……「イライラしない」こと（笑）。

原　（笑）。

Case 9

北村　いや、イライラはしますよ。イライラしているかしていないか、本音を問われればイライラしていますよ（苦笑）。

原　そうなんですね（笑）。

北村　本音はイライラしているけど、それを相手に察知させてはいけない。本人は僕と喋って「もう絶対にしなければいけない」と自覚しているので「では先生、わかりましたね」と念押しして「次の２週間後までにお願いします」といった感じで指導しています。

原　確かに私も市中病院の医師を支援しているため、その辺には非常に気を付けていますね。「進まなくても仕方がない」とは思っています。私の場合、**面談を 22 時以降や土曜・日曜など、依頼者の時間が空いているときに集中的にするよう**にしていますね。昼間は絶対に時間がないですからね。

‣実践極意
☞本書 Case 8 243 頁

なるほど、北村先生は、指導時にはそういった点に注意されているんですね。

北村　そうですね。依頼者にも色々な人がいて、皆が同じペースでできるわけではないですから。

臨床研究における施設間格差

原　私が研究を支援している人でいうと、一般病院で研究を行いたい、という人がやはり多いんです。一般病院に限ると施設によって論文を多く出しているところとそうではないところがありますよね。この差は、例えば大都市と地方の違いなど、何か要因がありますかね。「どういう施設が論文を多く出すのか？」という質問が来ていました。

北村　施設の大小に要因があると感じたことはあまりないですね。感じるのは、おそらく原先生も同感だと思いますが、**「上の理解」があるかどうかですね**‣。

‣**極意八の二**
☞極意本 94 頁

原　やはりそこですか（苦笑）。私も実はそれだけだと思っていました。上司が自由にさせてくれる施設だったら確実にどんどん研究できるし、上司が押さえつける施設だったら絶対にできないですよね。

北村　僕の場合、上司に関係した依頼のパターンとしては次の3つがあります。

指導ができない上司の場合は「この人を指導してくれ。論文を書かせてあげてくれ」と上司から依頼されるパターン。

もしくは「上司の先生にはすでに相談しました。先生、協力してもらえませんか」と本人から依頼されるパターン。

それから、指導ではなく「私たちのレジストリー（または研究）があるので手伝って欲しい」と言われるパターン。

依頼者の地位がある程度高くなってきて、具体的には医長くらいになると、特に上の許可を取らなくても自由に研究を行えるため、そのような人だったら、依頼されるがままに手伝いますね。

原　医長クラスの支援は本当に楽ですよね。

北村　医長クラスだと自分の立ち位置も理解しているし、研究では、日々の臨床のなかで思いついたResearch Questionやデータセットなどを持っているため、支援はしやすいですよ。

ですから、大都市とか田舎とかいうわけではなくて、上の人たちがどういうスタンスなのか、そして依頼者がどの地位にあるのか、例えば後期レジデントなのか、医長なのか、で研究のしやすさが全く違ってくるため、その点に論文発表量の違いの要因があると思いますね。

原　そこは施設の支援体制にもつながるところですね。施設の支援体制というか、結局部署として上に理解があるかどうか、ということが非常に重要ですよね。

北村　そうですね。その通りだと思います。

原　私の依頼者の多くはどちらかと言うと10年目以下のため、上の理解を得るというのは厳しいときの方が多いんですよ。最も厄介なのが共著問題なんですね。

北村　それはねぇ、確かに（苦笑）。

原　北村先生はとても有名なので、トップレベルからの依頼もくると思いますが……正直な話、先生でも共著問題はややこしいんですか？

北村　それは僕も一番最初に確認しますよ。支援の依頼があったとき「上の許可を取っているのか」と依頼者に確認を取って、もし許可を取っていなくて、それでも支援して欲しいということであれば自分が上に会いに行くと言ってあげます。

特に大学内で支援する場合は、依頼者に「会いに行こうか？　自分が説明しに行こうか？」と言って、上司に会って「こういう理由があって、手伝うことに問題はありませんか？」と話をするようにしていますね。

原　へぇ～（感心）。

北村　もちろん、教授の許可を取っておかないと後で大問題になりますから、依頼があった最初の段階で「この人の論文を支援します」と依頼者の教授にお願いに行きますね。

そこは必ずおさえておかねばならない。逆に、**そこさえおさえておけば後はなんとでもなる**‣ような……。

‣**極意八の二**
☞極意本 94 頁

原　ははは（笑）。その部分で北村先生は痛い目を見たことがあるんですか？

北村　いえ、あまりないです。ただ、「痛い目」が「断られた」ことがあるかという意味であれば、それはありますね。

原　まぁ断られることは痛い目ではないと思いますが……（苦笑）。

北村　「支援はいらない」と言われたことはあります。そこを越えてまで支援を求められると僕も困るし、おそらく本人も最終的に困ることになる……最悪の場合には、論文を投稿した後に教授に「勝手なことをするな」と言われて論文を撤回させられることがあるかもしれませんからね。

原　そうそう。なるほどね。

北村　そういうことは大学では全くないとは言えないですからね。

原　そうなんですよ。でもそこは本当に苦労するところですね……。上さえおさえておけば大丈夫だという感じで共著問題に対処しているということですね。しかも上に会いに行くんですね、北村先生は。そこまでするんだ。

北村　もう、会いに行かないとダメですよね。ここは営業と一緒なので。

原　へぇ～、すごい。北村先生はそこがすごいですよね。粘り強いし……私が若干反省する部分ですね。私も会いに行かねばならないと思いましたね（笑）。

北村　会いに行く一番の理由は、たいていの物事は顔を見て話したらなんとかなる、という経験があるので……（笑）。

論文を発表してよかったこと

原　次の質問です。「北村先生は論文がNEJMに掲載されて何かよいことはあったんですか？」という質問が来ていました。

北村　うーん……、確かお見合いの話が来たりしましたね（苦笑）。

原　お見合いの話が来たと……NEJMを通して（笑）。

北村　お見合いの話は有名で、僕がネタにしているだけなんですが（笑）。

原・水谷　ははは（爆笑）。

北村　確かそんなことがありました（苦笑）。ところで、LancetとNEJMの論文掲載誌は両方とも2010年の同じ月に発行されたんです。2010年の3月の3日にLancetが先に出て、NEJMは18日に出たんですよ。

原　はいはい。

北村　自分のなかで面白かったのは、3月3日にLancetに掲載されても誰も一切何も言ってくれない、褒めてもくれなかったんですよ。

原　ははは（笑）

北村　何の評価も変わらなかったんですよ、ハッキリ言うと

LancetとNEJMの論文

Lancetの論文：Kitamura T, Iwami T, Kawamura T, Nagao K, Tanaka H, Nadkarni VM, Berg RA, Hiraide A; implementation working group for All-Japan Utstein Registry of the Fire and Disaster Management Agency. Conventional and chest-compression-only cardiopulmonary resuscitation by bystanders for children who have out-of-hospital cardiac arrests: a prospective, nationwide, population-based cohort study. Lancet. 2010;375:1347-54.

NEJMの論文：本書280頁参照。

（苦笑）。

原　ふふふ（笑）。

北村　一方、NEJM に載った瞬間に皆が「おめでとう」って言ってくれました。

原　へぇ〜。

北村　最後に決定的だったのが、Yahoo！ニュースに載ったんですね。

原　はいはいはい。

北村「京都大学の北村というのが AED の効果を示した」という記事が載って、それが抜群の最大級の宣伝になりました。日本って Yahoo！なんだな、と思いましたね（笑）。

原　はいはい、そうですね（笑）。

北村　そういう意味では、自分から連絡など何もしていなくても、特に救急関係の人たちや循環器系の人たちから「NEJM に載っておめでとう」というメールも来ましたし、直接色々な人から「おめでとう」と言われることもあったため、同じ雑誌でも NEJM の影響力はすごいなと思いましたね。

原　やはり臨床系では世界一の雑誌ですからね。

北村　臨床系ではやはりそうですね。NEJM に 1 編通したことによって、当時は大学院生でしたが、就職もスムーズにいきましたし、何かを依頼するときに自分の説明がしやすくなりましたね。研究支援の依頼者が上司などに説明するときに「北村先生は NEJM に論文が掲載されている臨床研究家です」などと言うと、スムーズに話がまとまりやすいんですね。

その他には、現在大学で働いているからでもありますが、NEJMのような実績があると次の研究につながっていくという……好循環が生まれることも多分あると思います。

お金はない（笑）

北村　逆に臨床研究を行っていて思うことは、当時「北村先生、NEJMに載ったら今後は絶対にお金に困らないよ」と言われたのですが、お金は常に困っていますね（笑）。

原・水谷　ははは（笑）。

北村　おそらく、基礎研究であれば1編でもNatureに載れば、次の研究費を申請して、資金を獲得して人材を集めて研究を行い、良い雑誌に論文を報告して……という好循環で進めることができると思います。しかし、臨床研究だとNEJMに載せてもなかなかお金は集まらないし、研究費が潤沢でウハウハ……ということはないですよ。常に困っています（苦笑）。

原　NEJMに研究結果が掲載されて、人の指導もしてこのようにアウトプットも出し続けている、神のような北村先生がお金に困っているというのは若干残念で夢がなくなりますね（笑）。この話を聞いた皆さんは「ちょっと北村先生が可哀想だ」と思ったら、教室に寄付をしてあげて下さい（笑）。

北村　ははは（笑）。

観察研究は原先生もご存知の通り、手弁当で行うことができる部分もあるため、そんなにお金がなくても何とかなるのですが……（笑）。

原　確かに。

北村　まぁそうは言ってもやはり色々な部分で最低限のお金は必要なんですよね。原先生もご存知だと思いますが、論文の校閲費や掲載料、発表のために学会に参加するときの交通費など、なんだかんだで。お金があって人を雇ってシステムを作ることができればベストなのですが。

原　今回通ったJAHAはOpen Access Journalで、掲載料に2,300ドル、日本円にして当時のレートで25万円くらいかかりました。しかし、例えば北村先生が「僕はNEJMにたくさん論文が通って研究資金が潤沢にあるから掲載料を払っておくね」みたいな状況にはならないということが若干哀しい事実ですよね（笑）。「一応、上と交渉して出してもらえるか頼んでみる」といった話にしかならない。日本での臨床研究の立ち位置はまだまだ低いなと思いますよね。

キャリアの現状

原　もう1つ、キャリアの話もお聞きしたいと思いますが、卒後10年をちょっと超えたくらいの学年（北村先生は2006年卒業）で旧帝大学の常勤のポジションに就くということも、この時代においては結構厳しいですよね？

北村　それは厳しいですね。

原　そういう意味では、北村先生の研究業績は相対的に他人との比較で見ても圧倒的に突出していて、NEJMに3編載って、Lancetにも論文を通しているにも関わらず、先生がまだ助教ということは残念でならないですね。

北村　それは僕の口からはこれ以上何も言えないです（笑）。

原　確かに（笑）。

北村　あの～、就職させていただいてありがとうございます（笑）。

原　ははは（笑）。

北村　僕は任期のない常勤の助教ですが、今の時代は任期付きの特任〇〇といった形の募集が大半を占めるようになってきているため、アカデミックポストを取ること自体が厳しい時代にはなっていますよね。そういう意味でも任期なしで就職できたことは良かったと思っています。今のところはこの職を全うするべくコツコツと頑張りますので、よろしくお願いします（笑）。

原　ははは、私はいつも冗談で言っているんですよ。「今の日本だとモンスター北村ですら、たかだか助教だよ」って（笑）。

北村　それはね、ネタですけど（苦笑）。

原　そうそう、ネタですね（笑）。日本における臨床研究の実情はこのような状況だけれども、北村先生のような人が熱心に頑張っていて、色々な人を支援して粘り強く泥臭いこともしている。例えば支援依頼があったら上司に会いに行ったりもしている。そのようなことを皆に知って欲しいですよね。

論文を多数発表しているからといって、論文を容易く書いて簡単に受理されているわけではないのです。北村先生ですら、その１つ１つの過程で苦労されている。そのなかで、色々と熟考して、戦略的にどうすれば通るのかを常に考える姿勢を持ち、持っているノウハウを駆使して戦っているわけです。

今回の対談では、なかなか表には出てこないけれども、皆が知りたい、ホンネのところの話をお聞きすることができましたね。

キャリア戦略

原　水谷先生は、何か質問がありますか？

水谷　北村先生の今後のキャリアの目標を伺いたいのですが。

大学の中でできること

北村　大阪大学に在籍している立場として考えていることは、今は救急科と循環器内科をメインに研究支援を行っていますが、その支援をできれば各診療科まで拡大していきたいなと思っています。

水谷　なるほど。

北村　大阪大学の話をすると、大学には未来医療センターという施設があり、臨床研究の支援をしてはいるんですが、そこではSeedsの研究開発や、無作為化割り付け試験（Randomized Controlled Trial: RCT）といったもう少し規模の大きい研究に対する支援がメインなんですよね。

大学病院で臨床をしながら研究をしている先生方にとって、私や原先生のような疫学マインドを持った医師による研究支援の需要は必ずあると僕は信じているんです。もちろん統計家は絶対に必要です。ただ、**医学統計ができないから論文にならないわけではない**‣と思うんです。

‣極意六の一
☞極意本 57 頁

原　なるほど。

北村　そういった箸にも棒にもかからない論文を雑誌に受理される形に持っていく、Impact Factor が 2 点の雑誌にしか載らないようなものを3点や4点の雑誌に載る内容にする、そういったことが、臨床疫学者、臨床研究家の仕事だと思っています。そのような研究支援の体制を僕は大阪大学の内部で作って行く立場になりたいなと思っているんです。

原先生は僕とは若干立場が違いますが、基本的にはベクトルは一緒で、大学よりももっと大きな枠組みで研究支援をされていますよね。

水谷　なるほど。

北村　「疫学者が絶対に必要です」ということは強調したいことではありますね（苦笑）。

原　ははは（笑）。

北村　疫学や統計ができないから論文を書けないわけではないんです。これは原先生も同じ感覚だと思うんです。

原　100% 同意ですね。

北村　原先生や僕たちが支援することで論文化ができるのであれば、仮に掲載誌の Impact Factor が 0.7 点であっても論文を1編発表することで、自分でやったという充実感がやはりありますし今後の自信にもなります。

そのような人たちが増えることで、もしその人が研究を続けなかったとしても、きっと臨床研究の裾野が広がっていくと信じています。そういった研究支援を大学内でシステマティックに行いたいなとは思っています。実際に具体的にどうすればよいか、と言われるとそれはなかなか難しく……色々なことに煮詰まりながら日々生きておりますが……（苦笑）。キャリアの目標の1つはそんな感じです。

原　ありがとうございます。私の場合は日本臨床研究学会を立ち上げてシステマティックに研究支援を行っていますが、北村先生はそれを大学内で行いたいということですね。

トレンドをおさえるコツ

水谷　World Trendをおさえるために、NEJMとLancetとJAMAを毎週チェックしているというお話がありましたよね。同じようにチェックしている人はそれなりにいると思うんです。もう少し他に何をすればWorld trendをおさえることができるのか、ヒントはないでしょうか？

北村　それは別に何の雑誌でもいいんです。それこそ「m3」とか「メディカル・トリビューン」とか、そのようなメディアと契約して日々記事を見ているだけでもよいと思います。

水谷　なるほど。

北村　そこで得た情報を自分の持っているデータに反映して、具体的に同じようなことができるかどうかを考えるというスキルは、確かに後天的に獲得可能かもしれないとはいえセンスが必要な部分でもあるのだと思いますね。

水谷　うーん。ありがとうございます。

北村　僕が色々なMajor Journalを読まざるをえないのは、関わっている研究が循環器だけではなく癌など多岐に渡っているため、色々なトレンドを一括して簡単に調べる方法がそれしかないのですね。

水谷　なるほど、なるほど。

北村　NEJMなどのMajor Journal、特にNEJMは「自分たちがNEJMである」という意識は非常に強いですよね。Reviseのやりとりをしていても感じました。「自分たちがトレンドを作っていくんだ」といった内容の論文を明らかに掲載しています。

論文作成の学習曲線

水谷　もう1つ質問してよいでしょうか?

北村　はい、もちろん大丈夫です。

水谷　論文作成の学習曲線についてお聞きしたいのですが、何編目から「自分は書けるな」と思ったのですか?

北村　僕は英語は喋れないのですが、英語の読み書きはもともと好きだったという素地がありました。2～3編書いた時点で、何となく型にハマりましたけどね。

やはり査読者とのやりとりが、非常に苦痛ではありましたが、最も勉強にもなりました。テレビゲームで例えると、一番盛り上がるところなんですよね。ボスとの対決みたいな(苦笑)。

原　そうそうそう(笑)。北村先生、**Reviseが一番肝でしょう?**

北村　**肝ですね。一番盛り上がって、アドレナリンが出るところ**‣なんですよね。

‣**極意十三の一**
☞極意本 161 頁

原　そうそう(笑)。Reviseの能力が高いかどうかがすべてですからね、論文は。

北村　苦痛は苦痛ですよ、それは(苦笑)。この歳になって、論文作成を手伝って、査読者からボロッカスに言われるんですよ……。もう悲劇以外の何物でもないでしょう（笑）。

原　ふふふ（苦笑）。

北村　ただ単に苦痛なんですけども……（苦笑）。

原　「お前はわかっていない」というコメントがきますからね。なぜか、素人から……（苦笑）。

素人
能力の低い査読者という意味でここでは使用している。

北村　それでも一生懸命に返事をして相手を納得させて、「Congratulation」という返事が来たら嬉しいですよね。そういう意味ではゲーム的に捉えることが正しいかはわかりませんが。

自分は２～３編書いた時点で、Revise のやりとりを通して「こういうものなんだな」とだいたい把握できるようになりましたね。

原　Revise に関して言うと、私的にはクレーム対応の責任者になった気分ですね。

水谷　なるほど、なるほど。

原　鬱陶しいんだけれども、相手が納得するように上手くいなすような感じですね。

先ほどの学習曲線で２～３編と話されたのは、査読者とのやりとりで学術的なロジックがわかってきたという感覚が２～３編で生まれたということですよね？　北村先生。

北村　そうですね。

原　「ああ、こういう考え方で、こういうロジックで組み立てて相手に言ったら伝わるんだ」という感覚ですよね？

北村　ええ、そういう感じですね。やはり論文を書くということは、**最初に書き始めるところから Revise に対応するところまで、1つのパッケージなのですね。そのパッケージのすべての過程を経験してなんとなくそういうことがわかりかけたのが3編目くらいかなと思います**。

北村流実践極意
“論文とは書いて Revise に対応するところまでが1つのパッケージである。そのすべての過程を2～3編経験することで学術的ロジックが身に付き始める”

水谷　なるほど。

原　私も同感ですね。

北村　でも、3編書いたくらいでは、独り立ちはなかなかできないですよね。だいたいの感覚をつかめたのが3編目くらいです。

水谷　そうですか。

Revise のコツ

原　多くの人は論文を投稿した後、Revise が並外れて手抜きになっていませんか？　北村先生。

北村　色々な人の Revise を手伝って思うのは、皆簡素に書きすぎですね。今流行りの言葉で言うと、**コメントで書いてある文章から相手（査読者）の気持ちを『忖度《そんたく》』する必要がある**んですよね。

実践極意
“Revise では査読者の真意を見極めよ”

原　ああ、そういうことですよね。それはなかなか誰もできていませんよね。

水谷　ははは（苦笑）。

北村　極めてシンプルに返事をする人が多いんですね。しかし、**僕は徹底的にクドく書きます。クドいと思われるレベルでの丁寧さは必要だと思っているんですね**。

北村流実践極意
“Revise は徹底的にクドく書く”

シンプルに書いて返そうとする人には「それはよ

くない。もっともっと丁寧に書いて欲しい」とはよく言いますね。

原　日本人には行間を読む習慣があるじゃないですか？

行間を読む
日本人は空気（K）を読（Y）む。
☞本書 Case 7 222 頁

北村　はいはい。

原　それでシンプルに書いても伝わると思って、そういう形になっているのだと思いますよ。

北村　そうですね。ですからクドい方がいいです。ハッキリ言って、徹底的にクドい方がいいですよ。

原　ははは（苦笑）。

北村　文章を書きまくって相手がうんざりするレベルでいいと思うのですよ。そこまで書かないとやはり相手は納得しないという印象はあります。コメントに書いてある文章を読んで相手が何を言っているのかを推測しながら返事を書く。相手からすると「答えて欲しい」ということが必ずあるんですね。

原　そうそうそう。

北村　そういう意味では、相手が「答えて欲しい」ことについてはシンプルに書きます。最終的に本文に反映させるのは、ほんの一言になるかもしれません。しかし、それまでの前フリとして丁寧に説明し続ける必要があると思います。

原　相手の質問の意図に対してきちんと答えないといけないし、それをクドいほど丁寧に書くということですよね。私はいつも「相手の理解力は想定以上に低いと思って懇切丁寧に書かないと伝わらないよ」と表現しています。日本人のような行間を読む習慣は海外の人にはありませんから……。

北村先生はReviseは「クドく書く」というイメージを持っていたんですね。

北村　そうですね。もう相手に諦めさせようという……読み始めて「こんなもの読んでいられないわ」というレベルで（笑）。

例えば、NEJMに2016年に通った論文のReviseでは、査読者からの質問はそんなにはなかったと思いますが、こちらからの返事はA4サイズのSingle Spaceで多分40ページくらいになりましたね。

Single Space
論文投稿の書類は基本的にDouble Spaceといって、ワード機能で「行間を2行」に設定する必要がある。

水谷　ええ～（驚）。

北村　原著論文をもう一編書いているくらいの勢いで書きました（笑）。

原　言ってましたもんね、先生。「ゲンナリした」って。

北村　もうゲンナリするくらい書きました（苦笑）。A4で40枚、Single Spaceで書かされたら、疲れる以外の何物でもないですよね（笑）。

原　私は北村先生にReviseの指導をしてもらったことがありますから、Reviseの書き方は北村先生の流れをある程度汲んでいると思うんですよ。北村先生に教えてもらって、それまで独学で身に付けた自己流の書き方よりも、やはり一歩踏み込んだ書き方になりましたね。

北村　そう言ってもらえるとありがたいですよね（苦笑）。原先生は最初からある意味独立して研究していたから……（笑）。

原　勝手にどんどん進めていましたね（苦笑）。

北村　僕はそれをそっと色々なバッファーになっていただけで

す（笑）。

原　北村先生はきっと「どういう人をどう指導したらいいか」をよくわかっていて、私の場合は「もう原先生は、書いてる内容が間違っていなかったら、何を書いても全部OKですよ」と言ってくれて、北村先生のチェックは基本的にスルーだったんですね。

私は自由に放置させた方が伸びるタイプであると北村先生は理解していて、私についてはそういう感じで指導してくれたのですが、Reviseのときは的確に「ここはこういう風にした方がいい」「こういう逃げ方がある」などと教えてくれました。「なるほど！」という査読者のいなし方は北村先生からたくさん教わりましたね。

水谷　うーん。

原　**本当に困った対応を査読者から迫られた場合、編集者に振るというテクニック**▸は、今までで一番使える技だったと思っています。

▸**極意十三の三**
☞極意本168頁

北村　あれはね（苦笑）。

原　査読者の理解能力があまりにも足りなかったら、

> 「私たちはこのように考えるため変更はしませんが……あなたの指摘通りにデータを提示するとこのようになります。私たちとしてはその方法は良いとは考えませんが、編集者がこちらの方が良いと考える場合は修正に応じます」

といったように、いったん査読者の提案を受け入れて検証したことをアピールしつつ最終判断を編集者に投げる形で書いておくと、査読者はそれ以上その件についてコメントできなくなってしまいますからね。

日本人の査読者、編集者の問題

北村　ちょっと話がズレるかも知れないのですが、日本人の査読者について思うところがあって、自分が編集者になったつもりでコメントを書いてくる査読者が多いですよね。

原　そうそう。日本人査読者の多くは実力は低いのに超上から目線ですね。

北村　査読者の本来の役割は、NEJM だろうが Impact Factor が１点の雑誌だろうが、**その雑誌を良くするための建設的な意見を言うこと**であって、この論文を落とすか落とさないかを決めることではないんですよね。

極意十四の二
☞極意本 180 頁

原　そうそう（笑）！！

北村　決定するのは編集者（Editor）の仕事なんでね。

原　そうそう。

北村　Impact Factor が１点の雑誌にしか載らないような論文を NEJM に載せようとして査読に回ってきたら「ちょっと待ってくれ」となることも確かにあると思います。

しかし、本来は論文に対する建設的な意見を言うべきなのに「こんな単施設の後ろ向き研究の論文を提出して、この雑誌を侮辱しているのか」といった罵倒するようなコメントを書いてくる査読者も確かにいるんですよね。

論文採択の判断をするのではなくて、「ここをこうして良くして下さい」と指摘するのが、求められるべき査読者の意見なんですね。

原　そう！！

北村　そういう意味で、日本人の査読者には「あなたは編集者ではありませんよ」と思ってしまうことが多々ありますね。

原　北村先生はオブラートに包むのが上手ですから（笑）。私なんかは「日本人の査読者は××や！」と言ってしまうんですけど（笑）。

××
編集者判断で伏せ字にしました（笑）。

北村　ははは（笑）。日本人査読者に特有ですね。「査読者は判断をしないで。判断を書くのはやめて」と思います。

原　そうそう。「建設的な意見を下さい」と。本当に（笑）。細かい、どうでもいいような部分をネチネチネチネチと突っ込んできたり。

北村　それは非常に多いですね。

原　あれはどうにかして欲しいですよね。

北村　日本の雑誌に投稿するときは良い査読者に当たるかどうか賭けをしています（笑）。「変な査読者に当たらないでくれ」と祈っていますね。

原　ちなみに北村先生がReviseに回ってRejectになった論文が1編だけあるんですよね。

北村　ああ、それ（苦笑）。

原　それが私と共著の論文なんですね（苦笑）。私もReviseに回ってRejectになったのはその1編だけで、それが日本の雑誌でとんでもない査読者でした。ひどいコメントでしたよね。

北村　あれはこちらで解決できる問題ではないですね。

原　しかもSecond Revisionまで行って、「直せ」という指摘がなかったのに、それができてないからといってThird Reviewで落としてきたんですね。

Case 9

水谷　へぇ～（呆）。

原　あのときははらわたが煮えくり返りました（苦笑）。

北村　編集者が査読者の意見を鵜呑みにするのではなく，自分の判断をもう少しきちんとするべきだったと思いますよね。

原　日本の編集者もね……。

北村　編集者がもっと強力な権限を持って最初から決めるべきですよね。すべてを査読者に任せるのではなくて，論文の最終的な責任を持っているのは編集者だということをしっかりと自覚した上で判断をするべきですよね。

水谷　うーん，そうなんですね。

北村　日本の医学雑誌の運営状況を見ていると査読者と編集者の境目がないような気はしますね。

原　例えば海外の優れた雑誌だったら，編集者の権限が非常に大きく査読者がダメと言っても編集者が良いと判断したら通ることがありますもんね。

北村　ありますね。

原　しかし日本の雑誌は，査読者が全員「うん」と言わないと通らない。日本の雑誌の編集者は多くの場合多数決の調整をしているだけなんですよね（笑）。

北村　ちなみにNEJMもLancetも，1回目のReviseでの著者からの返事を査読者にはおそらく回していないですね，自分の感覚から言うと。

原　へぇ～。

北村　その後2回目のReviseになったとき，編集者が1回目の査読者のコメントを見て判断して「こうこうして下さい」とすべてコメントしていましたから。

水谷　へぇ〜。

北村　Impact Factor が 10 点以上の雑誌、少なくとも Major Journal では編集者が強力な権限を持ち、雑誌の方向性を決めているんですね。

僕は JAMA の査読者に何回かなったことがあって、僕が査読し受理されている論文もあるのですが、査読後の Revise が僕に回ってきたことはないんですよ。1 回目の意見を書いて、その後いつの間にか受理されていたということが何度かありました。

それは、編集者が査読者任せにはしないということですよね。論文に対する専門的な意見を査読者に出させて、それに対して著者が修正して、その結果を吸い上げて判断するのは、あくまでも編集者（Editor）ですね。

原　そこが海外の雑誌の非常に良い点ですよね。ただ、今回の対談のきっかけになった論文の掲載誌の JAHA の担当編集者は、どちらかというと日本人に近いタイプでしたね。つまり、査読者の意見をやたらと吸い上げるタイプでした。

北村　そうですね。

原　今回オーディエンスとして参加してもらっている**水谷先生の論文**も JAHA に掲載されたのですが、その論文は初回の Major Revision で査読者から相当な量のコメントが来て、それに対して返答して再投稿したところ、3 日で編集者が受理の判断をしてくれました。

このときの編集者は Circulation などの Major Journal

水谷先生の論文
Case 7 を参照。
☞本書 196 頁

Case 9

の経験があるんだなと思いましたね。

北村　わかります。とにかくMajor Journalだと編集者が判断してパンッて決めてくれていますもんね。

原　そうですよね。しかし、その編集者が誰になるか、**良い編集者に当たるか、良い査読者に当たるか、といったことは本当に運次第のため、結局何編も論文を書いて投稿するしかない**と思うんですね。

実践極意
"編集者が誰になるか、査読者が誰になるかは、完全に運次第である"

そういった意味では水谷先生の論文は再投稿してすんなり受理に至って非常に運が良かったし、一方今回北村先生と一緒に指導した金子英弘先生の論文は4回も下らない内容のReviseがあって運が悪く本当に大変でしたね。

水谷　ふふふ（苦笑）。

北村　お疲れ様です（笑）。

原　でもJAHAに受理されたわけですから、途中で諦めていたらもったいなかったですね。

北村　そうですね。やはりImpact Factor 5点以上のHigh Impact Journalに載せる、欲を言えば10点以上の、例えば循環器領域であれば循環器領域のMajor Journalと呼ばれるCirculation、European Heart Journal、Journal of the American College of Cardiologyには載せたいところなので、そのためには多少戦略もいるだろうと思います。

原　そうですよね。実は、こういった話を北村先生とガチでしたのは今回が初めてだったんです。日本の臨床研究を盛り上げていこう、質を高めていこうという目標を同じ気持ちで共有できていることを再認識できました。

さらに、論文を書く戦略も非常に似ていて、私は大学の外に出てアカデミアの外から、北村先生はアカデミアの内から、臨床研究の支援を行っています。

話は少し飛びますがHungovercome《ハングオーバーカム》試験という臨床研究のリテラシーを上げるような教育目的の臨床研究も北村先生と一緒にさせていただいています。

そういう意味で、同じ志を持っている若手として、色々とご指導をいただきながら今後も一緒に活動していきたいと思っています。

北村　よろしくお願いします（笑）。こちらこそいつもありがとうございます。

原　今日はどうもありがとうございました。非常に勉強になりました。

（対談日：2017年6月7日［第6回］）

Hungovercome（ハングオーバーカム）試験

二日酔いの症状緩和に対するロキソニンの有効性を検討するための、日本初の医師を被験者とした薬剤効果に関するプラセボ対照無作為化二重盲検試験。医師の教育を目的として日本臨床研究学会で企画、施行された。

Case 9のまとめ

日本の現状

- □行政機関の集めたビックデータは、現場や疫学に理解のある研究者が関与する機会が少なく、有効活用されていない事例が多く存在する。
- □ただし、そのようなデータを研究に使うためには、まず人間関係の構築から始めなければいけない。

論文を書く理由

- □自分の論文が将来システマティック・レビューで使われるための1つのエビデンスになればよいという考え方もある。

研究デザインの設定の仕方

- □雑誌に掲載された論文のタイトルやテーマを見て、自分たちのデータで同じようなことができるかを常に考えるというアプローチも有効である。

□「勝てるテーマ」を明確にするため今のトレンドと Knowledge Gap をおさえる。

共著問題

□上司が自由にさせてくれる施設であれば研究できるが、そうでなければ研究をするのは難しい。

□部門のトップの許可は最初にとるべし。トップの許可さえあれば後はなんとでもなる。

論文投稿に関して

□雑誌の嗜好性に合わせて投稿先を選ぶ。

□新規性がなくても、既知の知見をより強固にする内容であれば評価される。

□単施設研究の数十症例の論文で Major Journal 掲載を目指すのであれば、疾患概念を変えるような内容が求められる。

□Impact Factor が 10 点程度の雑誌であれば、単施設研究でも十分に狙える。

□論文を書く労力は、Impact Factor の点数に比例しない。

Revise

□徹底的にクドく書く、クドいと思われるレベルでの丁寧さが必要である（北村流）。

□査読者からのコメントを読み解き、相手の真意を推測しながら返事を書く。

□原著論文をもう一編書くくらいの気持ちで対応する。

査読者と編集者問題

□査読者の本来の役割は、その論文を良くするための建設的な意見を言うことである。

□編集者が誰になるか、査読者が誰になるかは、完全に運次第である。

□Major Journal では編集者が強力な権限を持ち雑誌の方向性を決めている。

□論文掲載に関して最終的な判断を行うのはあくまでも編集者の仕事である。

あとがき
Take Home Message

先生、このたびは本書を最後までお読みいただき誠にありがとうございました。厚く御礼申し上げます。

同じ指導を受け、同じ知識を持った先生でも個人のスキルやキャラクターによって感じ方、解釈の仕方が十人十色であること、しかしその中でも根本的な臨床研究のコンセプトは共通しており、一度学術的ロジックを身に付けると非常に応用がきく、ということを感じ取っていただければ本書の役割は果たせたように思います。

日本臨床研究学会では、本書の内容のような対談を行うことで、より多くの先生に知識を共有していただくことに加え、我々が今後どのようなアプローチで臨床医の指導を行っていくべきか、そのフィードバックをいただくようにしています。

この対談を通して私の指導方法もどんどん成長していますし、これまで言語化されていなかったTipsが本対談を通して明確になる様も感じていただけたのではないでしょうか。

最後になりましたが、この対談本は掲載されている9名の先生方の完全なるご厚意によって成り立っています。極意本で記載のある通り、**若手医師が研究を行い論文を発表する過程では様々な抵抗勢力が現れます**（☞**極意八の一** 極意本90頁）。私と一緒に研究を行い論文を発表できたとしても、残念ながら実際に対談すらできなかった先生方、対談したけれども本書への掲載が上司に認められなかった先生も存在します。

そのような中で、日本の臨床研究のレベルの向上と医学の発展に少しでも役に立つのであればと、対談内容の掲載を快諾いただいた9名の先生方の勇気と、他利的な気持ちに改めて感謝したいと思います。

医学の世界は日進月歩です。

本書を通して先生が次のステージに上がり、臨床医として真の実力を獲得するとともに、世界の医学が益々発展してくれることを願っています。

最後に、日本臨床研究学会のPhilosophyである以下の言葉で締めくくりたいと思います。

「山高きが故に貴《たっと》からず、樹有るを以て貴《たっと》しと為す」

先生の益々のご活躍を祈念申し上げます。

敬具

日本臨床研究学会 代表理事
原 正彦

謝辞：本書の執筆をご提案いただいた金芳堂の黒澤健編集長、いつも日本臨床研究学会の活動を一番近くでサポートして下さっている玉城方丈理事、本書で対談内容の掲載を快くお引き受けいただいた9人の侍の先生方
（掲載順：荒谷紗絵先生、藤井達也先生、下村良充先生、
藤野明子先生、石川秀雄先生、龍華美咲先生、
水谷一輝先生、市場稔久先生、北村哲久先生）、
そして最後に、私の活動をいつも全力で応援してくれる最愛の妻、家族に感謝の意を表明します。

ろ

わ

A

B

C

D

E

F

G

H

I

極意本◀▶実践対談本　対応マトリクス

		Case 1	Case 2	Case 3	Case 4	Case 5	Case 6	Case 7	Case 8	Case 9	合計
第1講関連 研究を行う 理由	**極意 一の一**			105							**1**
	極意 一の二								271		**1**
	極意 一の三			106							**1**
	極意 一の四		76 77	91							**2**
第2講関連 マインド セット	**極意 二の一**					142					**1**
	極意 二の二		54	105	117	140	169		236 249 270		**6**
	極意 二の三								252		**1**
	極意 二の四	24			119 128	140			236 241		**4**
	極意 二の五					160	192	209	270		**4**
	極意 二の六	19			116 124						**2**
第3講関連 メンター	**極意 三の一**				125 126 130	142	171				**3**
	極意 三の二		53	97							**2**
	極意 三の三	20									**1**
第4講関連 研究課題	**極意 四の一**		51						270		**2**
	極意 四の二		64		114						**2**
	極意 四の三										**0**
第5講関連 研究 デザイン	**極意 五の一**					148	177	204		291	**4**
	極意 五の二	27					173 178	204	253		**4**
	極意 五の三						173		235		**2**
	極意 五の四										**0**
	極意 五の五								254		**1**
	極意 五の六										**0**
	極意 五の七		59		115	141 158	180	204		288 295 303	**6**
第6講関連 医学統計	**極意 六の一**		56			154			246	317	**4**
	極意 六の二	30	56		125	155					**4**
	極意 六の三		58								**1**
	極意 六の四		56		123	154			247		**4**
	極意 六の五										**0**
	極意 六の六								250		**1**
第7講関連 データ	**極意 七の一**	30				146 150		201 204			**3**
	極意 七の二	30 31				146		202		282	**4**
	極意 七の三								240		**1**
	極意 七の四	15 34				151			265		**3**
	極意 七の五			101				225	265		**3**

		Case 1	Case 2	Case 3	Case 4	Case 5	Case 6	Case 7	Case 8	Case 9	合計
第8講関連 抵抗勢力	**極意 八の一**				119						**1**
	極意 八の二	22		106						309 311	**3**
	極意 八の三				128						**1**
	極意 八の四										**0**
第9講関連 学会発表	**極意 九の一**										**0**
	極意 九の二										**0**
	極意 九の三			106							**1**
	極意 九の四				131						**1**
第10講関連 英語能力	**極意 十の一**								265		**1**
	極意 十の二										**0**
	極意 十の三										**0**
	極意 十の四										**0**
	極意 十の五										**0**
	極意 十の六										**0**
第11講関連 論文作成	**極意 十一の一**								256		**1**
	極意 十一の二		57 64	90			181	217		295	**5**
	極意 十一の三			102							**1**
	極意 十一の四		67					217			**2**
	極意 十一の五		61						242		**2**
第12講関連 論文投稿	**極意 十二の一**				129		182				**2**
	極意 十二の二							200		298	**2**
	極意 十二の三						184				**1**
	極意 十二の四					139		224			**2**
	極意 十二の五				112						**1**
	極意 十二の六						186				**1**
第13講関連 Revise	**極意 十三の一**	38	69	96			187 188		259 260 261	320	**6**
	極意 十三の二		68		121 122		188		264		**4**
	極意 十三の三	40			122		189			325	**4**
	極意 十三の四								263		**1**
	極意 十三の五										**0**
	極意 十三の六								268		**1**
第14講関連 その先	**極意 十四の一**								254		**1**
	極意 十四の二				129	139	186			326	**4**
	極意 十四の三					143					**1**
	極意 十四の四										**0**
	極意 十四の五					142					**1**

Case 1 ～ 9 の列の数字は、本書の頁数を表す。合計の列の数字は、その極意が出現したCase の数を表している。

編者プロフィール

原 正彦（はら まさひこ）

Hara Masahiko, MD, PhD
循環器内科専門医、認定内科医、日本医師会認定産業医

◉経歴

2005 年 **島根大学**医学部医学科卒業、神戸赤十字病院
2007 年 大阪労災病院
2010 年 大阪大学医学部附属病院
2011 年 大阪大学大学院医学系研究科
2015 年 大阪大学医学部附属病院 未来医療開発部
2016 年 日本臨床研究学会 代表理事

◉受賞歴

American Heart Association Annual Scientific Sessions 2015 Cardiovascular Disease in the Young Early Career Investigator Award Finalist（honorable mention）（2015 年 11 月 8 日）

International Heart Journal Ueda Award 最優秀論文賞（2015 年 9 月 1 日）

American Heart Association Quality of Care and Outcomes Research Scientific Sessions 2015 Young Investigator Award Finalist（honorable mention）（2015 年 4 月 29 日）

American College of Cardiology Annual Scientific Sessions 2014 Cardiovascular Health Outcomes and Population Genetics Young Investigators Award Finalist（honorable mention）（2014 年 3 月 31 日）

American Heart Association Annual Scientific Sessions 2013 Elizabeth Barrett-Connor Research Award for Young Investigators in Training Finalist（honorable mention）（2013 年 11 月 17 日） など計 10 演題

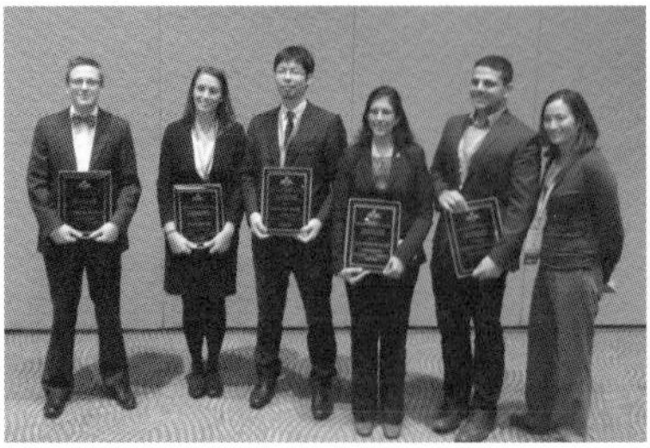

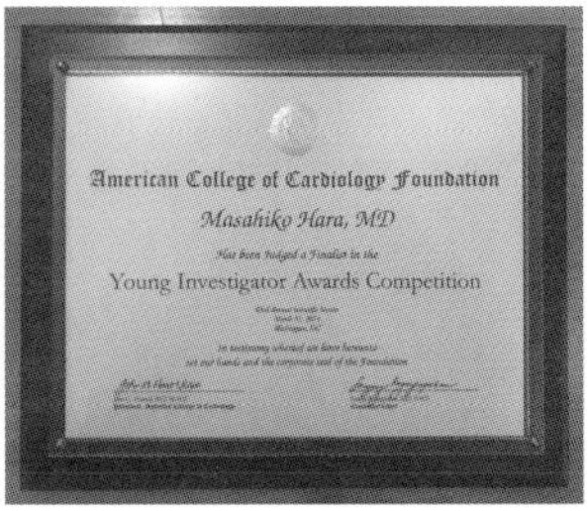

◉英字論文（2018 年 3 月現在）

計 57 編（筆頭著者 20 編、2nd or Corresponding 19 編）

JSCR
Japan Society of Clinical Research

◉Conflict of Interest Disclosure

一般社団法人日本臨床研究学会は本書執筆時点で以下の企業から教育寄付金を受け、各種事業の活動資金としています。
(※編者は理事報酬を受け取っておりません)

・株式会社メディセレ
・テルモ株式会社
・アボットジャパン株式会社
・エーザイ株式会社
・アステラス製薬株式会社

◉法人概要

設立：2016年5月9日
住所：〒530-0001
大阪府大阪市北区梅田1丁目11番4-1000号
大阪駅前第4ビル10階
HP：https://www.japanscr.org
倫理審査委員会番号：17000059

◉主な事業

(1) 臨床研究の受託及び管理
(2) 臨床研究のプロトコール作成、モニタリング、DM、統計その他の支援業務
(3) EDCシステムの画面構築、システムの利用方法に関する指導及び相談業務等の支援業務
(4) 社会に対する臨床研究の普及及び啓発活動
(5) 生涯教育継続研修会等の開催
(6) 関連学術団体との連携及び協力
(7) 国際的な研究協力の推進

実践対談編
臨床研究立ち上げから英語論文発表まで
最速最短で行うための極意
すべての臨床医そして指導医にも捧ぐ超現場型の臨床研究体験書

2018年 4月20日 第1版第1刷 ©
2020年 8月 1日 第1版第3刷

編集 原 正彦 HARA, Masahiko
発行者 宇山閑文
発行所 株式会社金芳堂
〒606-8425 京都市左京区鹿ケ谷西寺ノ前町34番地
振替 01030-1-15605
電話 075-751-1111(代)
https://www.kinpodo-pub.co.jp/
印刷・製本 株式会社サンエムカラー

落丁・乱丁本は直接小社へお送りください．お取替え致します．

Printed in Japan
ISBN978-4-7653-1754-2